Manejwala
Haben wollen!

Verlag Hans Huber
Programmbereich Psychologie

Wissenschaftlicher Beirat:
Prof. Dr. Guy Bodenmann
Prof. Dr. Dieter Frey, München
Prof. Dr. Lutz Jäncke, Zürich
Prof. Dr. Franz Petermann, Bremen
Prof. Dr. Hans Spada, Freiburg i. Br.
Prof. Dr. Markus Wirtz, Freiburg i. Br.

W0039897

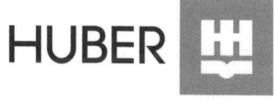

HUBER

Omar Manejwala

Haben wollen!

Wie das Gehirn unsere Begierden steuert

Aus dem Englischen von Elisabeth Vorspohl

Verlag Hans Huber

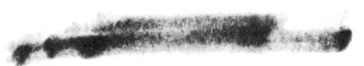

Bearbeitung: Dr. Mathilde Fischer
Herstellung: Daniel Berger
Umschlaggestaltung: Gesine Beran, Turin
Umschlagbild: © 2/Ocean/Corbis
Druckvorstufe: punktgenau gmbh, Bühl
Druck und buchbinderische Verarbeitung: Hubert & Co., Göttingen
Printed in Germany

Bibliografische Information der Deutschen Nationalbibliothek
Die Deutsche Nationalbibliothek verzeichnet diese Publikation in der Deutschen
Nationalbibliografie; detaillierte bibliografische Daten sind im Internet über
http://dnb.d-nb.de abrufbar.

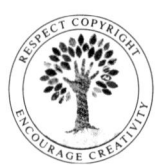

Anregungen und Zuschriften bitte an:
Verlag Hans Huber
Lektorat Psychologie
Länggass-Strasse 76
CH-3000 Bern 9
Tel: 0041 (0)31 300 4500
Fax: 0041 (0)31 300 4593
verlag@hanshuber.com
www.verlag-hanshuber.com

Die amerikanische Originalausgabe erschien 2013 unter dem Titel «Craving»
bei Hazelden Foundation.
© Omar Manejwala

1. Auflage 2014
© 2014 by Verlag Hans Huber, Hogrefe AG, Bern
ISBN 978-3-456-85360-4

Inhaltsverzeichnis

Dank

Ganz gleich, wie klischeehaft es klingen mag: Jeder, der einmal ein Buch geschrieben hat, wird bezeugen, dass man als Autor nicht allen Menschen danken kann, die zum Entstehen beigetragen haben. Zahlreiche Experten und Forscher, auf deren Arbeit ich mich berufe, werden genannt. Darüber hinaus möchte ich einigen Menschen danken, deren Anregungen und deren Hilfe dieses Buch ermöglicht haben:

Meinen Herausgebern, Peter Schletty, Sid Farrar und dem großartigen Team von Hazelden Publishing.

Marv Seppala, Jim Atkins, Bruce Larson, Stephen Delisi, Pam Shultz, Joseph Lee, Kent Smallwood, Sarah Nowak, Cecilia Jayme, Dave Schreck, Rev. Eygló Bjarnadóttir, Fred Holmquist, Damian McElrath. Ein besonderer Dank gilt meinen wunderbaren Kollegen von der Hazeldon Foundation, bei denen ich in meiner Amtszeit als Medizinischer Direktor Inspiration fand und von denen ich lernen durfte. Sie setzen sich Tag für Tag unermüdlich für Tausende von Alkoholikern und Drogensüchtigen ein, die bei ihnen Hilfe suchen.

Martha Horton und Tim Leadbetter danke ich für ihre Gedanken über Scham, Mut und emotionale Reife.

Ich danke dem Facharztausbildungsteam der psychiatrischen Abteilung des Duke University Medical Center, den Kolleginnen und Kollegen, die dort zusammen mit mir die Facharztausbildung absolviert haben, den Mitarbeitern der Abteilung und den Dozenten.

Ich danke den Tutoren am St. John's College, den Dozenten der University of Maryland School of Medicine und der University of Virginia's Darden School of Business sowie all den Lehrern, die mich auf jedem Schritt des Weges inspiriert und die wirklich verstanden haben, worauf es ankommt: «Neun Zehntel der Ausbildung bestehen darin, dem Schüler Mut zu machen.»

Mary Beth Schell, der Bibliothekarin der University of North Carolina, Chapel Hill, danke ich für ihre Unterstützung bei der Beschaffung hunderter Zeitschriftenartikel für dieses Projekt.

Ohne meine liebevollen Eltern, Dr. Bachubhai Manejwala und Rahima Manejwala, hätte ich mein Projekt nie realisieren können. Ich danke ihnen.

Meinem Bruder Dr. Fazal Manejwala verdanke ich die Leidenschaft fürs Lernen und Lehren, die er mir schon sehr früh vermittelt hat. Die Freundlichkeit und Integrität meines Bruders Zafar sind für mich ein Vorbild, das ich eines Tages zu erreichen hoffe.

Ich danke den vielen tausend Patienten, die mir vertraut und sich zu mir in Behandlung begeben haben und an deren Genesung ich teilhaben durfte.

Vor allem danke ich meiner wunderbaren Frau Cecily, meiner Heldin, die mich stets zuverlässig unterstützt und deren Liebe scheinbar keine Grenzen kennt.

Einleitung

Haben Sie sich jemals geschworen, etwas nie wieder zu tun? Haben Sie sich große Mühe gegeben, es nie wieder zu tun? Und haben Sie es dennoch, Ihrem eigenen Vorsatz zum Trotz, wieder getan? Ganz gleich, ob es die kalorienarme Diät war, die Sie einhalten wollten, oder Ihr grundehrlich gemeintes Versprechen gegenüber Ihrer Frau, *diesmal* nüchtern zu bleiben, oder auch der Schwur, nie wieder Ihr Monatsgehalt zu verspielen – stets passiert das scheinbar Unausweichliche: Ihre Selbstdestruktivität setzt sich über Ihre guten Absichten hinweg, und Sie machen genau das, was Sie nie wieder tun wollten. Das Schlimmste daran ist, dass Sie dieses Bier eigentlich wirklich nicht trinken, die Sahnetorte wirklich nicht essen und das Kasino wirklich nicht betreten wollten: *Es ist einfach passiert.*

Wie ist der rätselhafte Drang zu erklären, etwas zu tun, das in der Vergangenheit solch großen Schaden angerichtet hat? Wie kommt man auf eine solche Idee? Wenn Sie alles in Ihrer Macht Stehende unternehmen und fest entschlossen sind – weshalb taucht dann plötzlich das unwiderstehliche Bild der Schokolade vor Ihrem inneren Auge auf? Weshalb sitzen Sie plötzlich im Auto und fahren eine Minute vor Ladenschluss am Supermarkt vor? Was veranlasst Sie, Ihre guten Absichten in den Wind zu schlagen, nachdem Sie so lange durchgehalten haben?

Craving: teils Wunsch, teils Bedürfnis

Ob wir uns nach dem Duft der großen, weiten Welt sehnen, nach einer Lieblings-Jazznummer oder dem Lächeln auf dem Gesicht des eigenen Kindes – wir alle haben Wünsche, deren Erfüllung uns große Freude bereitet und die Motor für zahllose Erfolgsgeschichten sein können. Ein Leben ohne Wünsche erscheint fast unmöglich (und auf jeden Fall deprimierend). Unsere gesunden und produktiven Strebungen machen das Leben aufregend; manche Wünsche aber können eine solche Intensität entwickeln, dass wir sie wie gebieterische Bedürfnisse wahrnehmen. Bleiben diese Bedürfnisse unbefriedigt, werden wir unruhig oder ungeduldig. Es wird uns immer unbehaglicher zumute. Wenn uns das Objekt unseres Begehrens von Nutzen ist und wir es wirklich brauchen oder wenn es unser Leben verbessert, dann ist unser Verlangen eine gute Sache. Es ist ein gesundes Craving. Für viele Menschen aber ist das intensive, anhaltende Craving alles andere als gesund; es macht sie todunglücklich.

Wir definieren den Begriff «Craving» als ein starkes Verlangen, das tiefes physisches und psychisches Leid erzeugt, wenn es unbefriedigt bleibt. Bis zu einem gewissen Punkt ist jedem von uns eine solch leidvolle Erfahrung vertraut, doch wenn diese Gefühle anhalten und sehr häufig auftauchen, setzen sie dem Betroffenen ungemein zu. Solche Craving-Attacken, auch als Alkohol- oder, allgemeiner, als Suchtdruck bezeichnet, stehen als Triebkraft hinter jedem Sucht- und Zwangsverhalten. Bei manchen Menschen beginnt es ganz harmlos, zum Beispiel mit einem Restaurantbesuch. Sie haben kein Verlangen, Alkohol zu trinken, sondern möchten lediglich etwas essen oder eine Freundin treffen. Und plötzlich bereiten sie, ohne zu wissen, warum, ihrer bislang erfolgreichen Abstinenz ein Ende. In anderen Fällen ist es die «scheinbar irrelevante Entscheidung», einen anderen als den gewohnten Heimweg einzuschlagen. Ganz zufällig führt diese Route an einer Bäckerei vorbei, und Tage später fragt sich der Betroffene, wie es dazu kommen konnte, dass er sein Fitnessprogramm wieder aufgegeben hat. Unser Gehirn kann uns austricksen und uns zur steten Wiederholung selbstdestruktiver Verhaltensmuster verleiten, sei es durch den intensiven, überwältigenden, wütenden Druck, etwas trinken zu müssen, sei es durch den scheinbar so subtilen Gedanken, dass ein alternativer Heimweg völlig risikolos sei.

Als Psychiater und Suchtexperte habe ich Menschen kennengelernt, die alles daran setzten, abstinent zu bleiben, und deren Bemühungen dann durch einfache, scheinbar harmlose Entscheidungen untergraben wurden. Nachdem ich mich jahrelang wissenschaftlich mit den Zusammenhängen zwischen Gehirn und Verhalten beschäftigt und auch mit Tausenden Patienten gearbeitet habe, erlebte ich immer wieder, wie diese ihre Craving-Attacken reduzieren konnten und in der Lage waren, Rückfälle dank einiger weniger einfacher Maßnahmen zu vermeiden. Diese erfolgreichen Patienten haben das

Phänomen «Craving» und seine Ursachen zu verstehen gelernt. Wichtiger noch: Sie haben spezifische und einfache Maßnahmen ergriffen, die ihnen ein Gefühl der Zufriedenheit vermittelten und sie von ihren Zwängen befreiten. Wenn sie suchtkrank waren, haben sie mehr erreicht als lediglich Abstinenz – sie fühlten sich genesen und befreit von dem überwältigenden Drang, sich durch ihr Verhalten selbst zu zerstören. Wenn sie nicht süchtig waren, haben sie die Craving-Attacken überwunden, die ihren Erfolg zuvor kontinuierlich untergraben hatten. Wichtiger noch: Sobald das Verlangen sie erneut überkam, konnten sie anders als gewohnt reagieren. Es kostet Arbeit, sich vom Craving und seinen Auswirkungen zu befreien, doch mit den richtigen Maßnahmen ist es zu schaffen.

Im Zeitalter des Internets und allgegenwärtiger Medien ist unser Gehirn praktisch pausenlos Bildern und Geräuschen ausgesetzt, die als Hinweisreize Craving-Attacken triggern können. Neurowissenschaftlich geschulte Werbeexperten nutzen dies, um Verkaufsentscheidungen zu beeinflussen. Milliarden Dollars werden in die Werbe- und Marketingwissenschaft investiert, und zwar aus einem einzigen Grund: Es zahlt sich aus. Es zahlt sich aus, weil unser Gehirn auf die Werbung anspricht und einen Zustand des Verlangens in uns erzeugt. Ob es die subtil platzierte Produktwerbung in einem Fernsehfilm ist oder eine Werbung auf einer Internetseite, die Sie gar nicht bewusst sehen: Ihr Gehirn nimmt in rasender Geschwindigkeit pausenlos Informationen auf. Und trotzdem glauben die meisten Menschen, gegen die Wirkung der Werbung immun zu sein und durch die Reize, die das Craving triggern, nicht beeinflusst zu werden. Infolgedessen werden Menschen, die sich verzweifelt bemühen, ihr Verhalten zu ändern, sozusagen kalt erwischt, wenn etwas scheinbar Harmloses sie unmerklich veranlasst, genau das zu tun, was sie unbedingt vermeiden wollten.

Freilich kann die Lösung nicht darin bestehen, Hinweisreize und Signale aus der Welt zu schaffen. Dies habe ich vor Jahren gelernt, als einer meiner heroinsüchtigen Patienten seine Behandlung abbrach und die Klinik verließ, nachdem ein Freund zufällig Talkumpuder auf dem Tisch verschüttet hatte. Das Gehirn meines Patienten wurde durch den Anblick des an das Heroin erinnernden Puders aktiviert, und daraufhin gab es für ihn kein Halten mehr. Ein anderer meiner Patienten, ein alkoholabhängiger Vietnamveteran mit posttraumatischer Belastungsstörung, fühlte sich, wohin er auch fuhr, durch jeden hohen Baum am Straßenrand an den Dschungel erinnert. Der Anblick hoher Bäume bewies ihm, dass er «nie wirklich heimkehren» werde. Es gibt offenkundig keine Möglichkeit, sämtliche Reize, die unser Craving triggern können, vorab zu identifizieren und aus der Welt zu schaffen; auf jeden Fall aber ist es hilfreich, wenn Sie die bekannten Trigger meiden. Dies ist der Grund, weshalb ein Alkoholiker kurz nach der Entgiftung *nicht* als Barkeeper arbeiten sollte und ein Adipöser, der 30kg abnehmen möchte, nicht als Kuchenverkäufer. Wir können aber nicht sämtliche Bäume fällen und alle Talkumpudervorräte vernichten. Was sich verändern muss, ist in erster Linie unser Gehirn.

Teilnehmer an Zwölf-Schritte-Programmen haben dies schon vor langer Zeit begriffen. Im Jahre 1939 beschrieben die Gründer der Anonymen Alkoholiker das dem Alkoholkranken «eigentümliche, verdrehte Denken» und das «eigenartige geistige Phänomen», das *trockene* Alkoholiker dazu treibt, erneut zur Flasche zu greifen. Ein japanisches Sprichwort sagt: «Zuerst nimmt der Mann einen Drink, dann nimmt der Drink einen Drink, dann nimmt sich der Drink den Mann.» Doch was bewegt einen Menschen ein ums andere Mal zum «ersten Schluck», wenn dieser Teufelskreis immer und immer wieder abläuft und verheerende Folgen nach sich zieht?

Alle, die an Zwölf-Schritte-Programmen teilnehmen, wissen aus Erfahrung, dass die Intensität und Häufigkeit ihrer Craving-Attacken nachlassen, wenn sie ihr Verhalten ändern, und dass auch die Wahrscheinlichkeit, dem Suchtdruck nachzugeben, sinkt. Zahlreiche abstinente Mitglieder dieser Gemeinschaften berichten, dass das fast überwältigende Verlangen nach Drogen, Alkohol, Glücksspiel etc. sie noch Jahre und manchmal selbst noch Jahrzehnte nach dem Entzug überkam. Warum? Was ist bei ihnen anders?

Die kurze Antwort lautet, dass das Suchtverlangen im Gehirn entsteht und dass bestimmte Verhaltensweisen das Gehirn verändern können und tatsächlich auch verändern. Unsere Erfahrungen, Aktivitäten und Gedanken wirken auf Gehirnregionen ein, die für das Craving, für unsere Vorlieben und für unsere Entscheidungen zuständig sind. Eine neue wissenschaftliche Disziplin, die Neurobiologie der Spiritualität, hat gezeigt, dass auch zentrale Elemente der Spiritualität das Gehirn auf bemerkenswerte Weise beeinflussen können. Seither wissen wir, dass Spiritualität das Gehirn verändert. Seine Heiligkeit der Dalai Lama hat intensiv mit Neurowissenschaftlern zusammengearbeitet, die erforschten, wie der Geist unsere Gehirnsubstanz zu modifizieren vermag. Menschen, die ihre Craving-Attacken überwinden wollen, können sich diese Veränderungen zunutze machen, ganz gleich, ob sie unter einer Substanzabhängigkeit oder unter zwanghaften Verhaltensweisen leiden. Zunächst einmal müssen wir uns von der naiven Annahme verabschieden, dass unsere aktuellen Erfahrungen für die Entscheidungen, die wir in der Zukunft treffen werden, nicht relevant seien. Gleichermaßen unhaltbar ist die Überzeugung, dass wir uns auf unsere Denkfähigkeit verlassen können. Veränderungen unseres Denkens, unserer Aktivitäten, Erfahrungen und unserer spirituellen Einstellung – die wiederum verändernd auf unser Gehirn einwirken – können uns helfen, Zufriedenheit und Gelassenheit zu finden und uns aus der Verzweiflung, nie genug zu bekommen, zu befreien.

Kapitelübersicht

Warum müssen Sie das Craving ernst nehmen? Dieser Frage ist das gesamte 1. Kapitel gewidmet. Weshalb legt die Werbung es darauf an, ein unbändiges Verlangen nach diesen oder jenen Produkten in uns zu wecken? In diesem Buch erfahren Sie, dass zahlreiche Strategien, mit deren Hilfe Menschen ihre Craving-Attacken einzudämmen versuchen, nicht nur fehlschlagen, *sondern das Verlangen und die Gier geradezu anheizen*. Craving-Attacken müssen ernst genommen werden, weil sie zu Verhaltensweisen veranlassen können, die Erfolg, Zufriedenheit und Lebensfreude untergraben. Sie können monate- oder sogar jahrelange harte Arbeit zunichtemachen. Craving-Attacken können Menschen so weit bringen, dass sie alles, was ihnen am Herzen liegt, fortwerfen, um sich den kurzen Kick zu verschaffen, der häufig schon wieder verblasst, bevor er richtig einsetzt. Craving-Attacken sind ernst zu nehmen, weil sie uns beherrschen können, uns unerwartet überfallen und unsere Kontrolle unterlaufen. Um jedoch zu verstehen, weshalb dies nicht zwingend so sein muss und welche Möglichkeiten es gibt, das Craving zu überwinden, müssen wir begreifen, wie wir zu unseren Entscheidungen gelangen.

Im Mittelpunkt des 2. Kapitels steht das Gehirn als Triebkraft und Lenker unserer Entscheidungen. Die meisten Menschen haben schon davon gehört, dass unsere Stimmungen durch sogenannte Neurotransmitter beeinflusst werden, durch chemische Stoffe, die im Gehirn aktiv sind. Was Sie vielleicht nicht wissen, ist die Tatsache, dass sich bei einer Suchterkrankung die Form, Struktur und Funktion Ihrer Gehirnzellen in Reaktion auf Ihre Erfahrungen verändern können. Eine Sucht ist *nicht* lediglich ein chemisches Ungleichgewicht. Eine Sucht ist das Resultat mannigfaltiger, komplexer Veränderungen in den Hirnschaltkreisen. Die Neurotransmitter verändern sich, die Proteine verändern sich, die Strukturen der Zellen verändern sich, die Aktivitätszentren (aus Zellen bestehende Netzwerke) verändern sich, und all dies bewirkt, dass auch unsere Gedanken und Gefühle andere werden. Einige dieser Veränderungen sind vorübergehender Natur, manche sind von längerer Dauer, und einige erweisen sich als irreversibel. Im 2. Kapitel erfahren Sie, welche Teile Ihres Gehirns für das Craving sowie für Ihre Entscheidungen im Zusammenhang mit zwanghaften, selbstdestruktiven Verhaltensweisen relevant sind. Wir erläutern die Gehirnchemie und ihre Beziehung zum Craving sowie die Art und Weise, wie Gedanken, Verhalten und Aktivitäten mit den Veränderungen, die sich im Gehirn vollziehen, zusammenhängen.

Würden wir dem süchtigen Verlangen nie nachgeben, wären Craving-Attacken lediglich unangenehme, lästige Erfahrungen. Da sie die Betroffenen aber zu selbstzerstörerischen Verhaltensweisen drängen, verursachen sie Schmerz, Kummer und tiefe Verzweiflung. Im 3. Kapitel untersuchen wir den Zusammenhang zwischen Craving-Attacken und Handlungsweisen. Wir beantworten Fragen wie: «Woran liegt es, dass manche Craving-Attacken zu Veränderungen des Verhaltens führen, während sich andere nur als unangenehme Gedanken bemerkbar machen?» Oder: «Wie eng ist der Zusammenhang zwischen Suchtdruck und Verhalten, und wie wirken sich die subtileren Craving-Anfälle auf das Verhalten aus?» Um den Kreis zu schließen, werden wir auch untersuchen, weshalb destruktive Verhaltensweisen das Craving verstärken.

Mit Begriffen wie Craving und Sucht bezeichnet man heute allerlei unterschiedliche Phänomene. Wir sind «süchtig» nach Aufmerksamkeit, Erfolg, Liebe – aber auch nach Sex und Schokolade oder, im Falle einer Substanzabhängigkeit, nach Alkohol und Drogen. Sind all diese unterschiedlichen Formen des Cravings, des süchtigen Verlangens, letztlich identisch? Welche Eigenschaften sind unseren Grundbedürfnissen nach gesunden Verhaltensweisen und den Craving-Attacken, die selbstdestruktives Handeln erzwingen, gemeinsam? Inwieweit ähnelt der Schokoladenjieper dem Suchtdruck des Kokainabhängigen, und inwieweit unterscheiden sie sich voneinander? Suchtspezialisten wissen seit Jahrzehnten, dass Alkoholiker nicht in der Lage sind, andere Rauschmittel zu konsumieren, ohne über kurz oder lang wieder zum Alkohol zu greifen; das Gleiche gilt für Drogenabhängige. Deshalb sagen die Betroffenen häufig: «Sucht ist Sucht ist Sucht.» Doch zahlreiche Therapieprogramme für Drogensüchtige erlauben beispielsweise den Konsum von Kaffee und das Rauchen von Zigaretten. Machen Genesungsprogramme etwa süchtig? Das 4. Kapitel untersucht die Beziehungen zwischen den verschiedenen Arten des Cravings und erklärt einige der entscheidenden Unterschiede zwischen dem Suchtverlangen nach Substanzen bzw. nach Verhaltensweisen. Grundsätzlich gilt, dass es entscheidende Unterschiede gibt; gleichwohl führen zahlreiche therapeutische Strategien zur Bewältigung von Craving-Attacken bei Substanzabhängigkeiten auch in der klinischen Arbeit mit anderen Arten des Cravings zum Erfolg.

Vielen Menschen ist nicht bewusst, dass ihre Erfahrungen, Gedanken und Aktionen ihr Gehirn verändern. Diese Veränderungen betreffen nicht allein die erhöhte oder reduzierte Ausschüttung bestimmter Neurotransmitter. Erfahrungen und Verhaltensweisen werden von den Neurowissenschaftlern auch mit Vergrößerungen des Volumens bestimmter Hirnregionen in Verbindung gebracht, mit der Vermehrung oder dem Abbau von Proteinen, die an den Reaktionen auf Neurotransmitter beteiligt sind, und sogar mit Modifizierungen der Struktur der Hirnzellen (Neuronen) an sich. Wie können wir uns diese Prozesse vorstellen? Was wissen wir tatsächlich über die Modifizierung des Gehirns durch das Denken? Eine Studie über Mönche, die die Mitgefühlsmeditation praktizierten, wies Veränderungen während des Meditierens nach. Das ist wenig überraschend. Als die Forscher jedoch die Hirnaktivität der Mönche *zwischen* den Meditationsphasen untersuchten, entdeckten sie *dauerhafte* Veränderungen – Modifizierungen also, die auch dann, wenn die Mönche nicht meditierten, erkennbar blieben. Verhaltensweisen, Gedanken und Erfahrungen üben eine *Residual*wirkung auf die Aktivität des Gehirns aus, die zum Teil auf die im Gehirn stattfindenden Veränderungen zurückzuführen ist. Das 5. Kapitel ist dem neurowissenschaftlichen Begriff der Plastizität und insbesondere den Veränderungen des Gehirns in Reaktion auf Einflüsse gewidmet. Diese Veränderungen sind für die Befreiung vom Craving ausschlaggebend.

Den Teilnehmern von Zwölf-Schritte-Programmen ist die Beziehung zwischen Craving – Suchtdruck – und Rückfall wohlvertraut. In diesem Buch betone ich, dass wir aus der kollektiven Erfahrung dieser Menschen vieles lernen können. Zahlreiche genesende Süchtige, die die zwölf Schritte gehen, wurden, solange sie noch konsumierten, nahezu ständig von ihrem Craving beherrscht; dennoch sind sie nun seit Monaten, Jahren oder sogar seit Jahrzehnten frei von ihrem Verlangen nach der Droge. Wie haben sie es geschafft, den Suchtdruck so drastisch einzudämmen oder ganz zu überwinden? Erfolgreiche langjährige Teilnehmer an Zwölf-Schritte-Programmen haben einen Zusammenhang zwischen Dingen entdeckt, die auf den ersten Blick nichts miteinander zu tun haben. Zum Beispiel lässt der «Saufdruck» nach, wenn man sich mit seinen eigenen «Charakterfehlern» konfrontiert. Wiedergutmachung zu leisten, soziale Beziehungen aufzubauen oder wiederherzustellen, das Wissen um die eigene Machtlosigkeit und der Glaube an eine «höhere Macht», der Dienst am Nächsten und die Meditation helfen, das Craving vollständig oder weitgehend zu überwinden. Teilnehmer des Zwölf-Schritte-Programms haben aus Erfahrung gelernt, dass diese einzelnen Komponenten der Genesung allesamt verwirklicht werden müssen, damit der Süchtige abstinent bleiben kann. Diesen oder jenen Schritt auszulassen führt sehr oft zu Rückfällen; das heißt, aus dem Zusammenspiel all dieser Einzelmaßnahmen gehen die Veränderungen hervor, die notwendig sind, damit das Craving nachlässt oder verschwindet. Darüber hinaus hat es den Anschein, dass Suchtkranke ein Wiederauftauchen ihrer früheren Reaktionen auf das Craving nur durch unablässige, ständige Arbeit an sich selbst verhindern können. Wie ist die Hartnäckigkeit des Suchtverhaltens zu erklären? Im 6. Kapitel gehen wir diesen Fragen nach. Wir untersuchen die neurowissenschaftlichen Grundlagen der Zwölf-Schritte-Programme und erfahren, dass Sucht eine Gehirnerkrankung ist. Außerdem lernen wir, dass auch die Genesung partiell im Gehirn stattfindet und auf welche Weise dies geschieht.

Ganz gleich, ob Menschen ihr Gewicht reduzieren, Sport treiben oder die Zwölf Schritte der Genesung gehen wollen – wer negatives Verhalten erfolgreich zu verändern vermag, macht häufig die Erfahrung, dass in der Gruppe – evtl. sogar in Online-Netzwerken wie

Twitter und Facebook – Dinge gelingen, die der Einzelne allein nicht schafft. Sogar Menschen mit eisernem Willen und unbeirrbarer Entschlossenheit können von der Kraft der Gruppe profitieren. Das stärkende Gefühl der Zugehörigkeit, die Identifizierung mit anderen und die Hoffnung, die der Erfolg anderer Mitglieder weckt, sind nur einige der Gründe, weshalb Gruppen helfen. Sehr oft spornen uns auch Kampfgeist und Rivalität zu besonders guten Leistungen an; und umgekehrt wird das Selbstwertgefühl gestärkt, wenn man anderen Gruppenmitgliedern, die noch mit sich ringen, helfen kann.

Durch all diese sozialen Erfahrungen werden wir tiefgreifend verändert, auch wenn uns dies zumeist nicht bewusst ist. Freilich, manche Menschen fühlen sich in Gruppen einfach wohler (andere hingegen keineswegs), doch was wir zumeist nicht realisieren, ist die Tatsache, dass wir uns noch Tage oder Wochen nach dem Besuch eines Gruppenmeetings anders verhalten, dass wir anders denken und andere Entscheidungen treffen – schlicht und einfach deshalb, weil wir uns anderen verbunden fühlen.

Und all diese zwischenmenschlichen Beziehungen haben Auswirkungen auf unser Gehirn. Anfang der 1990er-Jahre wurden bei nicht-menschlichen Primaten spezifische Nervenzellen, die sogenannten Spiegelneuronen, entdeckt. Diese Nervenzellen befinden sich in Hirnrealen, die die Planung von Aktivitäten unterstützen, und ermöglichen es uns offenbar, das Verhalten, das wir an anderen beobachten, nachzuahmen. In einem bahnbrechenden Forschungsartikel berichteten der italienische Neurowissenschaftler Giacomo Rizzolatti und seine Mitarbeiter, dass dieselben Neuronen, die beim Affen aktiviert werden, wenn er eine Aktivität ausführt, auch dann feuern, wenn er einen Artgenossen bei der Ausführung derselben Aktivität beobachtet. Aktuellere Untersuchungen am Menschen legen die Vermutung nahe, dass diese Gehirnregionen eine Verbindung zwischen einer Aktivität und der Beobachtung (oder sogar der akustischen Wahrnehmung!) der gleichen Aktivität an anderen Menschen herstellen. Anders formuliert: Wenn wir beobachten oder hören, dass jemand eine bestimmte Aktivität durchführt, verändert sich unser Gehirn. Im 7. Kapitel erfahren wir, wie die Wissenschaft die Stärke der Gruppe und ihre Wirkung auf unser Verhalten erklärt. Wir beginnen zu verstehen, weshalb Gruppen auf Menschen einen Einfluss ausüben können, den der Einzelne nie haben kann.

Im Laufe der Jahre habe ich tausende Suchtkranke behandelt, von denen viele in jeder Hinsicht brillante Persönlichkeiten waren: Neurochirurgen, Physiker, sogar Psychiater, die sich auf Suchtstörungen spezialisiert hatten – und sie alle waren unfähig, ihrem Drogenkonsum zu entsagen. Bedenken Sie: Es handelte sich um hochintelligente und zweifellos motivierte Menschen, die zum Teil mehr über Suchtstörungen wussten als 99,999 Prozent der Bevölkerung. Zu Beginn meiner Berufstätigkeit wussten sie, obwohl sie von *mir* behandelt wurden, weit mehr über die Sucht als ich. Trotzdem konsumierten sie weiter. Ich stellte jedem dieser substanzabhängigen Experten, den ich kennenlernte, dieselbe Frage: «Was dachten Sie sich?» Diese Frage hört sich für jeden ein wenig anders an. Manche Menschen fühlen sich kritisiert, andere verstehen die Frage als Ausdruck von Wissbegier. Fast immer aber erhielt ich dieselbe Antwort: «Doktor, ich war einfach *dumm*!» Nun, ich hatte diese Menschen getestet; ich kannte ihren IQ. Mögen die Psychologen darüber streiten, wie man Intelligenz messen kann, eines war klar: Die Testmethode, die diesen unglaublich intelligenten Suchtkranken «Dummheit» bescheinigt hätte, muss noch erfunden werden.

Mit anderen Worten: Die vermeintlich beste Erklärung, die diese hochbegabten Patienten für Ihr Suchtverhalten hatten, war *die einzige Erklärung, die unmöglich zutreffen konnte*. Doch wie kamen sie darauf? Warum führen hochintelligente Menschen, die auf anderen Gebieten erfolgreich sind, ihr Verhalten auf eine Ursache zurück, die völlig unlogisch ist und eindeutig nicht zutreffen kann? Im 8. Kapitel untersuchen wir, wie und warum dergleichen passiert. Die korrekte Erklärung – ihr Gehirn wird von der Suchtkrankheit beherrscht, und die Fähigkeit, bezüglich des eigenen Suchtverhaltens Entscheidungen zu treffen, unterliegt nur zum Teil unserer Kontrolle – ist für sie derart unannehmbar, dass sie ihnen unbewusst völlig abwegig erscheint und infolgedessen abgelehnt wird. Sehr viele dieser Männer und Frauen waren in ihrem ganzen Leben noch nie an einem Berg gescheitert! Eine chemische Substanz aber zwang sie in die Knie! Die Vorstellung, dass sich etwas ihrer Kontrolle entzog, war für sie so unerträglich, dass sie die Erklärung bevorzugten, aus «Dummheit» abhängig geworden zu sein. Im tiefsten Innern waren sie überzeugt, gegen die Krankheit immun zu sein. Dieser außerordentlich naive Glaube an die eigene Immunität liegt jedem Suchtverhalten – und dem Craving – zugrunde. Es fällt uns Menschen extrem schwer zu akzeptieren, dass unsere Entscheidungen durch Faktoren beeinflusst werden, die unsere bewusste Wahrnehmung unterlaufen. Genau dies aber geschieht beim Craving. Mitte der 1980er-Jahre formulierte der Psychologe G. Alan Marlatt die These, dass «scheinbar irrelevante Entscheidungen» (apparently irrelevant decisions, AIDs) Rückfällen Vorschub leisten. Betrachten wir als Beispiel einen Drogensüchtigen, der drei Wochen nach Abschluss seiner stationären Behandlung beschließt, nach der Arbeit auf einem Weg, den er von früher kennt, nach Hause zu gehen. Er trifft einen alten Kumpel, der ihm vorschlägt, etwas zusammen zu konsumieren. Sein Gehirn redet dem Suchtkranken ein, dass ihm diesmal nichts passieren wird. Er gibt seinem Verlangen nach, konsumiert die Droge, kommt drei Tage später auf der Entgiftungsstation des Stadtkrankenhauses wieder zu sich und wundert sich: «Was ist mit mir passiert?» Er lässt die Ereignisse unmittelbar vor dem Rückfall Revue passieren und gelangt zu dem Schluss, dass er sich von seinem Kumpel nicht hätte überreden lassen dürfen. Er kommt gar nicht erst auf die Idee, dass er seinen drogenabhängigen Freund überhaupt nur deshalb getroffen hat, weil er den Heimweg wählte, den er früher, als er regelmäßig Drogen nahm, benutzte. Ihm wird nicht bewusst, dass schon die Entscheidung für den aus seiner Drogenvergangenheit vertrauten Weg ein Warnsignal war! Die scheinbar irrelevante Entscheidung bleibt für ihn undurchschaubar. Er verlässt sich weiterhin auf sein Bauchgefühl und stürzt vier Wochen später abermals ab.

Mit seinem Konzept der «scheinbar irrelevanten Entscheidungen» erklärte Marlatt Verhaltensweisen, die Rückfälle begünstigen. Meiner Erfahrung nach gibt es noch eine ganz andere Gruppe «scheinbar irrelevanter Entscheidungen», nämlich solche, die es erleichtern, sich von zwanghaften Verhaltensweisen zu befreien. Wir werden diese *positiven* «scheinbar irrelevanten Entscheidungen» im 9. Kapitel näher kennenlernen. Ebenso wie ihre destruktiven Pendants operieren auch sie außerhalb unseres bewussten Gewahrseins, sind aber oft ausschlaggebend für die weitere Entwicklung. Diätgurus wissen zum Beispiel seit langem, dass jemand, der abnehmen möchte, keinesfalls mit leerem Magen einen Supermarkt betreten sollte. Eine scheinbar einfache, aber relevante Entscheidung!

Vor etlichen Jahren behandelte ich eine Frau, die in ihrer Arbeit oft Nachtschicht machte. Anschließend frühstückte sie und kaufte dann in dem Supermarkt neben ihrer Arbeitsstelle Lebensmittel ein, bevor sie sich auf ihren mehr als einstündigen Heimweg begab. Sie erledigte die Einkäufe vor der Heimfahrt, weil die Geschäfte in ihrer Nachbarschaft zu teuer waren. Als sie irgendwann die Arbeitsstelle wechselte, wurde sie dick. Sie führte ihre Gewichtszunahme auf den beruflichen Stress zurück; gut möglich, dass er tatsächlich eine Rolle spielte. Doch als wir ihre Entscheidungen analysierten, fanden wir heraus, dass ihre frühere Angewohnheit, nach der Arbeit zu frühstücken und erst danach die Einkäufe zu erledigen, mit gesünderen Einkaufsentscheidungen verknüpft war. Es steckte keine bewusste Absicht dahinter – *es passierte einfach.* Gemeinsam arbeiteten wir einen Zeitplan für ihre Einkaufsfahrten aus; zudem vereinbarte sie mit einer Person ihres Vertrauens, dass diese sie in den Supermarkt begleiten und sie gegebenenfalls für Fehleinkäufe zur Rechenschaft ziehen würde. Innerhalb weniger Monate hatte sie nicht nur ihr gesundes Körpergewicht wiedererlangt, sondern, weit wichtiger noch, auch die psychische Gesundheit, die mit dem Freisein von Zwangsverhalten einhergeht. Dies ist zwar nur ein einfaches Beispiel, aber es illustriert, dass mit jedem scheinbar unbezähmbaren Verlangen eine Reihe positiver, «scheinbar irrelevanter» Entscheidungen verknüpft ist, die bewirken, den gesünderen Weg einzuschlagen und sich vor Craving und Zwangsverhalten zu schützen.

Nach meiner Erfahrung kann beinahe jeder die Freiheit und Zufriedenheit erlangen, die sich infolge gesunder, vom destruktiven Suchtdruck unbeeinflusster Entscheidungen einstellen. Das 10. Kapitel ist der Hoffnung, der Freude und Genesung gewidmet. Ein Großteil der Craving-Forschung untersucht Menschen, denen es nicht gut geht, Menschen, die der Sucht erlegen sind. Doch was wissen wir über die Genesung? Wodurch unterscheiden sich Männer und Frauen, die ihr selbstdestruktives Verhalten überwunden haben, mit sich im Reinen sind und ein produktives, ausgefülltes Leben führen, von anderen, denen dies scheinbar nicht gelingen will? Wie tragen gesunde Entscheidungen und Verhaltensweisen zu diesen Veränderungen bei? Welche Aktivitäten und Maßnahmen gewährleisten ein gesundes Leben im Zeichen der Genesung? Wir haben heute Antworten auf zahlreiche dieser Fragen, und von diesen Antworten können Sie profitieren, um ein zufriedenes, erfolgreiches Leben, das Ihnen Freude bereitet, aufzubauen.

Am Ende des Buches finden Sie eine Liste mit Tipps zum Umgang mit verschiedenen Formen des Cravings. Zum Teil handelt es sich um allgemeine Ratschläge, zum Teil um Tipps, die speziell auf bestimmte Substanzen oder Verhaltensweisen zugeschnitten sind. Es ist wichtig, das Sie für sich persönlich eine Strategie finden, die Ihnen nicht den Mut raubt, sondern Sie bestärkt und weiterbringt, eine positive, Ihrer Gesundheit zuträgliche Strategie.

Das Craving, das süchtige Verlangen, kennzeichnet alle zwanghaften, selbstdestruktiven und suchtgesteuerten Verhaltensweisen. Craving-Attacken können jahrelange harte Arbeit, jahrelanges hingebungsvolles Engagement zunichtemachen. Sie verursachen Kummer, Elend und Verzweiflung. Letztendlich aber sind das Craving und das Verhalten, das Craving-Attacken erzeugt und aus ihnen resultiert, tatsächlich optional. Das heißt, in Bezug auf das Craving ist die Redewendung: «Leiden ist eine Option», absolut zutreffend. Gesunde, positive Entscheidungen und ein zufriedenes Leben sind möglich, setzen aber Gedanken, Verhaltensweisen, Erfahrungen und eine (in breitem Sinn verstandene) Spiritualität voraus, um von Dauer zu sein. Dieses Buch erklärt Ihnen, wie das geht und was Sie tun können, damit es auch für Sie persönlich funktioniert.

1 Craving: Warum Sie es ernst nehmen müssen

Was ist «Craving»?

Schon im Jahr 1899 empfahl das medizinische Lehrbuch *The Merck Manual*, zur Linderung des *Cravings*, des überwältigenden Verlangens nach Alkohol, mit heißem Wasser verdünnten Salmiakgeist zu trinken. Ende der 1940er-Jahre wurde *Craving* als Symptom beim Opiatentzug beschrieben, und in den 1950er-Jahren setzte sich der Begriff auch zur Bezeichnung des süchtigen Verlangens nach anderen Drogen durch. Mittlerweile ist es seit vielen Jahren üblich, das Craving als ein Symptom des Entzugs von Alkohol und anderen suchterzeugenden Substanzen zu beschreiben. Wir wissen heute, dass Menschen mit einer Suchtstörung noch nach Jahren oder Jahrzehnten der Abstinenz, in denen sie keine Entzugssymptome mehr erlebt haben, von Craving-Attacken heimgesucht werden können.

Jeder von uns hat ein solches scheinbar unbeherrschbares Verlangen irgendwann schon einmal verspürt. Das Craving ist ein universales Phänomen. Im Grunde genommen weiß jeder, was mit dem Begriff gemeint ist, auch wenn seine Definition nicht ganz einfach ist.

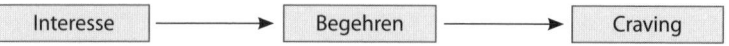

Wir können das Craving als ein intensives Verlangen definieren, das unangenehme psychische und körperliche Symptome hervorruft, wenn es unbefriedigt bleibt. Manch einer würde dies sicherlich als «stark untertrieben» bezeichnen. Die Schwierigkeiten, die auftauchen, wenn wir über Craving-Attacken sprechen, hängen auch damit zusammen, dass jeder etwas anderes darunter versteht. Ich habe Menschen kennengelernt, die alles Erdenkliche tun, um ihren Suchtdruck, ihr Craving, zu befriedigen – Menschen, die ihre Gesundheit und ihr

Familienleben aufs Spiel setzen, ihren Job riskieren und sich womöglich sogar in Lebensgefahr bringen. Genauso wie andere körperliche oder psychische Phänomene kann auch das Verlangen, das wir als Craving bezeichnen, in seiner Intensität und Dauer variieren. Es kann sich nach Minuten verflüchtigen oder den Eindruck erwecken, nie enden zu wollen. Nicht wenige meiner Patienten beschrieben Cravings, die sie wochen-, monate- oder gar jahrelang quälten. Bei genauerem Hinsehen stellt sich zumeist heraus, dass der akute Suchtdruck relativ rasch nachlässt – weil sich dieses Craving aber so intensiv anfühlt und hartnäckig wiederkehrt, scheint es nie wirklich aufzuhören. Die meisten Cravings halten nicht länger als ein paar Stunden an; dennoch haben die Betroffenen das Gefühl, als währten sie ewig.

Nicht jeder Wunsch oder jedes Verlangen ist *Craving*. Jeder Mensch hat Wünsche oder Gelüste, und auch wenn wir sie gelegentlich (oder sogar oft) mit Bedürfnissen verwechseln, kennen wir im Großen und Ganzen den Unterschied. Sie wünschen sich eine Beförderung, Sie wünschen sich, mit der attraktiven Frau aus der Nachbarschaft auszugehen, Sie wünschen sich eine Bikinifigur oder eine höhere Rente – all dies sind keine Bedürfnisse im eigentlichen Sinn, und sie sind (zumeist) auch keine Cravings. Diese Wünsche und Gelüste sind Teil der Freuden des Lebens, sie machen die Würze unseres Lebens aus, auch wenn uns die Philosophen und Dichter seit Jahrhunderten lehren, dass die materiellen Dinge, die wir uns wünschen, uns keineswegs immer glücklich machen. Das Begehren macht das Leben interessant. Friedrich Nietzsche schrieb einst, dass wir «letztlich das Begehren lieben, nicht das Begehrte». Und Francis Bacon, der große Philosoph aus dem 16. Jahrhundert, schrieb in seinem Essay «Über die Herrschaft»:

> «Es ist ein schlimmer Seelenzustand, wenn man weniges zu wünschen und vieles zu fürchten hat. Und gleichwohl ist das gewöhnlich der Fall bei den Königen.»

Menschliche Wünsche, Begierden, Leidenschaften und Interessen sind Gegenstand von Philosophen, Dichtern, Religionen – und von faszinierenden wissenschaftlichen Untersuchungen. Sie sind aber nicht das Thema dieses Buch. In diesem Buch werden wir uns nicht mit Wünschen oder Gelüsten beschäftigen, sondern mit *Cravings*. Anders als Gelüste oder Wünsche entwickeln Cravings eine quälende und verstörende Intensität und richten sich – in unserem Kontext – auf Substanzen oder Verhaltensweisen, die uns nicht guttun.

Ein solches scheinbar unbezähmbares Verlangen ist mehr als lediglich unangenehm oder lästig. In Verbindung mit Suchterkrankungen (ganz gleich, ob es sich – wie beim Alkoholismus – um die Sucht nach Substanzen handelt oder um Verhaltenssüchte wie das Glücksspiel) sind Craving-Attacken oft die ausschlaggebende Ursache dafür, dass der Betroffene seine Sucht befriedigt. Zahlreiche Studien haben gezeigt, dass Craving-Attacken Rückfälle auslösen und den Suchtkranken veranlassen, dem Druck nachzugeben. So wissen wir, dass Alkoholiker, Spieler und Kokainabhängige (und andere Suchtkranke) besonders rückfallgefährdet sind, wenn das Craving sie überkommt. Anders formuliert: Craving-Anfälle sind von Belang, weil sie häufig als Triebkraft hinter den selbstdestruktiven Verhaltensweisen stehen, die mit Suchterkrankungen verbunden sind.

Dieses intensive, überwältigende Verlangen ist die Triebkraft des Suchtverhaltens, aber nicht jedes unbezähmbare Verlangen, nicht jedes Craving, ist Ausdruck einer Sucht. Craving-Anfälle gibt es sozusagen in allen Formen und Größen. Zwischen einem «Jieper» wie dem Heißhunger oder der Lust auf eine Zigarette und einem qualvollen, vernichtenden, schier unabweisbaren *Drang*, etwas haben oder tun zu müssen, besteht ein Unterschied. Freilich können das Interesse, die Begierde und natürlich auch der Drang nach einer Substanz oder einer Aktivität selbstdestruktiv sein. Wenn Sie gerade eine Diät machen und Ihren Heimweg unterbrechen, um an der Autobahnraststätte einen großen Becher Eiskaffee zu kaufen, sind Sie wahrscheinlich nicht süchtig. Sie untergraben aber Ihre eigenen Ziele und machen eine potentiell erfolgreiche Diät zunichte.

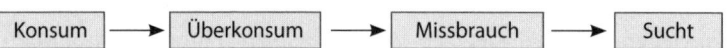

Konsum ⟶ Überkonsum ⟶ Missbrauch ⟶ Sucht

Begierde oder Craving?

Um einige der Unterschiede zwischen Begierde und Craving zu verstehen, ist es wichtig, sich den Unterschied zwischen der Sucht nach einer Substanz (oder einem Verhalten) und dem Missbrauch oder Überkonsum klar zu machen. Betrachten wir als Beispiel den Alkohol. Nicht wenige Menschen würden ihren Konsum gern einschränken. Sie haben weder ihren Job verloren noch ihre Beziehungen ruiniert, weil sie Alkohol trinken, sind auch nicht mit dem Gesetz in Konflikt geraten und haben nie Entzugssymptome erlebt (Schweißausbrüche, Händezittern, erhöhter Blutdruck, Herzrasen). Sie haben keine höhere Alkoholtoleranz entwickelt (das heißt, sie brauchen keine größeren Mengen, um die gleiche Wirkung zu erzielen, oder nehmen keine verminderte Wirkung wahr, wenn sie es bei der gewohnten Menge belassen). Sie wollen einfach nur weniger trinken. Dieser Wunsch kann verschiedene Gründe haben. Der oder die Betroffene möchte vielleicht gesünder leben oder besser schlafen – etliche Gläser am Abend sind einem guten Schlaf nicht zuträglich. Eine junge Mutter möchte vielleicht auf die zusätzlichen Kalorien verzichten oder einfach wacher sein, wenn die Kinder mit ihr spielen wollen. Ich habe tatsächlich mit vielen Müttern und Vätern gearbeitet, die ihren Alkoholkonsum aus ebendiesem Grund zu reduzieren versuchten. Sie hielten es für wichtig, auch in den Abendstunden, die sie nach der Arbeit mit ihren Kindern verbrachten, noch wach und präsent zu sein und in der für die Familie reservierten Zeit möglichst klar denken zu können.

Wenn eine Mutter in dieser Situation entscheidet, statt der gewohnten drei Gläser Wein am Abend nur ein einziges zu trinken, sind unterschiedliche Folgen denkbar. Das, was passiert, kann darüber Aufschluss geben, ob sie Probleme hat, die sie zu ihrem regelmäßigen Konsum veranlassen. Um herauszufinden, ob ein Verhalten problematisch ist oder nicht, sollte man sich nicht nur anschauen, was passiert, wenn man ihm nachgeht. *Vielmehr sollte man vor allem beobachten, was passiert, wenn man es unterlässt.* Ein Teil der Mütter beschränkt sich allabendlich auf ein Glas, ohne das zweite und dritte je zu vermissen. Vielleicht fragen sich diese Frauen sogar, weshalb sie nicht schon lange vorher reduziert haben. Sie sind mit sich selbst zufriedener, haben vielleicht sogar ein paar Pfund abgenommen, fühlen sich wacher und sind stolz darauf, ihren Entschluss konsequent umzusetzen. Vielleicht denken sie aber auch gar nicht weiter darüber nach. Sie haben nie das Gefühl, dass ihnen etwas fehlt, wenn sie es bei einem Glas belassen. Womöglich überkommt sie an Silvester oder bei anderen besonderen Gelegenheiten die Lust, ein Glas mehr zu trinken, und sie sagen sich: «Ich denke, ich genehmige mir noch eins.» Und damit hat es sein Bewenden – sie kehren zu ihrem Glas pro Abend zurück und verzichten mitunter vielleicht sogar ganz darauf. Wahrscheinlich kennen Sie viele solcher Menschen persönlich (oder gehören sogar selbst dazu): Der einmal gefasste Entschluss wird ohne großes Aufheben, ja ohne einen weiteren Gedanken daran zu verschwenden, in die Tat umgesetzt.

Doch die Situation kann auch ganz anders aussehen. Da beschließt jemand aus diesen oder jenen Gründen, sich mit einem Glas zu bescheiden, spürt aber deutlich, dass ihm Nr. 2 und Nr. 3 fehlen. Es muss ihm nicht einmal sofort auffallen; manchmal registriert er es erst nach etlichen Tagen, Wochen oder Monaten, aber das Gefühl lässt sich nicht von der Hand weisen. Vielleicht beschließt er ausdrücklich: «Ich werde nicht mehr als ein Glas trinken!» Er verspricht es sich gewissermaßen selbst oder verkündet es sogar gegenüber seiner Frau oder seinem besten Freund. Er verspürt den Drang, mehr zu trinken, hält aber an seinem Ziel fest. Er bleibt bei einem Glas, rutscht vielleicht einmal oder zweimal aus und trinkt mehr, ist aber insgesamt konsequent. Wenn er ehrlich zu Ihnen ist, wird er zugeben, dass es ihn häufig nach einem zweiten Glas gelüstet, doch seine Ziele sind ihm wichtiger. Vielleicht gibt er zu, dass er nach dem zweiten Drink lechzt – aber er kann ohne ihn leben. Der Druck ist nicht so stark, dass er ihm nachgeben muss – er kann ihm widerstehen. Das Verlangen ist nicht zu leugnen, lässt sich aber beherrschen. Es geht vorüber, und unser Mann behält die Ziele, die er sich selbst gesetzt hat, im Blick.

Auf das leichte Craving, das er verspürt, werden wir in diesem Buch wiederholt zu sprechen kommen (genauer gesagt, handelt es sich hier eher um «Gelüste» als um Craving, denn der Drang bleibt zumeist beherrschbar). Der Betreffende kann sein Unbehagen mit Hilfe bestimmter Strategien verarbeiten, die seine Chance erhöhen, dass er seine Ziele auf eine befriedigendere Weise erreicht. Doch niemand würde sagen, dass er alkoholabhängig sei; niemand würde ihn als Alkoholiker bezeichnen oder behaupten, dass er diese Extradrinks *brauche*. Sie können hier und in allen übrigen Beispielen, die Sie in diesem Buch finden, statt des Trinkens jedes andere Verhalten einsetzen, an dem Sie etwas ändern möchten, sei es die Gier nach Zucker und Kohlehydraten, das Glücksspiel oder der zwanghafte Internetkonsum. Die Prinzipien sind stets dieselben. (Im 4. Kapitel werden wir nicht nur die Gemeinsamkeiten all dieser Verhaltensweisen, sobald sie zwanghaft werden, erläutern, sondern auch einige ihrer Unterschiede erforschen.)

Repräsentativ für den dritten Trinkertypus sind diejenigen, denen bewusst wird, dass sie tatsächlich zu viel trinken, beispielsweise die Ehefrau, deren Mann sie drängt, ihren Konsum einzuschränken. Vielleicht wurde sie schon einmal wegen Trunkenheit am Steuer belangt oder hat sich Montag morgens auf der Arbeit verspätet, weil sie am Vorabend zu tief ins Glas geschaut hat. Es kann aber auch sein, dass ihre Arbeit völlig unbeeinträchtigt blieb, sie jedoch in anderen Lebensbereichen Dinge tat, die ihr im Nachhinein peinlich waren, zum Beispiel Telefonate im betrunkenen Zustand. Früher wäre ihr so etwas nie in den Sinn gekommen. Nun fragt sie sich, ob es eine vorübergehende Phase ist. Die Vorstellung, überhaupt nichts mehr zu trinken, ist ihr keineswegs angenehm. Sie will nicht ein für alle Mal darauf verzichten. Sie trinkt gern. Sie hat versucht, es zu reduzieren, und es ist ihr gelungen … vorübergehend. Früher oder später war dann wieder alles beim Alten oder sogar noch schlimmer. Häufig, aber nicht immer, verspürt sie ein starkes Verlangen zu trinken, wenn sie sich für eine Weile einschränkt oder abstinent bleibt – eben *Craving*.

Diese Craving-Attacken treten in mannigfaltigen Formen auf, mit denen wir später nähere Bekanntschaft machen werden. Manchmal treten sie in Gestalt eines unschuldigen Gedankens auf den Plan: «Ich könnte doch … nur noch ein einziges Glas», oder: «Ich habe so gut durchgehalten, ein Glas *zur Belohnung* ist nun mehr als verdient.» Mitunter aber kommen diese Gedanken alles andere als harmlos daher: «Ich hasse diesen Zustand … ich will mit dieser Abstinenzidee nichts mehr zu tun haben.» Auch subtilere Gedanken oder Selbsttäuschungen schleichen sich ein: «Es ist ja nur Bier, das zählt nicht.» Und dann wieder kann das Craving fast *dissoziativ* sein. Haben Sie schon einmal eine Autobahnabfahrt verpasst, weil Sie mit Ihren Gedanken woanders waren? Und womöglich erst nach etlichen Kilometern gemerkt, dass Sie an Ihrer Ausfahrt vorbeigefahren sind? Das «geistesabwesende Craving», wie ich es nenne, ist etwas ganz Ähnliches. Der Betreffende genehmigt sich einen Drink, ohne auch nur eine Sekunde darüber nachzudenken, quasi automatisch. Dieser Mann (oder diese Frau) hat kein bewusstes Verlangen verspürt und erst recht nicht an das Versprechen gedacht, dass er sich selbst gegeben hat. Doch plötzlich steht er da mit einem halbleeren Glas in der Hand, denn er hat die erste Hälfte getrunken, ohne es überhaupt zu realisieren.

Es ist wichtig festzuhalten, dass die Frau, die ich oben beschrieben habe, nicht zwangsläufig Alkoholikerin ist. Diese Art von Craving überkommt auch Nicht-Alkoholiker; die Experten sprechen in solchen Fällen oft von «Alkoholmissbrauch». Obwohl das Trinken nachteilige Konsequenzen hat, stellt die Betreffende ihren Konsum nicht ein, zumal sie intensive Craving-Attacken erlebt; irgendwann aber können geeignete Unterstützung, außergewöhnlich massive Konsequenzen oder sogar ein persönlicher Sinneswandel zur Folge haben, dass sie das Trinken drastisch reduziert oder gänzlich darauf verzichtet. Wenn Ihr eigenes Verhalten (sei es zwanghaftes Essen, Trinken, Drogenkonsum oder ein anderes Verhalten, das Sie unter Ihre Kontrolle bringen möchten) in diese Kategorie fällt, sollten Sie sich professionelle Hilfe suchen, damit zumindest das Problem diagnostiziert und die Strategien besprochen werden können, die Sie Ihren Zielen näher bringen. Wenn Sie in diesem Buch die Beschreibungen der verschiedenen Formen des Cravings lesen, werden Sie sich vermutlich wiedererkennen; die Erklärungen und Empfehlungen unterstützen Sie bei Ihren Anstrengungen, Ihr Verhalten zu ändern. Sobald Ihnen klarer geworden ist, womit Sie es zu tun haben, können Sie spezifische Maßnahmen ergreifen, um etwas zu ändern und Ihre Ziele zu erreichen. Ich werde diese Aktivitäten und Strategien sehr klar und verständlich beschreiben, damit Ihrem Erfolg nichts im Wege steht.

Bislang haben wir uns lediglich einige Beispiele angesehen. Es gibt eine ganze Vielfalt weiterer Varianten, auf die ich hier nicht eingegangen bin. Eine wichtige Variante aber muss unbedingt zur Sprache kommen, nämlich das unbezähmbare Craving, das im Allgemeinen nur bei suchtkranken Menschen auftritt.

Was ist Sucht?

Sehen wir uns zunächst das Wort «Sucht» genauer an. Es bezeichnet, auch wenn es gelegentlich im Sinne einer Beschimpfung oder Verunglimpfung benutzt wird, ein Muster von Verhaltensweisen, die im menschlichen Gehirn «fest verdrahtet» sind. Das englische Wort für Sucht, «addiction», leitet sich vom lateinischen «addictionem» her, das «der/die/das Hingegebene» bedeutet. Sie werden in diesem Buch sehen, dass die Gedanken, Blickwinkel, Verhaltensweisen, ja sogar die Neuronen und Hirnzellen eines Suchtkranken der begehrten Substanz oder Aktivität tatsächlich «hingegeben» sind. Jede Form von Sucht – und es gibt ihrer unzählige –, hat komplexe und vielfältige Ursachen. Alle Süchte aber haben bestimmte Merkmale gemeinsam, deren wichtigstes ebendieses unbezähmbare Verlangen ist, das wir als Craving bezeichnen.

Auch Menschen mit Suchterkrankung verspüren Gelüste, die kontrollierbar sind, oder Begierden, die sich beherrschen lassen. Häufig trinken sie nicht, weil sie es brauchen, sondern weil sie es möchten. Von Zeit zu Zeit überkommt sie ein mehr oder weniger intensives Craving, wie ich es oben beschrieben habe. Die meisten suchtkranken Menschen aber erleben ein Craving anderer Art, ein verheerendes, vernichtendes Craving, das man weder ignorieren noch unterdrücken kann, weil es keinen anderen Gedanken mehr zulässt als: «Ich kann nicht ohne leben!» Oder: «Ich muss es jetzt, auf der Stelle und um jeden Preis, haben!» Dieses Craving ist ein Suchtverlangen, ein «Suchtdruck», der weder durch Willenskraft noch durch die Kraft des Wünschens aus der Welt zu schaffen ist. Oft fühlt er sich an, als ginge er niemals vorüber und als gäbe es keinen anderen Ausweg, als das Verlangen zu stillen. Es ist genauso unabweisbar wie das biologische Bedürfnis nach Atemluft oder der Durst nach Wasser. Ignorieren lässt es sich erst, nachdem es befriedigt wurde. Genau darin aber besteht die Tragödie, denn es meldet sich erneut und noch stärker als zuvor. In manchen Fällen weckt die Befriedigung des Verlangens sogar ein Craving nach einer anderen Substanz oder einer anderen Aktivität. In diesem Teufelskreis sind über 10 % der US-amerikanischen Bevölkerung gefangen. Er lässt sich weder durch größere Willensanstrengung durchbrechen noch durch Aufklärungskampagnen à la: «Sag einfach Nein!», auch nicht durch Abschreckungsmaßnahmen und juristische Konsequenzen. Wir sprechen hier über Sucht, und Süchte können leider tödlich sein. Menschen mit einer Suchterkrankung brauchen ihren Stoff oder ihren Alkohol, um überhaupt funktionieren zu können. Den Drogenkonsum oder das Verhalten radikal einzustellen kann sie in Lebensgefahr bringen und beispielsweise einen Schlaganfall oder (bei Alkoholikern) ein Delir auslösen. Tödlich enden kann auch das sogenannte Refeeding-Syndrom bei der Magersucht: Die plötzliche Zufuhr normaler Nahrungsmengen nach einer langen Phase des Hungerns kann zu Herzversagen und plötzlichem Tod führen.

Menschen mit einer Suchtstörung sind außerstande, in Maßen zu konsumieren. Im Unterschied zu den oben geschilderten Personen, die eingeschränkt und kontrolliert trinken oder spielen können, verlieren suchtkranke Menschen, sobald es um ihre Suchtsubstanz oder die entsprechende Aktivität geht, im Allgemeinen jede Kontrolle über ihr Verhalten. Gleichwohl ist darauf hinzuweisen, dass es auch Suchtkranke gibt, die ihr Verhalten kontrollieren *können* ... eine Zeitlang. Diese vorübergehende Kontrolle wirkt sich jedoch psychisch verheerend aus, denn sie täuscht dem Betroffenen vor, dass er sein Problem in den Griff bekommen hat. Wenn das Verhalten dann später erneut aus dem Ruder läuft, nimmt es zumeist noch katastrophalere Ausmaße an als vorher – einer der Gründe, weshalb Suchtstörungen von den Experten als progressive Erkrankung bezeichnet werden. Die natürliche Entwicklung einer Sucht ist ihre Verschlimmerung – auch wenn es Phasen (mitunter lange Phasen) der Besserung geben kann.

Im Laufe der Jahre aber hatte ich Gelegenheit zu beobachten, was passiert, wenn sich das Suchtverhalten vorübergehend zu bessern scheint: Die psychische Verfassung verschlechtert sich, und das Rückfallrisiko steigt. Hier ein Beispiel für dieses *Verhalten-gebessert-/Gehirn-verschlechtert-Szenarium*:

Ein junger Mann – nennen wir ihn Lance – hat seit etlichen Jahren Probleme mit Glücksspielen. Anfangs investierte er in Fußballwetten, dann ging er zum Tageshandel über, und mittlerweile kommt er von Glücksspielen am Computer und im Kasino nicht mehr los. Wie bei den meisten Menschen mit Spielsucht wechselten auch bei Lance Glücks- und Pechsträhnen ab. Wenn er gewann, wusste er, dass er es seiner Strategie zu verdanken hatte. Wenn er verlor, wusste er, dass er Pech gehabt hatte – er hatte, genau genommen, gar nicht das Gefühl, verloren zu haben, sondern sagte sich: «Das Kasino behält mein Geld vorübergehend ein, bis ich es wieder zurückgewinne.» Das klang nicht nur schlimm, es war schlimm. Irgendwann aber kam Lance an einen Punkt, an dem der Druck übermächtig wurde und er aus seinem finanziellen Loch nicht mehr herauskam. Nun beschloss er: «Genug ist genug.» Er erkannte, dass er ein ernsthaftes Problem hatte, ja, dass er spielsüchtig war, und hörte einfach auf zu spielen. Seine Frau war stolz auf ihn, seine Freunde (zumindest die wenigen, die über sein Problem Bescheid wussten) unterstützten ihn, und Lance gelangte nach und nach zu der Überzeugung, dass er «mit der Sache nichts mehr zu tun» habe. Rückblickend bezeichnete er sein Spielen als «eine Phase».

Von außen betrachtet, schien es mit ihm wieder bergauf zu gehen. Er hatte das Problemverhalten nicht lediglich eingeschränkt – er hatte es ganz und gar aufgegeben! Lance spielte nicht mehr. Aber was ging *in seinem Kopf* vor? Lance begann darüber nachzudenken, wie leicht es ihm doch gefallen war, auf das Spielen zu verzichten, nachdem er sich einmal dazu durchgerungen hatte. Voller Verachtung sah er auf Menschen herab, die sich selbst als Spielsüchtige bezeichneten oder sich wegen des Spielens in Behandlung begaben. Er begann zu überlegen: «Warum reißen sie sich nicht einfach zusammen und hören auf, so wie ich es getan habe?» Auf diesem Weg gelangte er zu einer verblüffenden Schlussfolgerung: Wenn es ihm gelungen war, allein, ohne Hilfe, einzig kraft seines Willens aufzuhören, konnte er nicht süchtig sein! Sie erinnern sich? Als Lance spielte, war ihm (am Ende zumindest) bewusst, dass er süchtig war. In gewisser Hinsicht funktionierte sein Verstand damals gesünder, denn Lance erkannte sein Problem an. Er war einsichtig. Nachdem er eine Weile nicht mehr gespielt hatte, redete er sich ein, nie ein Problem gehabt zu haben. Seine Einsichtsfähigkeit war beeinträchtigt: Er spielte zwar nicht mehr, log sich aber selbst in die Tasche. Er machte sich etwas vor, und Sie können sich vorstellen, was als Nächstes passierte. Weil Lance «wusste», dass er nicht süchtig war, sagte er sich, dass es nicht schaden würde, gelegentlich, zur Abwechslung und aus Spaß, ein Spielchen zu machen.

Über kurz oder lang befand er sich in einem tieferen Loch als je zuvor und fragte sich, wie es so weit hatte kommen können. Sein Verhalten hatte sich vorübergehend gebessert, seine psychische Verfassung aber hatte sich rapide verschlechtert. Aus ebendiesem Grund betonen wir, dass es nicht reicht, aufzuhören; die Abstinenz muss durch ein genesungsorientiertes Programm unterstützt werden, das ich später in diesem Buch näher erläutern werde. Ich messe dem Genesungsprozess gegenüber dem Problem- oder Suchtverhalten solch große Bedeutung bei, damit nicht nur Gehirn und Verhalten der Betroffenen gesunden, sondern auch deren Wohlbefinden und allgemeine Zufriedenheit sich deutlich verbessern können.

Wenn Sie in eine der oben erwähnten Suchtkategorien fallen, brauchen Sie unbedingt professionelle Hilfe, um das Problem abklären zu lassen und jemanden zu finden, der sie bei der Entwicklung individualisierter Strategien zur Erleichterung und Überwindung des Cravings unterstützt. Doch selbst wenn Sie in die Kategorie «schwerste Sucht und schwerstes Craving» fallen, können Ihnen die Erklärungen und Methoden, die Sie in diesem Buch finden, auf Ihrem Weg zur Heilung enorm hilfreich sein.

Cravings sind entscheidend

Warum spielen Cravings eine so wichtige Rolle? 2012 wurde das Craving in die fünfte Auflage des von der American Psychiatric Association herausgegebenen *Diagnostic and Statistical Manual of Mental Disorders* (DSM-V) unter die Kriterien für Suchterkrankungen aufgenommen. Ärzte widmen dem Phänomen heute größere Aufmerksamkeit als je zuvor. Warum? Ausschlaggebend sind drei Gründe: Erstens besteht ein enger Zusammenhang zwischen Cravings und Rückfall. Je stärker das Verlangen, desto höher die Wahrscheinlichkeit eines Rückfalls in den Suchtmittelkonsum oder die Verhaltenssucht. Zweitens sind Cravings störend und sehr unangenehm. Menschen mit schweren Cravings fühlen sich von ihnen «nahezu in den Wahnsinn getrieben». Und schließlich sind sie deshalb von Belang, weil sie beeinflussbar sind, gelindert und in manchen Fällen sogar verhindert werden können. In den vergangenen Jahren wurden Medikamente und andere Behandlungsformen entwickelt, um den Alkoholdruck und das Verlangen nach anderen Drogen zu dämpfen oder gänzlich auszuschalten. Bestimmte Forschungsergebnisse lassen zudem vermuten, dass diese Medikamente auch das Craving bei «Verhaltenssüchten», also zum Beispiel bei Glücksspiel-, Internet- oder Esssucht, lindern können. In diesem Buch untersuchen wir, was für und was gegen all diese Optionen spricht, damit Sie entscheiden können, welche Maßnahmen für Sie persönlich die richtigen sind.

Der alles entscheidende Grund, weshalb Cravings so wichtig sind, ist aber vielleicht die Tatsache, dass sie zu *Ihnen* gehören. Sie sind etwas zutiefst Persönliches. Sie können Ihre Craving-Attacken anschaulich beschreiben oder jemand anderem sogar demonstrieren, was mit Ihnen passiert, wenn eine Craving-Attacke Sie heimsucht. Doch ganz gleich, wie detailreich und präzise Sie Ihr Craving schildern oder erklären: Der einzige Mensch, der es erlebt, sind und bleiben Sie selbst. Ebendies ist ungemein wichtig, denn Menschen, die ihr Craving in den Griff zu bekommen versuchen, vergleichen es oft mit dem, was andere erleben. Sie gelangen zu der Überzeugung, dass ihr eigenes Craving schlimmer und deshalb unabänderlich sei. Oder sie ziehen den Schluss, dass es harmloser sei als der Suchtdruck anderer Abhängiger und sie infolgedessen auf Hilfe verzichten können. Wie auch immer Ihr persönlicher Vergleich ausfällt: Sie können dabei nur verlieren und Ihren Erfolg untergraben. Wir werden später (vor allem im 7. Kapitel) sehen, weshalb Sie sich, sobald Sie Ihre eigenen Erfahrungen mit denen anderer Menschen vergleichen, in erster Linie auf die Ähnlichkeiten und nicht auf die Unterschiede konzentrieren müssen.

Ihre Craving-Attacken sind wichtig, weil Sie allein sie erleben, weil sie Ihr Verhalten beeinflussen und weil Ihr Verhalten wiederum das Craving beeinflussen kann. Sie sind nicht ohnmächtig, wenn es um Ihre Craving-Attacken geht, und Sie sind auch nicht dazu verdammt, sie in alle Ewigkeit zu erleiden. Später werde ich detailliert spezifische Maßnahmen beschreiben, die die Häufigkeit und die Intensität der Attacken beeinflussen können. Darüber hinaus senken solche Maßnahmen das Risiko, dass Sie dem Craving nachgeben und in das Verhalten zurückfallen, das Sie unter Kontrolle zu halten versuchen.

Ob Sie nun den Begriff «Craving» benutzen, um einen einfachen Drang oder ein Begehren zu beschreiben, oder ob Sie dabei an den für die Sucht charakteristischen Druck denken – Craving-Anfälle sind ernst zu nehmen. Ob Ihr Verlangen dem Alkohol gilt, einer Droge, dem Glücksspielautomaten, einer Schokoladentorte oder einer Zigarette – der Suchtdruck muss ernst genommen werden, weil er Ihr Verhalten unmittelbar steuert oder zumindest beeinflusst. Noch wichtiger aber ist, dass Veränderungen Ihrer Verhaltensweisen das Craving beeinflussen und Ihre Fähigkeit verbessern können, sich von den selbstdestruktiven Substanzen oder Aktivitäten loszusagen und zu befreien.

2 Jenseits der Neurotransmitter

Die *eigentliche* Neurowissenschaft des Cravings und
der Entscheidungsfindung

Alkoholismus: Krankheit oder freie Entscheidung?

Die Interpretation medizinischer Studien und ihrer Ergebnisse ist
alles andere als einfach. Zeigt Studie A, dass mäßiger Weinkonsum
Herz und Kreislauf stärkt, so warnt Studie B vor erheblichen Schädigungen. Zeigt Studie X, dass die Hormonersatztherapie die Lebens-
qualität in den Wechseljahren verbessert, warnt Studie Y vor Brust-
krebs infolge der Hormongaben. Kaum haben Sie in der Zeitung
gelesen, dass Sie von diesem oder jenem Nahrungsmittel besonders
viel essen sollten, legen Ihnen die Nachrichten eine Woche später
den weitgehenden Verzicht ans Herz. Diese Flut an widersprüchlichen Informationen kann dazu verleiten, dass wir uns ein übertrie-
ben vereinfachtes (und falsches) Bild von den Gesundheitswissen-
schaften machen oder den Schluss zu ziehen, im Grunde ahnungslos
zu sein. Tatsache ist, dass wir ein wenig über das Gehirn und seine
Funktionsweisen wissen und vieles davon nicht schwer zu verstehen
ist; in der Öffentlichkeit aber fehlt es an Grundkenntnissen über die
Art und Weise, wie das Gehirn arbeitet und welche Prozesse bei
affektiven Erfahrungen und Entscheidungen stattfinden.

Die meisten Menschen haben schon einmal von Neurotransmit-
tern gehört, jenen chemischen Substanzen, die es ermöglichen, dass
unsere Gehirnzellen miteinander kommunizieren. Die Medien verbreiten die widersprüchlichsten Informationen über diese Botenstoffe und über die Möglichkeit, sie zu beeinflussen: Sport regt die
Serotoninausschüttung an, Serotonin erzeugt gute Stimmung, allzu
viel Serotonin macht reizbar, allzu wenig macht depressiv. TV-
Werbespots für Antidepressiva versuchen, Sie davon zu überzeugen,
dass Sie lediglich ein kleines bisschen mehr von einer bestimmten

chemischen Substanz einnehmen müssen, um sich ganz wunderbar zu fühlen – als enthalte Ihr Gehirn zwei Becher, einen für Serotonin und einen für Norepinephrin, die jeweils nachgefüllt werden müssen, wenn sie zur Neige gehen. Ärzte, die die Depression als *Störung des chemischen Gleichgewichts* bezeichnen, unterstützen solche groben Vereinfachungen mit Behauptungen wie: «Seien Sie unbesorgt, Mr. Jones. Sie brauchen lediglich etwas mehr Serotonin, denn Ihr Spiegel ist ein wenig niedrig.»

Um zu verstehen, was hinter Craving-Attacken steckt und wie Sie zu Ihren Entscheidungen gelangen, ist ein differenzierteres Verständnis des Gehirns und seiner Funktionsweisen erforderlich. Trotz abweichender Schätzungen sind sich die meisten Wissenschaftler darin einig, dass das typische menschliche Gehirn ungefähr 100 Milliarden Nervenzellen, auch Neuronen genannt, enthält, und mindestens genauso viele Stützzellen oder Gliazellen. Ihre Neuronen bestehen aus Zellkörpern und Projektionen, den sogenannten Axonen und Dendriten. Sie können sich diese Axone wie Sendeantennen und die Dendriten wie Empfangsantennen vorstellen. Die Lücken zwischen Axonen und Dendriten werden als Synapsen bezeichnet. Wird entlang eines Axons ein elektrischer Impuls aktiviert, wird ein Neurotransmitter in diese Lücke hineingeschickt. Der Neurotransmitter aktiviert das Dendrit des nächsten Neurons (oft durch Anhaftung an ein spezielles Protein, einen sogenannten Rezeptor), und voilà: Ein Neuron «spricht» zum anderen! (s. Abb. 1) Jedes einzelne Neuron kann mit zahlreichen Synapsen ausgestattet sein. Ihr Gehirn ist also ein dichtes Netzwerk – mit dem Ergebnis, dass Veränderungen in einem einzelnen Bereich dramatische Auswirkungen für das gesamte Gehirn haben können.

Ihr Gehirn enthält graue und weiße Substanz. Die graue Hirnsubstanz besteht vorwiegend aus den Zellkörpern der Neuronen und Dendriten. Die weiße Substanz wiederum ist weiß, weil die langen Axone (die Sendeantennen) von einer weißlichen Isolationsschicht aus Fett und Eiweiß, dem Myelin, umhüllt ist. Das Myelin beschleunigt den Weg der elektrischen Signale entlang des Axons. Der zerebrale Kortex, der äußere Teil Ihres Gehirns, ist weitgehend aus grauer Substanz aufgebaut. In den tiefer gelegenen Hirnregionen befinden sich Kerne, dichte Ansammlungen von Zellkörpern. Diese tieferen, von weißer Substanz umgebenen Nuclei bestehen ebenfalls aus grauer Substanz. Sie nehmen die Schlüsselfunktionen

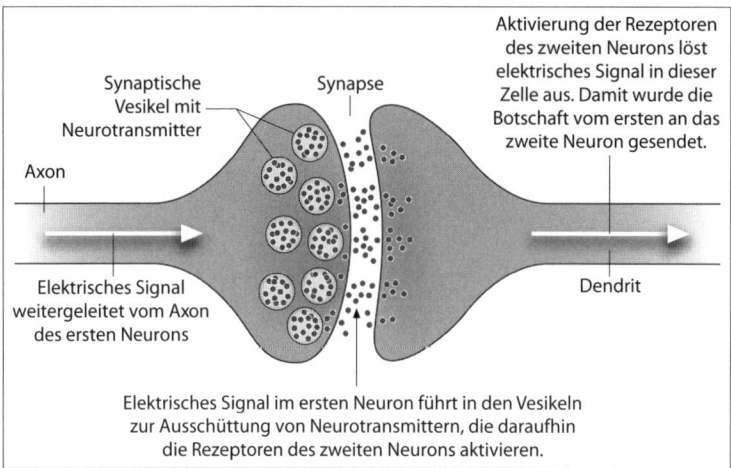

Abbildung 1: Neurotransmitter und Synapsen

Ihres Gehirns wahr. Eine bestimmte Gruppe tief ins Gehirn einge-betteter Kerne beispielsweise, der Thalamus, funktioniert wie eine Art Relay- oder Transit-System: Er nimmt sensorische und motori-sche Signale auf und verarbeitet sie. Mit Ausnahme Ihrer Geruchs-wahrnehmungen werden tatsächlich sämtliche Empfindungen im Thalamus verarbeitet! Nervenzellen, die für den Geruchssinn zu-ständig sind, projizieren direkt, ohne Beteiligung des Thalamus, zur Kortex. Manche Wissenschaftler glauben, dass Geruchswahrneh-mungen unsere Entscheidungen aus ebendiesem Grund enorm be-einflussen. Ich selbst habe in meiner Arbeit mit Suchtkranken die Erfahrung gemacht, dass Gerüche die schlimmsten Craving-Atta-cken auslösen können.

Wie Ihr Gehirn Sie belügt

Eine wichtige Funktion Ihres Gehirns besteht darin, Sie zutreffend über Ihre Umgebung zu informieren, damit Sie sich in der Welt zu-rechtfinden. Eine gleichermaßen wichtige Hirnfunktion ist es, Sie anzulügen. Den Beweis dafür liefern verschiedenartige Erkrankun-gen. So können Patienten mit schizophrenen Erkrankungen und anderen psychotischen Zuständen akustische oder visuelle Halluzi-nationen erleben. Olfaktorische Halluzinationen (Sie riechen etwas, das gar nicht da ist) sind bei bestimmten Anfallsleiden und Tumoren gang und gäbe. Patienten mit dem Capgras-Syndrom, ebenfalls eine psychiatrische Erkrankung, sind überzeugt, dass die Menschen, die ihnen nahestanden, durch Doppelgänger ersetzt wurden. Wenn Sie unter dem De-Clérambault-Syndrom – auch als Erotomanie oder Liebeswahn bezeichnet – leiden, glauben Sie, dass jemand in Sie verliebt ist, selbst wenn dies gar nicht zutrifft. Eine wahnhafte Parasitosis veranlasst Sie zu glauben, dass Sie von Parasiten befallen seien. Menschen mit solchen Störungen sind durch nichts in der Welt davon zu überzeugen, dass sie sich irren. In den späteren Kapiteln werden Sie allerdings erfahren, dass Ihr Gehirn Sie in Wirklichkeit ständig belügt, auch dann, wenn Sie weder psychisch noch körperlich krank sind.

Mein Vater ist Kardiologe und stammt ursprünglich aus Indien. Er erzählte mir die Geschichte einer indischen Dorfbewohnerin, die glaubte, einen Frosch im Uterus zu haben. Sie war keinem rationalen Argument zugänglich, lief von einem Arzt zum nächsten und bat darum, behandelt zu werden. Schließlich versetzte ein Arzt sie in Betäubung, machte einen oberflächlichen Schnitt in ihre Bauchdecke, weckte sie auf und zeigte ihr einen lebendigen Frosch, den eine Krankenschwester auf sein Geheiß in einem nahegelegenen Bach gefangen hatte. Mit den Worten, sie sei geheilt, schickte er die Patientin nach Hause. Jeder hielt dies für eine brillante Lösung, und die Frau war ihm grenzenlos dankbar – bis sie zwei Wochen später wieder bei ihm auftauchte und kundtat, dass der Frosch in ihrem Uterus «Babys» hinterlassen habe und eine weitere Operation erforderlich sei. Jemandem seine Wahnvorstellung auszureden ist schier unmöglich!

Noch drastischere Lügen kann Ihr Gehirn Ihnen auftischen, wenn es eine Verletzung erleidet. Zur Behandlung schwerer epileptischer Erkrankungen wird gelegentlich eine partielle Durchtrennung einer der Brücken zwischen rechter und linker Hirnhälfte, des sogenannten Balkens oder Corpus callosum, vorgenommen. Manche Patienten entwickeln nach diesem Eingriff das Split-brain-Syndrom – die beiden Hälften ihres Gehirns arbeiten nicht mehr zusammen. Infolgedessen sind die Patienten nicht mehr in der Lage, Gegenstände, deren Wahrnehmung in ihrer rechten Hirnhälfte verarbeitet wird, zu benennen, denn das Sprachzentrum befindet sich in der linken Hemisphäre. Um ihre Unfähigkeit zu erklären, behelfen sich die Patienten häufig mit höchst bizarren Erklärungen (sie «konfabulieren», ein Symptom, das auch im Zusammenhang mit dem Korsakoff-Syndrom, einer alkoholbedingten Hirnschädigung, auftritt). Schlaganfälle in bestimmten Hirnregionen können den sogenannten «Hemineglect» hervorrufen, eine Störung, die den Betroffenen glauben macht, dass eine Hälfte seines Körpers nicht zu ihm gehört. Bittet man diese Patienten, das Zifferblatt einer Uhr zu malen, zeichnen sie es lediglich zur Hälfte (zum Beispiel die Zahlen 1 bis 6). Sie sind unter Umständen nicht in der Lage, den linken Arm anzuheben, da sie ihn «nicht wahrnehmen». Hebt der Arzt den Arm des Patienten an und fragt ihn, was das sei, erhält er wahrscheinlich zur Antwort: «Ein Stück Fleisch.»

Entscheidungsprozesse und Ihr Gehirn

Die Verbindung zwischen bestimmten Regionen Ihres Gehirns und Ihrer Fähigkeit, vernünftige Entscheidungen zu treffen, wird mitunter auf sehr dramatische Weise demonstriert. Im November 1848 veröffentlichte ein Arzt namens John Harlow im *Boston Medical and Surgical Journal* unter der Überschrift «Eisenstange durchbohrt Schädel» einen Bericht über seinen Patienten Phineas Gage. Phineas war ein fünfundzwanzigjähriger, verheirateter Eisenbahnvorarbeiter, der in Vermont im mittleren Westen der USA Schienen verlegte. Am 13. September 1848 schob er mit Hilfe einer ein Meter langen, an einem Ende zugespitzten Eisenstange, deren Durchmesser drei Zentimeter betrug, eine Ladung Dynamit in einen Felsen. Phineas blickte zur Seite, als sich das Dynamit plötzlich entzündete. Die Explosion trieb die Eisenstange durch sein linkes Jochbein und durch den Boden der linken Augenhöhle hinauf in den Schädel. In der Mitte des Kopfes schoss die Stange mit Wucht wieder heraus und fiel neun Meter von Phineas entfernt zu Boden.

Phineas war bei seinen Kollegen, die augenblicklich zu Hilfe eilten, sehr beliebt. Da er nach wenigen Minuten bereits wieder sprach, transportierten sie ihn auf einem Ochsenkarren zu einem nahegelegenen Hotel. Dort erklomm er, kaum Hilfe in Anspruch nehmend, die Treppen und zog sich um – in seinem Schädel klaffte ein Loch, das Einblick in den linken Frontallappen bot. Lediglich neunzig Minuten nach dem Unfall wurde der Patient von Dr. Harlow untersucht, der ihm eine bemerkenswerte gute Verfassung bescheinigte. In den nächsten Tagen war Phineas munter und guter Dinge. Er hatte keinerlei Schwierigkeiten zu sprechen und war weder motorisch eingeschränkt, noch litt er unter Wahrnehmungsstörungen. Harlow war darüber bass erstaunt, denn der Patient hatte immerhin ein beträchtliches Stück Hirngewebe verloren! Zweifellos wird sich der Arzt gefragt haben: «Welche Funktion erfüllt eigentlich diese Hirnregion, wenn ihr Verlust so ganz ohne Folgen bleibt?»

Phineas' Frau aber wusste es besser, denn sie merkte rasch, dass ihr Mann nicht mehr der Alte war. Im Laufe der Wochen, Monate und Jahre stellte sich heraus, dass Phineas' Verhalten und seine Persönlichkeit sich verändert hatten. Und diese Veränderungen waren so drastisch, dass Harlow sich zwanzig Jahre später gedrängt fühlte, einen weiteren Bericht zu veröffentlichen, der im *Bulletin of the Massachusetts Medical Society* erschien und detailliert die massiven Veränderungen beschrieb, die der partielle Verlust des orbitofrontalen Kortex herbeigeführt hatte. Lassen wir Harlow selbst zu Wort kommen:

«Seine Vorgesetzten, die ihn vor seinem Unfall als ihren kenntnisreichsten und kompetentesten Vorarbeiter betrachteten, hielten seine psychische Veränderung für so ausgeprägt, dass sie ihm seinen Posten entzogen. Er ist launisch, respektlos, flucht mitunter auf die abscheulichste Weise (wie es früher nicht seine Art war), nimmt auf seine Mitmenschen keinerlei Rücksicht, toleriert weder Grenzsetzungen noch Ratschläge, die seinen Wünschen zuwiderlaufen, ist bisweilen halsstarrig und trotzig, gleichzeitig seltsam und unschlüssig, schmiedet allerlei Zukunftspläne, die er sogleich wieder verwirft und durch andere, vermeintlich realistischere ersetzt. Sein Wesen hat sich so radikal verändert, dass seine Freunde und Bekannten sagen, er sei ‹nicht mehr der Alte›.»[1]

Mit anderen Worten: Phineas war nun rüpelhaft, impulsiv, faul, ungeduldig und stur. Er selbst und seine Beziehungen zu Kollegen, Freunden und Familienangehörigen hatten sich radikal verändert. Harlows Schilderung klingt, als beschreibe er einen Süchtigen. In der Medizin war damals schon seit vielen Jahren bekannt, dass Hirnverletzungen zu Störungen der Bewegungsabläufe, der Sprache, der Wahrnehmungen und des Bewusstseins führen können. Doch Phineas' Fall demonstrierte erstmals, dass auch das Urteilsvermögen in einer spezifischen Hirnregion lokalisiert ist. Anders formuliert: Als

Phineas einen spezifischen Teil seines Gehirns verlor, veränderten sich seine Wünsche und seine Entscheidungen. Seine Freunde hatten völlig Recht: Er war «nicht mehr der Alte».

Als ich meine Assistenzzeit am Duke University Hospital absolvierte, nahm ich an einem Forschungsprojekt meines wunderbaren Mentors Lawrence Dunn teil. Wir beschäftigten uns mit den akustischen Halluzinationen schizophrener Patienten. Unser besonderes Interesse galt dabei der hochfrequenten transkraniellen Magnetstimulation (rTMS), einer Technologie, mit deren Hilfe man gezielt ausgewählte Hirnregionen aktivieren kann, indem man exakt oberhalb dieser Bereiche eine starke elektromagnetische Spule am Schädel anbringt. Damals befand sich die Technologie noch im Experimentalstadium; wir bestellten einen Apparat bei einem britischen Hersteller. Er wurde monatelang vom Zoll zurückgehalten, während wir darauf warteten, dass die Food and Drug Administration (FDA) sich seiner Harmlosigkeit versicherte und die nötigen Einfuhrformulare abzeichnete. (Heutzutage sind die Geräte weit verbreitet. Sie werden zur Behandlung mannigfaltiger Erkrankungen, vor allem der Depression, eingesetzt.) Die Funktionsweise ist ganz einfach. Das Gerät besteht aus einer Spule aus Kupferdraht, der etliche tausend Mal um einen Stab gewickelt wurde und elektrischen Strom leiten kann. Wahrscheinlich könnten Sie die Bestandteile im Baumarkt kaufen und sich selbst einen Apparat basteln – was ich Ihnen allerdings nicht empfehlen würde! Wie hinlänglich bekannt, erzeugt Wechselstrom ein bewegliches Magnetfeld, das jedes leitfähige Material, das sich in der Nähe befindet, unter Strom setzt. Und die Axone unserer Neuronen sind leitfähiges Material. Um die Nervenzellen eines Menschen zu aktivieren, reicht es schon aus, die rTMS-Spule über seinen Kopf zu halten und das Gerät einzuschalten.

Je gründlicher ich diese Technologie kennenlernte, desto rascher schwand mein Interesse an den akustischen Halluzinationen, denn mittlerweile hatte ich die faszinierende Forschungsarbeit eines Neurowissenschaftlers namens Alvaro Pascual-Leone entdeckt. Pascual-Leone hatte eine atemberaubende Studie publiziert, die in den Medien trotz ihrer bahnbrechenden Resultate wenig Beachtung fand.[2] Er hatte seine Probanden gebeten, jedes Mal, wenn sie ein «Klicken» hörten, den rechten oder linken Zeigefinger zu strecken. Es war ihnen, wohlgemerkt, freigestellt, ob sie den rechten oder den linken Zeigefinger streckten. Sodann legte er die Spule an spezifischen Stellen des Schädels an und führte sein Experiment durch. Es stellte sich heraus, dass die Platzierung der Spule Einfluss darauf hatte, welchen Finger die Probanden bewegten – Pascual-Leone beeinflusste ihre Entscheidung durch die magnetisch erzeugte elektrische Reizung ihres Gehirns. Ihre Wahl hing von einem an ihrem Schädel befestigten Apparat ab! Wichtiger noch: *Den Probanden selbst war nicht im Mindesten bewusst, dass ihre Entscheidungen durch die Spule beeinflusst worden waren.* Sie glaubten, rein zufällig den linken bzw. rechten Zeigefinger gestreckt zu haben.

Genauso wie im Fall von Phineas Gage hatten Veränderungen des Gehirns Auswirkungen auf Entscheidungen und Wünsche, ohne dass die so manipulierten Personen sich eines Einflusses überhaupt bewusst waren! Etliche Jahre später, 2007, konnten Pascual-Leone und sein Team die rTMS-Technologie auch einsetzen, um das Risikoverhalten ihrer Probanden zu reduzieren – ein wichtiger Aspekt im Hinblick auf Craving-Attacken und Suchterkrankungen.[3]

Im Laufe der vergangenen zehn Jahre, in denen ich Menschen behandeln durfte, die sich ihrer Craving-Anfälle nicht erwehren können, habe ich entdeckt, wie wichtig das Gefühl für uns ist, das eigene Verhalten unter Kontrolle zu haben. Es ist sogar so wichtig, dass wir die Möglichkeit einer Beeinflussung durch Faktoren, die sich unserer Kontrolle entziehen, tatsächlich kaum akzeptieren können. Vor Jahren lernte ich einen Alkoholiker kennen, der mir erklärte: «Dr. Manejwala, *wenn ich trank*, hatte ich bei jedem einzelnen Schluck das Gefühl, mich absolut vernünftig zu verhalten.»

Wie dem auch sei – aufgrund unserer Kenntnisse über die Suche des Gehirns nach Belohnung und Verstärkung dürfen wir vermuten, dass diese Einflüsse mehrheitlich *nicht* unserer bewussten Kontrolle unterliegen. Die meisten Strukturen, die für die Verarbeitung von Belohnung und Verstärkung (zum Beispiel Nahrung und Sex) zuständig sind, liegen in den tiefen, subkortikalen Hirnregionen. Diese Bereiche entziehen sich unserer bewussten Kontrolle. In Reaktion auf lebenswichtige Bedürfnisse (Nahrung, Sex, Schlaf) aktivieren die Belohnungssysteme des Gehirns Verhaltensweisen, die mit starken Emotionen verknüpft sind, zum Beispiel übermäßiges Essen, Glücksspiel oder der Konsum von berauschenden Substanzen wie Alkohol und Marihuana. Wenn wir Aktivitäten nachgehen, die das Gehirn als Belohnung wahrnimmt, weil sie für unser Überleben unverzichtbar sind, werden diese Gehirnbereiche aktiviert und sorgen dafür, dass wir das, was wir brauchen, um zu überleben (essen) und um unsere Spezies fortzupflanzen (Sex), auch weiterhin tun.

Craving-Attacken als biologisches Phänomen

Wissenschaftliche Untersuchungen haben überzeugend nachgewiesen, dass Craving-Attacken ein partiell biologisches Phänomen sind. Dazu ein aktuelles Beispiel. Marc Cohen von der University of California, Los Angeles (UCLA), teilte Zigarettenraucher in drei Gruppen ein: Er setzte sie entweder vor ein Video, das ihr Verlangen nach einer Zigarette stimulierte, oder vor ein neutrales Video; der dritten Gruppe zeigte er gar kein Video. Außerdem wies er die Probanden an, ihrer Lust auf eine Zigarette zu widerstehen. Allein durch die Analyse der Hirnscans konnten die Forscher bestimmen, ob die Probanden ein Video anschauten und wenn ja, welches. *Genau diese Technik erlaubte ihnen auch vorherzusagen, ob die Versuchsteilnehmer ihrem Verlangen zu rauchen nachgeben würden oder nicht.*[4] Auch dies ist also eine Möglichkeit, die funktionelle Hirnbildgebung in Kombination mit bestimmten mathematischen Instrumenten einzusetzen, um die Gedanken eines Menschen zu «lesen». Das Experiment lässt überdies vermuten, dass die Unterscheidung zwischen Geist und Gehirn weitgehend willkürlich ist und dass diese Willkür mit unserem unvollkommenen neurobiologischen Verständnis und den noch in den Kinderschuhen steckenden Neuro- und Kognitionswissenschaften zusammenhängt.

Natürlich ist das Craving weit mehr als lediglich eine Reaktion auf Belohnung und Verstärkung. Es geht mit Emotionen einher, mit Erinnerungen, mit einem Gefühl des Kontrollverlustes, mit Belohnung und Verstärkung. Jede dieser primären Eigenschaften des Cravings ist auf die Aktivitäten in spezifischen Regionen unseres Gehirns zurückzuführen. So lassen sich beim Craving drei verschiedene Subtypen unterscheiden: das «Reward Craving» – bei dem die Erwartung einer angenehmen, positiven Wirkung der Droge im Vordergrund steht (Belohnung) – , das «Relief Craving» – Substanzeinnahme vorrangig zur Vermeidung negativer Zustände (Erleichterung/Entspannung) – und das «Obsessive Craving», für das der impulsive, mit Kontrollverlust einhergehende Konsum charakteristisch ist (zwanghaftes Verhalten).[5] Am belohnungsorientierten Craving sind in erster Linie die Neurotransmitter Dopamin und Gamma-Aminobuttersäure (GABA) beteiligt, am erleichterungsorientierten vermutlich Glutamat und am zwanghaften vorwiegend Serotonin.

Sehen wir uns zunächst das einfachste Phänomen genauer an: die Belohnung. Um diesen simplen, aber überaus starken Überlebensimpuls zu verstehen, benötigen wir zunächst gewisse Grundkenntnisse über die Anatomie und Biologie des Gehirns.

Das Belohnungssystem des Gehirns

Damit das Gehirn «Belohnung» registrieren kann, müssen mehrere Regionen im sogenannten medialen Vorderhirnbündel (MFB = mediales Frontalhirnbündel) aktiviert sein. Da wäre zum einen eine tiefe Hirnstruktur, das ventro-tegmentale Areal (VTA). Es befindet sich an der Basis des Mittelhirns und besteht aus zahlreichen Nervenzellen, die zum Teil Dopamin enthalten, einen Neurotransmitter, der verschiedene Hirnfunktionen einschließlich der Belohnung vermittelt. Mit dem Dopamin, das zur Gruppe der Katecholamine gehört, werden wir uns später sehr ausführlich beschäftigen.

Das ventro-tegmentale Areal ist nachweislich an wichtigen Hirnfunktionen beteiligt; so konnte es u.a. mit der Motivation, der Kognition und sogar mit Liebesgefühlen in Verbindung gebracht werden. Im Jahre 2005 veröffentlichten Helen Fisher von der Rutgers University und ihre Kollegen Arthur Aron, State University of New York-Stony Brook, sowie Lucy Brown vom Albert Einstein College of Medicine zu ebendiesem Thema eine wegweisende Untersuchung. Mit Hilfe der funktionellen Magnetresonanztomographie (fMRI) konnten sie eine Korrelation zwischen der Verliebtheit und einer starken Aktivität im rechten VTA nachweisen. Ihre Studie lässt auch vermuten, dass Verliebtheit im Unterschied zum Sexualtrieb eng mit dem Motivationssystem des Gehirns zusammenhängt. Ebendiese Verknüpfung ermöglicht es, die Energie auf einen bestimmten Partner zu konzentrieren – das heißt, Energie zu sparen –, und unterstützt auf diese Weise die Partnerwahl. Zahlreiche meiner eigenen suchtkranken Patienten haben mir erzählt, dass sie für ihre Droge tatsächlich Liebesgefühle empfinden; dies könnte auf eine gewisse Überlappung zwischen der Neurobiologie der Verliebtheit und der Neurobiologie der Sucht hinweisen. Ein Teil der im VTA gelegenen Neuronen schüttet Dopamin nur dann aus, wenn die eingetretene Belohnung größer ist als erwartet.

Die Neuronen des ventro-tegmentalen Areals haben Verbindungen zu zahlreichen Hirnregionen – sie sind, wie die Neurowissenschaftler sagen, durch Projektionsbahnen mit ihnen verbunden oder sie «projizieren zu ihnen» –, vor allem zum präfrontalen Kortex (ebenjener Hirnregion, die bei Phineas Gage zerstört wurde), zur Amygdala und zum Nucleus accumbens. Die «Amygdala» (das griechische Wort für Mandel; diese Region weist im menschlichen Gehirn die Größe und Form eines Mandelkerns auf) ist für die Verarbeitung der für das Überleben relevanten Emotionen zuständig. Sie wird besonders stark durch intensive Lust, Angst und Wut aktiviert. Eine überaus wichtige Funktion der Amygdala besteht darin, die emotionale Signifikanz eines Vorgangs zu bewerten und zu signalisieren. Das bedeutet, dass die Amygdala entscheidet, wie intensiv eine emotionale Reaktion in Bezug auf einen spezifischen Vorgang sein muss. Weil dieses Signal beim Craving verstärkt ist, reagiert der Betreffende emotional weit intensiver, als er eigentlich «sollte». Diese erhöhte emotionale Intensität hat zur Folge, dass das Reaktions*verhalten* der Person (zum Beispiel der Drogen- oder Sexkonsum, das Essen oder Glücksspielen) ebenfalls intensiviert wird.

Das ventro-tegmentale Areal (VTA) projiziert auch zum Nucleus accumbens (NA) – eine der interessantesten Hirnregionen überhaupt, denn sie ist mitzuständig für Lust, Belohnung und, wie aktuelle Studien zeigen, sogar für Freude und Lachen. 1954 publizierten James Olds und Peter Milner von der McGill University in Montreal eine Untersuchung, die zu einer der berühmtesten Studien in der Geschichte der Suchtforschung avancierte, weil sie das neurowissenschaftliche Verständnis von Belohnung und Verstärkung radikal veränderte.[6] Olds und Milner implantierten Silberdrahtelektroden in die Gehirne von fünfzehn männlichen Ratten und maßen dann, wie sich die Stimulierung unterschiedlicher Hirnregionen auswirkte. (Rattenhirne weisen eine bemerkenswerte Ähnlichkeit mit dem menschlichen Gehirn auf; als ich im Medizinstudium davon erfuhr, war dies ein Schlag für mein Ego!) Ihre Experimente – und zahlreiche verfeinerte Varianten in den folgenden Jahrzehnten – wiesen nach: Wenn Ratten die Möglichkeit erhalten, einen kleinen Hebel zu betätigen, der einen elektrischen Reiz in ihrem Nucleus accumbens auslöst, wirkt diese Selbststimulierung dermaßen verstärkend, dass die Versuchstiere sie jeder anderen Aktivität vorziehen – sie sterben tatsächlich lieber vor Hunger, als sich die Chance entgehen zu lassen, den Hebel noch einmal zu betätigen – noch … ein … einziges … Mal …

Mindestens genauso interessant war folgendes Ergebnis: Nachdem die Ratten die Region des Nucleus accumbens eine Zeitlang stimuliert hatten, passierte – sobald die Stromzufuhr ausgeschaltet wurde – etwas sehr Merkwürdiges: Zunächst drückten die Tiere den Hebel kräftiger und immer schneller, ein Phänomen, das als «Extinktionsausbruch» oder «Löschungstrotz» bezeichnet wird. Es bringt das verzweifelte Verlangen nach weiterer Stimulierung zum Ausdruck. Irgendwann aber «begreift» die Ratte, dass sie keine Stimulation mehr zu erwarten hat (der Strom wurde ja ausgeschaltet). Nun würden Sie vermutlich erwarten, dass sich die Ratte stattdessen dem Hebel zuwendet, über den sie sich mit Nahrung versorgen kann, und zu fressen beginnt. Ebendies aber geschieht nicht. Die Ratte rollt sich vielmehr in einer Ecke zusammen und verhungert – trotz all der Nahrung, die ihr potentiell zur Verfügung steht! Warum lehnten die Versuchstiere alle Nahrung ab, nachdem sie ihren Nucleus accumbens überstimuliert hatten?

Die Antwort hängt mit einem Phänomen zusammen, das die Neurowissenschaftler als Down-Regulation bezeichnen und das für unser Verständnis des Cravings von maßgeblicher Bedeutung ist. Sobald ein Neuron mit einem anderen zu kommunizieren beginnt, setzt es einen Neurotransmitter frei, der an ein Protein auf der Oberfläche des zweiten Neurons, am Rezeptor, andockt. Solche Rezeptoren, die wir uns wie Antennen vorstellen können, verändern daraufhin ihre Gestalt, und dadurch wird das zweite Neuron aktiviert. Das «sprechende» Neuron schüttet den chemischen Neurotransmitter aus (in unserem Fall Dopamin), und das «zuhörende» Neuron wartet darauf, dass sein Rezeptor durch das Dopamin aktiviert wird. Ein sehr hoher Anteil der Neuronen im Nucleus accumbens verfügt über diese Dopaminrezeptoren, die nur darauf warten, aktiviert zu werden, damit die Neuronen ihre Signale an andere Hirnregionen senden und ihnen mitteilen können: «Ich werde gerade belohnt und bekomme sogar mehr als erwartet!»

Die Anzahl der aktivierten Dopaminrezeptoren bestimmt die Stärke des Signals – die Intensität der Belohnung. Werden diese Zellen überaktiviert (und genau dies geschah bei den Ratten, in deren Gehirn Olds und Milner die Elektroden eingepflanzt hatten), erkennen sie, dass angesichts des hohen Dopaminspiegels, der ihre Zellen überflutet, keine Notwendigkeit besteht, Dopaminrezeptoren in größerer Zahl herzustellen. Da Zellen von Natur aus Energiesparer sind, stellen sie Dopaminrezeptoren nur dann her, wenn Bedarf besteht.

Warum also verkriechen sich die Ratten in eine Ecke und verhungern, sobald die Quelle der Stimulation ihres Nucleus accumbens abgeschaltet wird? Die Antwort lautet, dass die Anzahl der Dopaminrezeptoren drastisch reduziert oder «herunterreguliert» wurde. Diese Down-Regulation beeinträchtigt die Fähigkeit der Ratte, Belohnungen als solche wahrzunehmen. Nichts, nicht einmal Nahrung, wird noch als Belohnung erlebt. Das Belohnungssystem ist ausgebrannt, erschöpft. Die Ratte stirbt an Unterernährung. Dies führt uns die ungeheuren Implikationen des klassischen Olds-Milner-Experiments vor Augen. Wenn Menschen eine Überstimulierung erleben, zum Beispiel infolge ihrer Kokainsucht, wird ihr Nucleus accumbens mit Dopamin überschwemmt; gleichzeitig nimmt die Dichte der Dopaminrezeptoren ab (Down-Regulation). Der Süchtige ist über kurz oder lang nicht mehr in der Lage, ohne die Droge noch irgendetwas als Belohnungs- oder Lustquelle zu empfinden.

Dieses Phänomen wurde in faszinierenden Studien weitergehend erforscht. So hat man Ratten gezüchtet, die Alkohol «präferieren». 2004 zeigten Panayotis Thanos und seine Mitarbeiter vom Brookhaven National Laboratory, dass sie mit Hilfe eines viralen Vektors das Gen für einen spezifischen Dopaminrezeptor (D2) in den Kern des Nucleus accumbens der Versuchsratten einschleusen und auf diese Weise beeinflussen konnten, wie viel Alkohol die speziell gezüchteten Nager (und normale Kontrolltiere) im Laufe von bis zu zwanzig Tagen tranken. Im Grunde steuerten sie den Alkoholkonsum dieser Tiere, indem sie sie mit einer spezifischen Variante eines genetisch veränderten Virus infizierten. Als ich Thanos von meinem Buchprojekt erzählte, berichtete er mir von einer aktuellen Studie, in der er ebenfalls an Ratten einen ähnlichen Effekt bei der Selbstverabreichung von Kokain nachweisen konnte. Brandaktuelle optogenetische Untersuchungen erzielten entsprechende Ergebnisse beim Nahrungssucheverhalten.

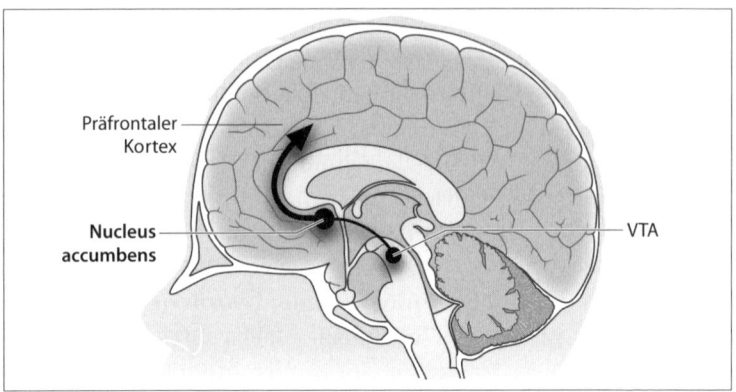

Abbildung 2: Das menschliche Gehirn

Die Neurowissenschaft des Cravings

Seit zehn Jahren frage ich Drogensüchtige, warum sie konsumieren. Die Antwort ist fast immer die gleiche: «Doktor, ich konsumiere ja nicht, um high zu werden. Ich konsumiere, weil ich mich einfach *normal* fühlen möchte.» Nun, was »normal» ist, lässt sich nicht leicht erklären; zumindest teilweise aber hängt unser Normalzustand mit der Dichte der Dopaminrezeptoren im Nucleus accumbens zusammen. Eine reduzierte Dopaminaktivität setzt im Gehirn tatsächlich zahlreiche Veränderungen in Gang.[7] Eines ist klar: Mit einer niedrigen Dichte an Dopaminrezeptoren im Nucleus accumbens fühlt man sich hundeelend.

Freilich ist dies eine grob vereinfachte neurowissenschaftliche Erklärung des Cravings. Bislang haben wir Neurotransmitter kennengelernt, die die Aktivität im Gehirn ankurbeln oder steigern. Es gibt aber auch chemische Substanzen, die sie reduzieren oder gänzlich hemmen. Die wichtigste Rolle spielen hierbei die inhibitorischen Neurotransmitter GABA sowie das Serotonin, die Enkephaline (die mit den Endorphinen verwandt sind) und das Norepinephrin. Eine derzeit populäre Theorie besagt, dass intensives Belohnungsverhalten die Serotoninausschüttung im Hypothalamus steigert, wodurch dann wiederum die Opiatrezeptoren dieser Struktur aktiviert werden. Dies führt zur Ausschüttung von Enkephalinen im dopaminreichen ventro-tegmentalen Areal (VTA). In einer kleineren aktuellen Studie zeigte sich zudem, dass Menschen mit einer bestimmten genetischen Variante des Serotonintransporters mit weit höherer Wahrscheinlichkeit den sogenannten «Alkoholdruck» entwickeln als Menschen ohne diese Genvariante.[8] Zahlreiche weitere Studien haben eine Beziehung zwischen der Serotoninaktivität im Gehirn und der Alkoholabhängigkeit nachgewiesen.[9]

Andere Forscher demonstrierten, dass Ratten durch die Injektion von GABA-hemmenden Substanzen in den Hippocampus veranlasst werden, größere Mengen an Alkohol zu trinken (der Hippocampus ist Teil des emotionalen/behavioralen limbischen Systems und unterstützt unser Gedächtnis und die Erinnerungsfähigkeit).[10] Zur Erklärung der Funktionsweise dieser Neurotransmitter-Leitungsbahnen wurden zahlreiche konkurrierende Hypothesen aufgestellt, doch eines ist klar: Am Craving ist weit mehr als nur das Dopamin beteiligt.[11]

Aus eigener beruflicher Erfahrung weiß ich, dass Suchtkranke nicht etwa konsumieren, weil sie ihr erstes Kick-Erlebnis zu wiederholen versuchen. Dieser Aspekt spielt nur eine sehr geringe Rolle. Die meisten Menschen, mit denen ich arbeite, weil ihnen ihre Craving-Attacken zu schaffen machen, suchen nicht nach Belohnung (reward), sondern nach Erleichterung (relief). *Angetrieben wird der biologische Prozess des unabweisbaren, unkontrollierbaren süchtigen Verlangens letztlich von einem komplexen, verzweifelten Drang, zu überleben und sich «normal» zu fühlen.*

Ich habe bereits erwähnt, dass wir zwischen einem Belohnungscraving, einem Erleichterungscraving und einem zwanghaften Craving unterscheiden können. Am Belohnungscraving ist vermutlich in erster Linie eine Fehlregulation des Dopamin- und GABA-Systems beteiligt, am Erleichterungscraving eine Störung des GABA- und Glutamat-Systems und am zwanghaften Craving eine Dysfunktion des serotonergen Systems. Aus diesem Grund ist denkbar, dass das Medikament Naltrexon (ein Opiatblocker, der vermutlich das GABA- und Dopamin-System reguliert) vor allem zur Behandlung einer Form von Craving geeignet ist, die direkt auf intensive Belohnung zielt – etwa die Spielsucht. Acamprosat wiederum und auch einige neuere Medikamente wie zum Beispiel Baclofen (ein Muskelrelaxans, das auf das GABA-System einwirkt) sind vermutlich zur Linderung des Erleichterungscraving besser geeignet, weil sie das GABA- und Glutamatsystem regulieren). Wir wissen definitiv, dass

Medikamente, die das Serotonin beeinflussen, zum Beispiel Prozac (Fluoextin), Mittel der Wahl für zwanghafte Cravings sind (zum Beispiel in Verbindung mit Zwangsstörungen [obsessive-compusive disorder, OCD] und Bulimie); bei «reinem» Alkoholismus hingegen zeigen sie keinen Nutzen.[12]

Gefühle allein können die entsetzliche Selbstdestruktivität, zu der Craving-Attacken den Betroffenen drängen, jedoch nicht erklären. Wie und wodurch werden Menschen veranlasst, ihre eigene Gesundheit dermaßen rücksichtslos zu schädigen? Hier kommt der präfrontale Kortex ins Spiel. Erinnern Sie sich noch daran, dass Phineas' Urteilsvermögen durch den Verlust eines beträchtlichen Teils seines präfrontalen Kortex massiv beeinträchtigt wurde? Die Neuronen des Nucleus accumbens projizieren in viele verschiedene Hirnregionen, und die meisten von ihnen schütten GABA aus.

Was hat es also mit dem präfrontalen Kortex, den Phineas Gage verlor, als die Eisenstange seinen Schädel durchbohrte, auf sich? Welche Funktionen erfüllt er, und was hat seine Aktivität mit dem Craving zu tun? Der präfrontale Kortex erfüllt außerordentlich komplexe Aufgaben und Funktionen, über die ganze Bücher geschrieben wurden. Seine vielleicht vornehmste Aufgabe aber besteht in der Wahrnehmung der «exekutiven Funktionen». Als exekutive Hirnfunktionen bezeichnen die Psychologen höhere kognitive Prozesse, zum Beispiel die Entscheidungsfindung, die Planung und Ausführung von Aktionen und so weiter. Der präfrontale Kortex bzw. die von ihm unterstützen exekutiven Funktionen Ihres Gehirns entscheiden darüber, in welcher Weise Sie aktiv werden, denn sie vergleichen die Ergebnisse Ihres Handelns mit dem erwarteten Resultat und modifizieren Ihr Verhalten in Reaktion auf diese neue Information. Diese Gehirnregion ist bei Menschen komplexer aufgebaut und höher entwickelt als bei Ratten. Aus zahlreichen Gründen – unter anderem dank ihres höher entwickelten präfrontalen Kortex – können Menschen rationale Entscheidungen treffen, bei denen Ratten überfordert sind. Wenn unser präfrontaler Kortex aber (wie bei Phineas Gage) verletzt oder infolge einer Suchterkrankung beeinträchtigt wird, sind auch wir bei solchen Entscheidungen überfordert und laufen Gefahr, unseren eigenen Interessen zuwiderzuhandeln.

Eine außerordentlich wichtige Funktion des präfrontalen Kortex besteht darin, habituelles Verhalten zu unterdrücken. Gewohnheiten sind zunächst einmal nützlich: Sie helfen uns zu überleben, erleichtern uns die Bewältigung unserer Alltagsprobleme und entheben uns der Notwendigkeit, über jede einzelne Entscheidung gründlich nachdenken zu müssen – was uns völlig lähmen würde. Gelegentlich aber sind wir gezwungen, gegen unsere Gewohnheiten zu verstoßen, um unsere Ziele zu erreichen; die Fähigkeit, uns über sie hinwegzusetzen, ist sogar entscheidend für den basalen Akt des Hinterfragens, denn ohne Fragen gibt es keine Entscheidungen. Einer der intelligentesten Menschen, die ich je kennengelernt habe, und einer meiner einflussreichsten Lehrer ist Alec Horniman.[13] Er pflegt zu sagen: «Menschen sind Geschöpfe ihrer eigenen Gewohnheiten. Wie können wir also unsere Entscheidungsfähigkeit verbessern, wenn der Großteil unseres Verhaltens habituell ist?» Nun, sofern wir es überhaupt können, verdanken wir es unserem präfrontalen Kortex. Weil die Fähigkeit, Gewohnheiten zu unterdrücken (und schließlich zu verändern), für die Bewältigung des Cravings entscheidend ist, werden wir über den heilsamen Aspekt von Verhaltensweisen, die unseren Gewohnheiten zuwiderlaufen, später noch sehr viel mehr erfahren.

Der präfrontale Kortex unterstützt nicht nur Ihre Fähigkeit, spontan zu sein, sondern ermöglicht es Ihnen auch, impulsives Verhalten, das sozial inakzeptabel ist oder Ihren Zielen schaden würde, zu unterdrücken. Diese Region Ihres Gehirns hilft Ihnen, aktiv zu werden, breitgefächerte Interessen zu verfolgen und Ihre Aufmerksamkeit von vordergründig bequemen Verhaltensweisen umzulenken auf die Maßnahmen, die zum Erreichen Ihrer Ziele notwendig sind. Der präfrontale Kortex bewirkt, dass Sie unzufrieden oder traurig sind, wenn Sie an dem Ziel, das Sie sich gesetzt haben, scheitern; er bewirkt aber zugleich, dass Sie Ihr Vorgehen beim nächsten Versuch ändern werden. Ihr präfrontaler Kortex hilft Ihnen, ähnliche Erfahrungen – auch die anderer Menschen – miteinander in Verbindung zu bringen, selbst wenn sie Ihnen persönlich sehr fremd sind; mit dem Ergebnis, dass Sie nicht nur aus Ihren eigenen Erfahrungen, sondern auch aus den denen anderer Menschen lernen können. Der präfrontale Kortex ermöglicht es Ihnen, sich flexibel zu verhalten und an neue Gegebenheiten anzupassen. Ratten und andere Tiere besitzen kein Vorderhirn, das mit dem menschlichen präfrontalen Kortex vergleichbar wäre. Sie reagieren auf das, was sie unmittelbar vor sich haben, und sind, anders als der Mensch, kaum in der Lage, komplexe Aktivitäten zu planen. Eine Ratte kann sich nicht sagen, dass sie zu fett geworden ist und ihre Lust auf Schokoladenkuchen fortan unterdrücken muss. Sie kann ihren Speiseplan nicht kritisch prüfen und beschließen, dass diese oder jene Leckerei künftig tabu zu sein hat. Als Menschen aber können wir all dies entscheiden und dann entsprechend handeln. Kurz, wir sind auf diese komplexe Hirnregion angewiesen, um gute Entscheidungen treffen zu können.

Allerdings ist diese Hirnregion, wie eine aktuelle Studie auf recht drastische Weise demonstrierte, auch für das Craving relevant. Den Forschern gelang es, durch transkranielle Magnetstimulation (rTMS, siehe oben) präfrontaler kortikaler Regionen das Verlangen nach Nahrung vorübergehend zu reduzieren und die Fähigkeit, dem Craving zu widerstehen, zu verbessern.[14] Höchst faszinierende Studien zeigen außerdem, dass bestimmte Rückfälle durch eine kleine Untergruppe von Neuronen im medialen präfrontalen Kortex vermittelt werden können. Als Hinweisreiz oder Kontext für Rückfälle kann zum Beispiel ein Werbespot für Eiscreme dienen, der spätabends im Fernsehen läuft und Sie veranlassen kann, sich ins Auto zu setzen, zur nächsten Tankstelle zu fahren und einen großen Becher zu kaufen. Die Forscher konnten diese Neuronen im Gehirn von Ratten deaktivieren und dadurch einen kontextinduzierten Heroinrückfall verhindern!

Andere Studien über Menschen mit Verletzungen in dieser Hirnregion zeigen, dass der präfrontale Kortex uns offenbar bei der Risikobeurteilung hilft. Im Falle einer Schädigung trauen sich die Betroffenen beispielsweise zu, trotz eines Bärenhungers den Lebensmittelsupermarkt aufzusuchen, denn sie sind überzeugt, dass ihnen weder der Anblick der ausgestellten Waren noch die Gerüche hochkalorischer, fett- und zuckerhaltiger Nahrungsmittel etwas anhaben können. Diese Untersuchungen sind außerordentlich spannend, denn sie legen die Vermutung nahe, dass eine kleine Neuronengruppe im präfrontalen Kortex kontrolliert, wie das Suchtverhalten durch Hinweisreize und Kontexte beeinflusst wird. Das bedeutet, dass künftige Therapien versuchen könnten, gezielt auf diese Neuronengruppe einzuwirken.[15]

Als ich während meines Medizinstudiums zum ersten Mal von Phineas Gage hörte, dachte ich: «Der Mann hat wirklich Glück gehabt! Er hätte nach dem Unfall blind oder gelähmt oder stumm sein können! Er hat ein beträchtliches Stück Hirngewebe verloren, aber er überlebte, und alles, was wirklich wichtig ist, blieb ihm erhalten.»

Im Laufe der Jahre erfuhr ich mehr und mehr über das Gehirn und das menschliche Verhalten, und nun begriff ich, dass Phineas tatsächlich genau jenen Teil seines Gehirns verloren hatte, den er am dringendsten brauchte. Wäre er erblindet oder hätte er nicht mehr sprechen oder laufen können, wäre es ihm für den Rest seines Lebens vermutlich besser ergangen.

Von Fällen wie dem des Phineas Gage werden Sie nur selten hören, denn es kommt nicht oft vor, dass ein Mensch, dessen Schädel von einer Eisenstange durchbohrt wurde, überlebt und verletzungsbedingt lediglich einen begrenzten Teil seines Gehirns, einen Teil des präfrontalen Kortex, einbüßt. Auf eine andere Weise aber passiert ebendies ständig und in Ihrer nächsten Umgebung. Suchterkrankungen ziehen diese Hirnregion so schwer in Mitleidenschaft, dass der präfrontale Kortex unter Umständen massiv geschädigt wird. Für viele Süchtige wäre es besser gewesen, sie hätten ihre Fähigkeit zu laufen, zu hören, zu sehen oder zu sprechen eingebüßt! Diese Beeinträchtigungen kann man überleben; der Schaden, der damit entstanden ist, ist bei weitem nicht so verheerend wie das durch die Pandemie der Sucht verursachte Elend: zerstörte Leben, zerrüttete Familien, überfüllte Gefängnisse, körperliche und psychische Erkrankungen im fortgeschrittenen Stadium, Suizid und andere Todesarten. So grausam die Metapher klingt: Wären Suchtstörungen nicht so gut behandelbar, wäre es für manche Kranke einfacher, wenn eine Eisenstange ihren Schädel durchbohrt hätte.

Das Bestrafungssystem des Gehirns

Nachdem wir das Belohnungssystem des Gehirns nun ein wenig genauer kennengelernt haben, ist es an der Zeit, dass wir uns mit einem weiteren System befassen, nämlich dem Bestrafungssystem. Es besteht aus Hirnstrukturen, die in Reaktion auf Angst und Bestrafung aktiviert werden, und ist in der Lage, das Belohnungssystem auszuschalten und Verhaltensweisen zu hemmen, die als belohnend wahrgenommen würden. Die meisten dieser Strukturen liegen im periventrikulären System (PVS). Ein drittes System, das Verhaltens-Hemmungssystem (BIS = behavorial inhibition system), wurde Mitte der 1960er-Jahre von dem brillanten französischen Arzt Henri Laborit entdeckt. Das Verhaltens-Hemmungssystem wird aktiviert, wenn Motivation und Belohnung genauso unmöglich sind wie Ver-

meidung und Flucht – in Situationen also, in denen keine Belohnung zu erwarten, aber auch keine Flucht möglich ist, um sich vor
Schmerz und Bestrafung zu retten. Wenn Sie chronisch gestresst
sind und sich ohnmächtig und handlungsunfähig fühlen, ist Ihr
Verhaltens-Hemmungssystem überaus aktiv. Es unterliegt einem
starken Einfluss durch den Neurotransmitter Serotonin und ist
möglicherweise für einen Großteil des Elends verantwortlich, das
Suchtkranke erleben, wenn der Drogenkonsum ihnen keinen Kick
mehr beschert, sie aber auch nicht imstande sind, ihr selbstdestruktives Verhalten abzustellen. Mit fortschreitender Suchterkrankung
ist diese Entwicklung, die in ein überwältigendes Gefühl der Hilflosigkeit münden kann, sehr häufig.

Abgesehen von den für Belohnung und Bestrafung zuständigen
Hirnmechanismen, die für das Craving und die Sucht eine Rolle
spielen, besteht auch eine komplexe Beziehung zwischen Emotionen, Erinnerungen und Suchtdruck. Emotionen beeinflussen unsere
Erinnerungen, die Erinnerungen beeinflussen unsere Emotionen,
und das Craving wird sowohl durch unsere Erinnerungen als auch
durch unsere Emotionen beeinflusst. Darüber hinaus bleibt das
Craving nicht ohne Folgen für das Arbeitsgedächtnis, insbesondere
für das visuell-räumliche Gedächtnis, das visuelle Wahrnehmungen
und unsere Orientierung in der Umwelt abspeichert. Das visuell-räumliche Gedächtnis hilft Ihnen, sich beispielsweise Ihr Wohn-
zimmer zu vergegenwärtigen und einigermaßen korrekt einzuschätzen, wie hoch der Raum ist, oder sich an die Anzahl der
Deckenventilatoren zu erinnern.

Eine Untersuchung, an der sechsundneunzig «schokoladensüch-
tige» Studierende teilnahmen, wies eindeutig nach, dass die Probanden erhebliche Schwierigkeiten mit Aufgaben hatten, deren Lösung
ein voll funktionsfähiges visuell-räumliches Gedächtnis vorausset-
te.[16] Mit anderen Worten: Das süchtige Verlangen nach Schokolade
beeinträchtigte die Erinnerungsfähigkeit dieser Studierenden. Entsprechende Zusammenhänge wurden auch durch zahlreiche weitere
Untersuchungen nachgewiesen (unser Arbeitsgedächtnis, also jenes
Gedächtnis, auf das wir angewiesen sind, um über das, was wir erinnern, nachzudenken, wird beispielsweise durch Angst geschwächt).
Was können wir aus diesen Studien lernen?

Wenn Sie erst in dem Moment, in dem Sie von einer Craving-
Attacke heimgesucht werden, aktiv werden wollen, bekommen Sie

Probleme, denn es fällt Ihnen in dieser Situation schwer, sich an hilfreiche Strategien erinnern. Aus ebendiesem Grund betone ich in den späteren Kapiteln, dass man zwar auch während einer Craving-Attacke Maßnahmen ergreifen kann, die ideale Gelegenheit zur Bearbeitung des Suchtverlangens aber diejenigen Phasen sind, in denen Sie es gerade *nicht* verspüren. Man repariert das Dach, wenn es nicht regnet!

Emotionen können das Craving tiefgreifend beeinflussen. So ergab eine faszinierende Untersuchung über Raucher, die in ihrem insularen Kortex (einer Region, die zum affektregulierenden limbischen System gehört) Schlaganfälle erlitten hatten, dass diese Patienten mit weit höherer Wahrscheinlichkeit zu Nichtrauchern wurden als Patienten mit Schlaganfällen in anderen Hirnregionen.[17] Das bedeutet, dass das limbische System und die Emotionen offenbar ursächlich am Zigaretten-Craving beteiligt sind. Vor allem starker Stress kann das Verlangen steigern und die Widerstandsfähigkeit schwächen. Vor kurzem wies eine an der Yale University durchgeführte Studie nach, dass Raucher unter Stress weit größere Probleme haben, ihrem Suchtdruck zu widerstehen.[18] Andere Untersuchungen zeigten, dass auch intensive Emotionen die Häufigkeit sowie die Intensität der Craving-Attacken steigern können. Dieser Zusammenhang ist für Menschen mit einer Suchtstörung besonders fatal, denn wir wissen aus zahlreichen Studien, dass die Emotionen in den ersten Tagen, Wochen und sogar Monaten nach dem Verzicht auf Alkohol gewöhnlich Achterbahn fahren.[19]

Der Versuch, Emotionen zu ignorieren, ist indes keine Lösung, denn die Vermeidung macht die Heilung extrem schwierig, wenn nicht gar unmöglich. Etliche Studien deuten sogar darauf hin, dass die Äußerung der Emotionen das Craving reduzieren kann; eine britische Studie über Kokainsüchtige in der Rehabilitation zeigte beispielsweise, dass die Patienten, die ihre Emotionen zu Papier brachten, weniger Craving-Attacken erlebten (und ein geringeres Rückfallrisiko hatten).[20] Dies bestätigen auch meine eigenen Erfahrungen bei der Behandlung Suchtkranker: Wenn Menschen unter Depression, Angst, Wut und Groll, Furcht, Stress, Traurigkeit und Verlustgefühlen leiden, tritt das Craving häufiger und mit stärkerer Intensität auf. Und je intensiver diese Emotionen sind, desto schwerer fällt es den Betroffenen nach meiner Erfahrung, den Craving-Attacken zu widerstehen. In solchen Situationen geben sie dem

Druck häufig nach – und handeln sich damit weitere emotionale Schwierigkeiten ein. So traurig es ist: Das Craving wird oft umso schlimmer, je entschlossener der Betroffene es niederzuringen versucht. Die Lösung besteht nicht darin, gegen das Craving anzukämpfen, sondern ihm zu entwachsen. Wie dies möglich ist, dazu später.

Ich habe die Systeme Ihres Gehirns hier sehr vereinfacht dargestellt. Im nächsten Kapitel erfahren Sie, dass auch Gedanken das Craving beeinflussen und umgekehrt; diese Beziehung bildet die Grundlage aller kognitiven Theorien des Cravings. Zudem beeinflussen unsere Erfahrungen nicht nur, welche Neurotransmitter freigesetzt oder wie viele Rezeptoren ihnen zur Verfügung gestellt werden; sie haben auch unmittelbare Auswirkungen auf die Verbindungen, die zwischen den Neuronen geknüpft werden (mehr dazu im 5. Kapitel). Dies spielt eine besonders wichtige Rolle für die Art und Weise, wie Veränderungen des Verhaltens das Craving und die Sucht modifizieren; diesen Zusammenhängen sind die Kapitel 5 und 9 gewidmet. Auch das Einwirken der aktivierten Rezeptoren auf das Innere der Nervenzellen (auf wichtige Zellfunktionen wie etwa die Systeme der sekundären Botenstoffe oder auf die Gentranskription und die Zellstruktur) wird direkt durch unser Verhalten und unsere Erfahrungen beeinflusst. Diese Modifizierungen sind nicht allein für das Craving an sich relevant, sondern auch für die Heilung vom Craving. Der präfrontale Kortex projiziert zum Beispiel glutamat-freisetzende Neuronen zurück zum Nucleus accumbens und bildet (meiner Meinung nach) wahrscheinlich eine wesentliche neurobiologische Grundlage der Bereitschaft,[21] ein bestimmtes Verhalten zu ändern, der Spiritualität sowie auch der Genesung.

Nun wissen wir genug, um die Frage: «Ist die Sucht eine Krankheit oder freie Entscheidung?», beantworten zu können. Die Antwort lautet: «Ja.» Die Sucht ist das Ergebnis kranker Entscheidungen.

3 Wie Craving-Attacken selbstschädigendes Verhalten antreiben und warum sie so zäh sind

«Begehre etwas, und du wirst es nicht bekommen.
Widerrufe dein Begehren, und sein Objekt folgt dir freiwillig.»

SWAMI SIVANANDA

Wenn ein Craving nicht mehr wäre als ein harmloser Gedanke, könnten Sie in Ruhe abwarten, bis sich ein anderer Gedanke einstellt. Sie könnten im Geist etwas anderem nachgehen oder sich ablenken, und der Gedanke verflüchtigte sich wie jeder andere irgendwann von selbst. Tatsächlich gibt es leichte oder gutartige Craving-Anfälle, die sich auf diese Weise verflüchtigen. Die meisten Menschen jedoch, die mit Craving-Attacken zu kämpfen haben, wünschen sich nichts sehnlicher, als dass diese «nur Gedanken» wären.[22] Viele meiner Patienten versuchen tatsächlich, sich ebendies einzureden. Sie nehmen an, dass sie das Craving genauso steuern können wie jeden anderen Gedanken, indem sie ihre Aufmerksamkeit quasi umdirigieren. Wenn es nicht funktioniert, versuchen sie es erneut. Und wieder und wieder. Einer alltagspsychologischen Definition zufolge ist «Geisteskrankheit» dadurch charakterisiert, dass jemand ein und dasselbe Verhalten in der Hoffnung, ein anderes Ergebnis zu erzielen, ständig wiederholt. Mir gefällt diese Definition eigentlich nicht, denn wenn sich die Umwelt oder der Kontext verändern, kann das bislang stets erfolglose Verhalten tatsächlich zum Erfolg führen. Aber Menschen versuchen oft monate- oder sogar jahrelang, mit Craving-Attacken auf ein und dieselbe Weise fertigzuwerden. Ich habe viele Patienten kennengelernt, die gestorben sind, ohne ihre schädlichen und ineffektiven Methoden, das Craving in den Griff zu bekommen, jemals verändern zu können. Denn sie waren chronisch von der falschen Annahme ausgegangen, dass «es diesmal anders sein wird».

Im 2. Kapitel haben wir erfahren, weshalb jemand immer wieder, ungeachtet des Ergebnisses, die gleiche erfolglose Strategie einschlägt. Im Gehirn sind starke Mechanismen aktiv, die das Verhalten im Dienste des Überlebens steuern. Über viele dieser in den tiefen Hirnregionen erzeugten Impulse und Antriebskräfte kann sich der bewusste, denkende Teil des Gehirns bestenfalls gelegentlich und kurzfristig hinwegsetzen. Dennoch müssen wir fragen: Warum treiben die mit dem Craving einhergehenden Gedanken Menschen zu Verhaltensweisen, die ihnen selbst und anderen tiefen Kummer bereiten und sie in Verzweiflung stürzen? In diesem Kapitel erläutere ich, weshalb Ihr Gehirn Sie veranlassen kann, falsche Schlussfolgerungen über sich selbst und Ihr Verhalten zu ziehen. Sie werden insbesondere die verschiedenartigen verzerrten Wahrnehmungen kennenlernen, zu denen Ihr Gehirn Sie verführt, und erfahren, warum es das tut.

Wir werden auch untersuchen, weshalb das Craving so beharrlich ist – so zählebig, dass der Betroffene oft glaubt, es nie wieder loszuwerden, wenn er sein Verlangen nicht befriedigt. Dies ist freilich ein Irrglaube. Es gibt kein permanentes Craving; jeder Craving-Anfall geht irgendwann zu Ende, ganz gleich, ob Sie dem Druck nachgeben oder ihm standhalten. Häufig vergleichen Patienten das Craving-Gefühl mit dem Blick durch ein offenes Fenster, der ihnen Erleichterung, Freude, Frieden und Glück verheißt. Dieses Fenster scheint sich zu schließen, es reagiert mehr der Gedanke: «Wenn ich nicht augenblicklich durch das Fenster springe, ist die Chance für immer vertan. Ich muss es jetzt tun.» Und so geben sie ihrem Verlangen ein weiteres Mal nach.

Falsche Überzeugungen

Für das irrationale Verhalten, dem das Craving Vorschub leistet, finden sich alle erdenklichen Rechtfertigungen. Einzig unsere Kreativität setzt den Rationalisierungen der Selbstdestruktivität Grenzen. Falsche Überzeugungen werden von unserem Kortex produziert, der unser Selbstgefühl zu schützen versucht, indem er uns glauben macht, dass wir alles im Griff haben. Hier einige der Rechtfertigungen, die ich oft zu hören bekomme:

- «Diesmal ist es etwas anderes.»
- «Die Sache ist es wert, ich mache mir keinen Kopf deswegen.» Oder: «Ich habe meine Meinung geändert.»
- «Ich habe mich verändert. Ich kann jetzt damit umgehen.»
- «Ich habe es mir verdient.»
- «Ich habe mir eingebildet, dass es ein Problem ist, aber das war ein Irrtum. Viele Menschen verhalten sich genauso, wie ich es getan habe, und bekommen keinerlei Schwierigkeiten.»

Dies sind nur einige wenige Beispiele für zahllose Rechtfertigungen dieser Art. Erzeugt wird das süchtige Verlangen in tiefen, subkortikalen Hirnregionen; der Kortex, die Oberfläche des Gehirns, fabriziert die Rechtfertigung. Aus diesem Grund können Sie das Craving *in der Regel* nicht durch Gedankenarbeit besiegen (auch wenn es manchmal funktioniert). Das denkende, kortikale Gehirn kann sich jederzeit eine weitere plausible, glaubwürdige, überzeugende Erklärung zurechtlegen, weshalb Sie dem Druck nachgeben müssen. Das Schlimmste, was einem Spielsüchtigen in Las Vegas passieren kann, ist eine Glückssträhne, und das Schlimmste, was Menschen mit Craving-Attacken passieren kann, ist die erfolgreiche Überwindung des Suchtdrucks durch Gedankenarbeit. Dem Suchtkranken dienen solch seltene Gelegenheiten, bei denen diese Strategie funktioniert, fortan jahre- oder gar jahrzehntelang als Anlass, sie zu wiederholen, obwohl er ein ums andere Mal scheitert.

Mitglieder der Anonymen Alkoholiker haben dies vor Jahren erkannt, als sie schrieben:

«Um es noch mal zu sagen: Zu gewissen Zeiten hat der Alkoholiker keinen wirklichen geistigen Schutz gegen das erste Glas. Von wenigen Fällen abgesehen, kann weder er selbst noch ein irgendein anderes menschliches Wesen ihm dazu verhelfen. Dieser Schutz muss von einer Höheren Macht kommen.»[23]

In akademischen Kreisen ist diese Sichtweise nicht sonderlich beliebt. Sie hat maßgeblich dazu beigetragen, dass sich die Kluft zwischen der psychologischen Suchttheorie und der klinischen Suchtbehandlung kontinuierlich vertiefte. Das Traurige daran ist, dass die Auseinandersetzung im Grunde auf terminologischen Missverständnissen beruht. So verwenden die Anonymen Alkoholiker den

Begriff «Craving» gewöhnlich, um zu beschreiben, was passiert, *nachdem* – also nicht *bevor* – sie etwas getrunken haben. Das, was sie zum Trinken veranlasst, bezeichnen sie nicht als Craving, sondern als psychischen Zwang. Bei genauerem Hinsehen zeigt sich, dass der Dissens weitgehend (wenngleich nicht ausschließlich) die Form und die Terminologie betrifft, nicht aber den Inhalt. Eine ausführliche Erklärung dieser Debatte finden Sie im Anhang dieses Buches.

Scheinbar nicht enden wollende Auseinandersetzungen entzündeten sich auch an der Rolle kognitiver (das heißt, auf Gedankenarbeit beruhender) Therapien für Suchterkrankungen, etwa der kognitiven Verhaltenstherapie. Diese Behandlungsverfahren, die außerordentlich erfolgreich bei Depression, Angst und vielen anderen psychischen Erkrankungen eingesetzt werden, funktionieren hier, weil sie dem Patienten helfen, Wahrnehmungs- und Urteilsverzerrungen zu erkennen. Wir wissen mittlerweile, dass unser Gehirn die Art und Weise, wie wir unsere Wahrnehmungen beurteilen, naturgemäß verzerrt – und diese Verzerrungen erweisen sich sogar als entscheidender Evolutionsvorteil. Einfach formuliert: Wir verfügen über Denkmuster, die uns dabei helfen, schnell und ohne große Anstrengung Schlussfolgerungen zu ziehen. Diese Muster gewährleisten auch, dass wir uns auf die wichtigen, zentralen Aspekte eines Problems konzentrieren können und irrelevantem, ablenkendem Beiwerk wenig Beachtung schenken. Wenn zum Beispiel ein Bär drauf und dran ist, über Sie herzufallen, ist es völlig unwichtig, dass sich Ihr Gehirn auf Details Ihrer Umgebung – die Sorte der Bäume, die dort wachsen, das Vogelgezwitscher oder den Duft der Blumen – konzentriert. Stattdessen richtet sich Ihre gesamte Aufmerksamkeit auf den Bären. Wenn man Sie später nach Einzelheiten der äußeren Umstände Ihres Erlebnisses befragt, glauben Sie womöglich, sich exakt daran zu erinnern, doch in Wirklichkeit beliefert Ihr Gehirn Sie mit falschen Informationen. Dem Überleben der Art kommt dies zugute; dem Historiker wären vermutlich zutreffende Details lieber.

Diese Verzerrungen können uns also helfen, effizient zu handeln, und erweisen sich manchmal sogar als lebensrettend. Sehr häufig aber arbeiten sie gegen uns, und wir ziehen aus unseren Erfahrungen falsche Schlüsse. Dadurch werden wiederum negative Gedanken ausgelöst, die mit sehr unangenehmen Gefühlen einhergehen. In vielen Fällen können kognitive Therapien helfen, diesen Kreislauf zu durchbrechen. Sie unterstützen den Patienten dabei, die Art und Weise, wie er seine Situation und die äußeren Umstände betrachtet, systematisch zu kontrollieren, sie der Realität anzupassen und sich infolgedessen besser zu fühlen.

Zweifellos können solche Techniken in vielen Fällen hilfreich sein – vor allem, solange sich problematische Verhaltensweisen noch nicht zu einer Suchterkrankung entwickelt haben. Mitunter helfen sie sogar bei Suchtstörungen. Den meisten Menschen aber, die unter Craving, Zwangsverhalten oder Süchten leiden, können diese Methoden nur sehr begrenzt Hilfe bieten.[24] Diese Menschen brauchen noch etwas anderes.[25]

Dass sich das Gehirn letztlich nicht selbst überlisten kann, ist logisch, und dennoch versuchen sehr viele Menschen ein ums andere Mal, sich selbst ein Schnippchen zu schlagen. Das Phänomen erinnert an einen Dialog aus David Mamets Film *Heist – Der letzte Coup* aus dem Jahr 2001, in dem Gene Hackman den einstmals ungemein erfolgreichen, nun in die Jahre gekommenen Bandenchef Joe Moore spielt. In einer Szene wird er gefragt, wie er den Plan für einen besonders komplizierten Raub ausgearbeitet habe. Seine Erklärung ist lächerlich, ein typisches Beispiel für absurde Überzeugungen wie etwa die Annahme, dass sich das Gehirn durch Denkarbeit vollständig über jedes Suchtverlangen hinwegsetzen könne:

D. A. Freccia: «*Sie sind ein ziemlich cleverer Bursche.*»

Joe Moore: «*So clever nun auch wieder nicht.*»

D. A. Freccia: «*Wenn Sie nicht so clever sind, wie haben Sie es dann ausgetüftelt?*»

Joe Moore: «*Ich habe versucht, mir einen Kerl vorzustellen, der cleverer ist als ich. Und dann habe ich mich gefragt: ‹Wie würde er es machen?›*»

Craving und kognitive Verzerrungen

> «Wenn wir mit Fakten konfrontiert werden, die unseren
> Überzeugungen zuwiderlaufen, beeilen sich die meisten
> Menschen, schleunigst die Fakten zu verändern.»

JOHN KENNETH GALBRAITH

Hilflosigkeit und Kontrollverlust sind für Ihr Gehirn absolut inakzeptabel. Deshalb gibt es sich außerordentlich große Mühe, diese Erfahrung zu vermeiden. Die Kontrolle zu verlieren und der eigenen Lebensumstände nicht länger Herr zu sein macht Angst. Um diese extrem unangenehmen Gefühle abzuwehren, erzeugt Ihr Gehirn die Illusion von Kontrolle und redet Ihnen ein: «Ich schaffe das – es ist gar kein Problem.» Ihr Gehirn erzeugt auch die Illusion von Einsicht und Verstehen.[26] All diese einflussreichen psychischen Vorgänge haben die Funktion, Ihr Ego, Ihr Selbstgefühl, zu schützen. Sie helfen uns, psychisch gesund zu bleiben. Diese Prozesse (die sogenannten kognitiven Verzerrungen inbegriffen) erhöhen auch die Effizienz unserer Gehirnaktivität. Das Wissen um diese Verzerrungen und die Art und Weise, wie Menschen Entscheidungen treffen und zu ihren Überzeugungen gelangen, verdanken wir jahrzehntelanger psychologischer Forschung.

Ihr Gehirn ist von Natur aus bestrebt, die Denk- und Erinnerungsarbeit, die Sie leisten müssen, zu reduzieren, um Routineaufgaben möglichst effizient und sogar zu Lasten der Genauigkeit zu erledigen. Dieser Aspekt ist für das Verständnis des Cravings wichtig, weil vermutlich viele Ihrer einschlägigen Überzeugungen falsch sind, aber von Ihrem Gehirn in seinem Bemühen um effiziente Abkürzungen erzeugt wurden. Eine Gruppe von Neurowissenschaftlern des RIKEN Brain Institute in Wako-shi, Japan, konnte dies anhand neurologischer Beobachtungen bestätigen. Akitoshi Ogawa und sein Team untersuchten mit der fMRI-Technik das Gehirn von Menschen, die logische Rückschlüsse zogen; in einem nächsten Schritt untersuchten sie, was im Gehirn der Probanden passierte, wenn diese auf der Grundlage verschiedenartiger kognitiver Verzerrungen zu unlogischen Schlussfolgerungen gelangten.[27] Die Forscher fanden heraus, dass dieselben Hirnregionen aktiviert waren, ganz gleich, ob ihre Versuchsteilnehmer mit kognitiven Verzerrungen operierten oder nicht. Eine leichte Aktivierung weiterer Hirnregionen zeigte vermutlich an, dass die Lösung der Aufgaben den Abruf von Erinnerungen erforderte. Auf der Basis dieser und früherer Studien erläutert Ogawa, dass das menschliche Gehirn von Natur aus eher kategorisiert als memoriert, vor allem wenn es Aufgaben löst, die mit Logik zusammenhängen. Dies ist wahrscheinlich auf sein Streben nach größtmöglicher Effizienz – die das kognitive Arbeitsgedächtnis entlastet – zurückzuführen. Einfacher formuliert: Ihr Gehirn liebt Abkürzungen, selbst wenn diese gelegentlich in falsche Schlussfolgerungen einmünden. Im Großen und Ganzen gewährleisten diese Abkürzungen, dass Sie Ihre Aufgaben effizient erledigen können. Derselbe Prozess aber kann bei Menschen, die unter Craving-Attacken leiden, falsche Überzeugungen über den Suchtdruck und die Sucht erzeugen.

Die meisten Suchtkranken, die ich behandelt habe, glaubten irgendwann, die Ursachen ihres selbstdestruktiven Handelns verstanden zu haben und infolgedessen zu wissen, wie sie es beim nächsten Mal unter Kontrolle bringen könnten. Ich habe diese Menschen oft gewarnt und ihnen erklärt, dass ihr Plan, die nächste Craving-Attacke dank ihrer «Einsicht» zu überwinden, wahrscheinlich nicht funktionieren würde. Gewöhnlich trifft aber nicht nur mein Rat auf taube Ohren – die Patienten schlagen auch die Warnung von Freunden und Angehörigen in den Wind. Warum? Warum sehen sie nicht, was andere sehen? Warum sind sie so felsenfest davon überzeugt, dass sie es dank ihrer neugewonnen «Einsicht» schaffen werden und ihre Freunde, Angehörigen und sogar der Arzt «es einfach nicht begreifen»?

An ebendiesem Punkt kommen die kognitiven Verzerrungen ins Spiel. Wie oben erläutert, benutzt Ihr Gehirn diese Verzerrungen, um Ihr Ego durch die Illusion von Kontrolle zu schützen und das Denken effizienter zu gestalten. Manchmal aber führt dieses natürliche Streben nach größtmöglicher Effizienz zu Fehlschlüssen, die direkt mit den kognitiven Wahrnehmungsverzerrungen zusammenhängen. Einige solcher Verzerrungen, die für Menschen mit Craving-Attacken besonders relevant sind, werden wir uns nun genauer ansehen.

Bestätigungsfehler

Eine der häufigsten kognitiven Verzerrungen wird als Bestätigungsbias oder Bestätigungsfehler bezeichnet. Der Bestätigungsfehler veranlasst Sie, jeden Anhaltspunkt, der Ihre eigene Überzeugung bestätigt, umstandslos zu akzeptieren und sämtliche Hinweise, die sie widerlegen könnten, zu verwerfen. Ein absolut faszinierender Aspekt dieser Voreingenommenheit besteht darin, dass Ihre Empfänglichkeit dafür genetisch determiniert ist! Der Bestätigungsfehler kann sich so hartnäckig behaupten, weil Sie überzeugt sind, alle verfügbaren Informationen aufzunehmen, obwohl Sie in Wirklichkeit einzig und allein jene Daten registrieren, die Ihre eigene Position stützen.

Dazu ein Beispiel aus meiner Praxis: Ich habe einmal einer Klinikpatientin, die sich nach ihrer Suchtbehandlung von mir verabschiedete, zu erklären versucht, dass es keine gute Idee sei, nach Hause zurückzukehren, denn ihr Ehemann trank nach wie vor und konsumierte auch Drogen. Zudem hatte sie selbst vorwiegend zu Hause und häufig zusammen mit ihrem Mann getrunken. Meiner Ansicht nach wäre es hilfreich für sie gewesen, vor ihrer Heimkehr eine gewisse Zeit in einer sicheren, alkoholfreien Umgebung zu verbringen, um zu lernen, das Leben außerhalb der Klinik nüchtern zu meistern. Sie war jedoch überzeugt, ihre Sucht so gründlich verstanden zu haben, dass ihr keine Gefahr drohte. Darüber hinaus führte sie Dutzende von Situationen an, in denen sie in Gegenwart ihres Mannes weder getrunken noch Drogen konsumiert hatte. Natürlich riefen ihre Freunde und die anderen Patienten ihr in Erinnerung, dass sie es unzählige Male nicht geschafft hatte, im Beisein ihres Mannes auf Alkohol zu verzichten. Die Patientin konzentrierte sich jedoch ausschließlich auf die wenigen Situationen, in denen sie nüchtern geblieben war, und stellte es so dar, als habe sie bei allen anderen Gelegenheiten ganz bewusst und mit Absicht getrunken. Sie fuhr nach Hause, und bevor es Nacht wurde, hing sie an der Flasche. Dieser Bestätigungsfehler veranlasst auch Spieler, ins Kasino zurückzukehren, um sich «das Geld, das dort für mich aufbewahrt wird, abzuholen» (das heißt, um ihre Verluste wiedergutzumachen).

Rückschaufehler

Eine weitere kognitive Verzerrung, die ich bei Menschen mit Craving häufig beobachte, ist der sogenannte Rückschaufehler. Er lässt Sie glauben, eine bestimmte Überzeugung, zu der Sie erst jüngst gelangt sind, seit eh und je vertreten zu haben. Präziser formuliert: Wenn man Menschen bittet, sich ihre frühere Lösung einer Aufgabe in Erinnerung zu rufen, nachdem man ihnen die korrekte Lösung genannt hat, tendieren sie dazu, sich rückblickend diese korrekte Lösung zuzuschreiben. Erinnern Sie sich? Kognitive Verzerrungen erfüllen wichtige Funktionen. Sie schützen Ihr Selbstwertgefühl. Sie fühlen sich stark, wenn Sie überzeugt sind, gute Entscheidungen zu treffen, die Kontrolle in der Hand zu haben und sich von niemandem zum Narren halten zu lassen. Dieser Überzeugung misst Ihr Gehirn eine weit höhere Bedeutung zu als dem unverstellten Blick auf die Wahrheit. Studien belegen, dass sich Menschen mit einer Anfälligkeit für Rückschaufehler häufig besonders eingehend mit ihrer Außenwirkung und gesellschaftlichen Beliebtheit beschäftigen und ein besonders starkes Bedürfnis nach Berechenbarkeit und Kontrolle haben.[28] Der Rückschaufehler erleichtert es Ihnen, an diesen Überzeugungen festzuhalten. Ich lerne gelegentlich Patienten kennen, die durch ihre selbstdestruktiven Verhaltensweisen – Drogensucht, Spielsucht oder auch Essstörungen – ihre Ehen zerstört, sich von ihren Kindern entfremdet und ihre Freunde und ihre Arbeit verloren haben. Wenn ich sie frage, weshalb sie von diesem selbstdestruktiven Verhalten nicht ablassen konnten, bekomme ich häufig zur Antwort: «Doktor, ich wusste in jeder Minute ganz genau, was ich tat.»

- «Ich wollte mich langsam umbringen.»
- «Ich wollte etwas gegen meine Depressionen tun.»
- «Ich wollte mit meinen Eheproblemen fertig werden.»
- «Eigentlich war es ein Versuch der Selbstmedikation.»

Die Liste lässt sich fortführen ... In jedem Fall aber entspricht der Grund, den die Patienten mir nennen, keineswegs der Überzeugung, die sie vertraten, als sie tranken, ihre Droge konsumierten oder sich auf andere Weise selbst schädigten. Sie behaupten lediglich rückblickend, gewusst zu haben, was sie taten, glauben sogar fest daran, weil ebendies in der Natur solcher Rückschaufehler liegt. Als besonders problematisch erweisen sie sich, wenn sie das Craving betreffen, denn die Forschung zeigt, dass diese verzerrte Sicht motivationsunabhängig ist – die Motivation allein kann die Anfälligkeit für Rückschaufehler nicht beeinflussen.[29] Anders formuliert: Ihre Motivation, gesund zu werden, trägt nichts zur Entwirrung und Klärung Ihres verzerrten Denkens bei.

Manchmal werden Erfahrungen mit wachsendem Abstand zunehmend realistisch beurteilt, vor allem, wenn es negative oder gefährliche Sachverhalte einzuschätzen gilt. Dies ist in Bezug auf Craving-Attacken wichtig, denn je länger das Risikoverhalten oder das
gefährliche Ereignis zurückliegen, desto höher ist die Wahrscheinlichkeit, dass der Betroffene sie vernünftig einschätzt. (Freilich ist
dies keine Garantie dafür, dass wir unser früheres Verhalten rückblickend vernünftig beurteilen werden; es besagt lediglich, dass die
Wahrscheinlichkeit einer vernünftigen Beurteilung mit zunehmen-
dem zeitlichen Abstand tendenziell steigt.) Dies ist einer der Gründe, weshalb es in der frühen Phase des Versuchs, Craving-Attacken
zu reduzieren und zu überwinden, wichtig ist, sich bei anstehenden
Entscheidungen von anderen helfen zu lassen.

Eine Untersuchung, die diesen «hindsight bias decay» (zeitlicher
Verfall des Rückschaufehlers) belegt, wurde von Britta Renner, ei-
ner deutschen Professorin der Gesundheitspsychologie, durchge-
führt.[30] Renners Mitarbeiter baten Menschen, ihren Cholesterin-
spiegel zu schätzen, bevor dieser gemessen wurde (vorausschauende
Beurteilung); im Anschluss an die Untersuchung nannten sie den
Wert und baten die Probanden, sich an ihre vorausschauende
Schätzung zu erinnern. Die Probanden, die durch die Messung ein
negatives Feedback erhielten, neigten zu Rückschaufehlern, die
Gruppe mit den positiven Ergebnissen hingegen nicht. Mehrere
Wochen später aber hatte sich der Rückschaufehler in der ersten
Gruppe umgekehrt, das heißt, die Probanden behaupteten nun
tendenziell, dass ihr (schlechtes) Ergebnis sie völlig überrascht hät-
te. Die Studie legt die Vermutung nahe, dass Menschen unmittelbar nach dem Erhalt schlechter Nachrichten zu kognitiven Verzerrungen tendieren, die der Beherrschung der *Angst* dienen (deshalb
«Rückschaufehler»); nach und nach aber setzt sich der Drang, die
Gefahr unter Kontrolle zu bringen, durch und schmälert den Effekt
des Rückschaufehlers.

Asymmetrische Einsicht

Eine weitere faszinierende kognitive Verzerrung, die für Menschen
mit Craving-Attacken hochrelevant ist, wird als asymmetrische Einsicht bezeichnet (genau genommen handelt es sich um ein ganzes
Ensemble von Wahrnehmungsverzerrungen). Zunächst einige Hin-

tergrundinformationen: Wenn wir das Verhalten anderer Menschen beobachten, führen wir deren Entscheidungen und Handlungen häufig auf ihre psychische Disposition zurück; die Betreffenden selbst aber erklären ihre Aktivitäten eher mit situationsbedingten Zwängen oder Kontexten. Studien zeigen, dass sich die Beobachter häufiger irren als der Beobachtete selbst. Das heißt, unsere Zuschreibungen bezüglich der Disposition des Menschen, den wir beobachtet haben, veranlassen uns oft zu Fehlschlüssen. Mehrere Untersuchungen haben zudem nachgewiesen, dass Menschen ganz allgemein glauben, von anderen nicht wirklich verstanden zu werden. Gleichzeitig sind die meisten unserer Mitmenschen davon überzeugt, an anderen Dinge wahrzunehmen, die die Betreffenden selbst nicht sehen. Wir tendieren zu der Annahme, dass andere aufgrund ihrer Abwehrhaltung oder einer bestimmten Voreingenommenheit kein realistisches Selbstbild haben, während wir als Außenstehende unsere Mitmenschen genau so sehen, wie sie wirklich sind. Wir sind aber, wie oben erläutert, selten bereit zu akzeptieren, dass andere ein realistischeres Bild von uns haben als wir selbst.

Die meisten Menschen gehen davon aus, für andere weitgehend undurchschaubar zu sein, weil ihre Gedanken und Gefühle so komplex sind, dass sie anderen unzugänglich bleiben. Gleichzeitig aber glauben sie, andere durchschauen zu können, indem sie *deren* Gedanken und Gefühle aus ihrem Verhalten erschließen. Einfach formuliert: Wir nehmen an, dass die Verhaltensweisen und Worte anderer höchst aufschlussreich sind. Dieser Bias – unsere Überzeugung, andere klar zu sehen, selbst aber undurchschaubar zu sein – wurde von Emily Prinon und ihren Mitarbeitern auf brillante Weise nachgewiesen. Diese Forscher führten an der Princeton University eine Serie von insgesamt sechs Experimenten durch, die bestimmte Aspekte dieser kognitiven Verzerrung belegten, und dokumentierten ihre Funde 2001 in einem bahnbrechenden Aufsatz mit dem Titel: «You Don't Know Me, But I Know You: The Illusion of Asymmetric Insight».[31] Das wichtigste Ergebnis ihrer Untersuchung: «Menschen glauben, andere besser zu kennen, als diese sie kennen. Menschen glauben, sich selbst besser zu kennen, als andere sich kennen.» Pronin und ihr Team entwarfen sehr elegante Experimente, um zu messen, was die Probanden ihrer eigenen Einschätzung zufolge über enge Freunde wussten, wie gut Zimmerkameraden sich selbst und einander zu kennen glaubten, für wie aufschlussreich Menschen ihr eigenes Verhalten im Vergleich zu dem Verhalten ihrer Kollegen hielten, wie gut sie jemanden nach einer ersten kurzen Begegnung glaubten einschätzen zu können und für wie «durchschaubar» sie sich im Vergleich zu ihren Kollegen hielten.

Diese Experimente lieferten eindeutige Belege für die Existenz und die Dimension der asymmetrischen Einsicht, die Pronin und ihr Team als einen Spezialfall des *naiven Realismus* charakterisieren. Anders ausgedrückt: Wir glauben, einen besonderen Einblick in fremdes wie auch eigenes Verhalten zu haben; anderen hingegen sprechen wir diese Einsicht ab. So absurd es klingt – Pronins faszinierende Experimente bestätigen, dass wir diesem *naiven Realismus* tatsächlich gewohnheitsmäßig anhängen.

Für Patienten, die unter Craving leiden, ist dies nach meiner Erfahrung insofern relevant, als sie die Vorschläge anderer Leute häufig mit der Begründung: «Sie kennen oder verstehen mich nicht», brüsk ablehnen: Da sie oft nur sich selbst vertrauen, halten sie an ihrem dysfunktionalen Verhalten, das die nächste Craving-Attacke entweder auslöst oder durch sie ausgelöst wird, fest. Pronin untersuchte außerdem, wie Gruppenmitglieder die kognitiven Verzerrungen ihrer eigenen Gruppe und die einer gegnerischen Gruppe einschätzen. Im 7. Kapitel erforschen wir, wie die Mitgliedschaft in einer Gruppe das Vertrauen stärken und wie dies den Umgang mit Craving-Attacken erleichtern kann. Das 8. Kapitel beschreibt schließlich eine Technik zur Bearbeitung der asymmetrischen Einsicht, das sogenannte Johari-Fenster.

Ein weiterer, wenngleich nicht eindeutig belegter Komplikationsfaktor, der den Umgang mit diesem Bias erschwert, besteht darin, dass wir im Allgemeinen dazu tendieren, uns selbst Erfolge und unseren Mitmenschen Misserfolge zuzuschreiben. Psychologen bezeichnen diese Tendenz als selbstwertdienliche Verzerrung (self-serving bias). Auch sie erweist sich für Menschen mit Craving-Attacken als hochproblematisch, denn sämtliche Zuschreibungsverzerrungen können, sobald sie den Umgang mit dem Craving betreffen, Schwierigkeiten nach sich ziehen, weil das selbstdestruktive Verhalten manchmal erfolgreich kontrolliert werden kann und manchmal nicht. Wenn Ihnen nicht klar ist, weshalb Ihre Bemühungen erfolgreich waren oder scheiterten, könnte jeder Versuch, das Problem zu korrigieren, erfolglos bleiben. Die selbstwertdienliche Verzerrung tritt aber nicht durchgängig auf.

Thomas «Shelley» Duval und Paul Silvia von der University of Southern California vertraten die Ansicht, dass Erfolg- und Misserfolgszuschreibungen von der Konzentration auf sich selbst, vom Selbstgewahrsein und von der Überzeugung, sich bessern zu können, angetrieben werden.[32] Duval und Silvia zufolge schreibt ein Mensch, der selbstfokussiert ist und glaubt, sich bessern zu können, sowohl Erfolge als auch Misserfolge sich selbst zu. Seine kognitive Verzerrung ist also begrenzt oder, wie man auch sagen könnte: Die Person schreibt sich selbst den Erfolg zu, erkennt aber auch ihre persönliche Verantwortung für ihre Misserfolge an. Wenn der Betreffende aber glaubt, sich nicht bessern zu können, tendiert er dazu, sein Scheitern auf äußere Ursachen zurückzuführen, das heißt, andere für seinen Misserfolg verantwortlich zu machen. Dies hat, wie wir im 10. Kapitel sehen werden, wichtige Implikationen für das Thema Hoffnung.

Blinde Flecken

Die Psychologie kennt hunderte verschiedenartige Formen solcher kognitiven Verzerrungen; niemand ist gegen sie immun. Ein bestimmter Typ dieser Verzerrungen, der häufig als «blinder Fleck» bezeichnet wird (und genau genommen eine Sonderform des Asymmetrie-Bias darstellt), findet sich bei Personen, die glauben, weniger voreingenommen zu sein – weniger kognitive Verzerrungen zu haben – als andere Menschen. Joyce Ehrlingers hochinteressante Experimente belegen, dass wir dazu neigen, blinde Flecken rein theoretisch einzuräumen, sie aber im Falle spezifischer, klar definierter Beispiele nicht wahrhaben zu wollen. Außerdem sind wir im Allgemeinen davon überzeugt, dass unsere Schlussfolgerungen mit höherer Wahrscheinlichkeit zutreffender sind, wenn wir zu dem betreffenden Thema einen persönlichen Bezug haben; wenn wir jedoch die Schlussfolgerungen anderer Menschen beurteilen, messen wir deren persönlicher Beziehung zum Thema keine Bedeutung bei.[33] Diese Wahrnehmungsverzerrung, der blinde Fleck, ist im Umgang mit dem Craving besonders gefährlich, weil Suchtkranke ihn bei ihren Entscheidungen zumeist nicht berücksichtigen. Nach meiner Erfahrung werden die Craving-Zyklen dadurch aufrechterhalten und verstärkt, denn die Betroffenen ziehen nicht in Betracht, dass ihre Handlungen durch die kognitiven Verzerrungen, die wir in diesem Kapitel kennengelernt haben, beeinflusst werden.

Die Hartnäckigkeit des Cravings

«Zu dem Verbotenen neigen wir stets und begehren Versagtes.»

OVID

Viele Menschen, mit denen ich im Laufe der Jahre arbeiten durfte, haben mir eindrücklich geschildert, wie hartnäckig und beharrlich ihre Craving-Attacken ihnen zusetzten. Ein Craving fühlt sich an, als ob etwas seine Zähne in uns schlagen und nicht mehr loslassen würde. Je verzweifelter Sie sich wehren, desto tiefer graben sich die Zähne ein. Zahlreiche Patienten vergleichen diesen Zustand auch mit einem heftigen Verlangen nach etwas, das sie nicht haben können. Psychologen bezeichnen die Reaktion auf das Gefühl, seiner Freiheit beraubt zu werden, als «Reaktanz».

Doch nicht immer richtet unser Begehren sich auf Dinge, die wir nicht bekommen können. Ende der 1970er-Jahren belegten mehrere Studien, dass der Suchtdruck von Heroinabhängigen nachlässt, wenn sie mit Naltrexon behandelt werden, einem Medikament, das die Wirkung des Heroins und anderer Opiate blockiert. Sobald die Patienten realisiert hatten, dass das Heroin sie nicht mehr «high» machen konnte, ließ ihr Craving nach! Sie blieben selbst dann frei vom Suchtdruck, wenn sie mit anderen Heroinabhängigen zusammen waren, denen die Droge den gewohnten Kick bescherte.[34]

Wann ist die Wahrscheinlichkeit, dass wir etwas begehren, das wir nicht bekommen können, am höchsten? In einem mittlerweile klassischen Reaktanz-Experiment zeigten Paul Cherulnik und Murray Citrin 108 College-Studenten vier Poster.[35] Die Studenten sollten die Poster nach ihrer persönlichen Präferenz von 1 bis 4 beziffern; die Versuchsleiter versprachen, dass jeder von ihnen das Poster seiner Wahl geschenkt bekäme. Zudem identifizierten Cherulnik und Citrin die Studenten anhand einer validierten Skala als Individuen mit einem «inneren Lokus der Kontrolle» bzw. als Individuen mit einem «äußeren Lokus der Kontrolle». Die Studenten mit innerem Kontrolllokus waren überzeugt, ihr Leben selbst zu steuern, die mit äußerem Kontrolllokus glaubten, dass ihr Leben von äußeren, ihrer eigenen Kontrolle entzogenen Faktoren gesteuert würde.

Zwei Tage später teilten sie die Studierenden in drei Gruppen ein: Den Angehörigen der ersten Gruppe erklärten sie, dass das

Poster mit der insgesamt dritthöchsten Bewertung auf dem Postweg verloren gegangen sei (unpersönliche Ursache). Den Mitgliedern der zweiten Gruppe wurde mitgeteilt, dass das Poster mit der insgesamt dritthöchsten Bewertung in einer zu geringen Menge geliefert und deshalb auf der Basis persönlicher Kriterien (einer Beurteilung der Schulzeugnisse) als Geschenkoption ausgeschlossen worden sei. Die dritte Gruppe war eine Kontrollgruppe; diese Studierenden wurden lediglich gebeten, die Verteilung ihrer Präferenzen zu wiederholen.

Die Ergebnisse waren faszinierend. Die Studierenden mit einem inneren Kontrolllokus wiederholten nachdrücklich ihren Wunsch nach dem nicht verfügbaren Poster, wenn ihnen ein persönlicher Grund für die Nicht-Verfügbarkeit genannt wurde. Die Studierenden mit einem externen Kontrolllokus hingegen zeigten an dem nicht verfügbaren Poster nur dann ein besonderes Interesse, wenn der Grund für die Nicht-Verfügbarkeit unpersönlicher Natur war. Was bedeutet dies, und was hat es mit dem Craving zu tun?

Es bedeutet Folgendes: Dass sich Begehren grundsätzlich auf Unerreichbares richtet, stimmt nicht immer. Die Untersuchung zeigt, dass die Gründe, weshalb man etwas nicht haben kann, Einfluss darauf ausüben, ob man es begehrt oder nicht. Wenn Sie glauben, dass die wichtigste Kraft, die Ihr Leben kontrolliert, zugleich auch dafür verantwortlich ist, dass Sie etwas nicht bekommen können, wünschen Sie es sich umso mehr. Für das Craving hat dies enorme Implikationen, denn wenn Sie die Gründe ihres Cravings unter einem anderen Blickwinkel betrachten können, gelingt es Ihnen unter Umständen, dessen «Biss» zu lockern. Diejenigen meiner erfolgreichen Patienten, die an eine höhere Macht glauben, machen nicht Gott für ihre Craving-Attacken verantwortlich, sondern verstehen diese als einen Aspekt ihrer Krankheit, den sie selbst eindämmen können, indem sie mit anderen darüber sprechen und ihr Zwölf-Schritte-Programm befolgen. Indem sie den Lokus der Kontrolle von der Macht, der sie ihr Leben anvertraut haben, abtrennen, können sie ihr süchtiges Verlangen erfolgreich lindern. Wir werden diese Konzepte im 7. und 10. Kapitel genauer untersuchen.

Der Teufelskreis des Cravings

Bislang haben wir in diesem Kapitel gesehen, dass kognitive Verzerrungen und eine Voreingenommenheit des Denkens den Umgang mit dem Craving erschweren. Die Häufigkeit der Attacken steigt, weil wir uns keine klare Vorstellung davon machen können, wie sie sich eindämmen lassen. Doch es gibt noch einen weiteren Faktor, der das Craving begünstigt: das Craving selbst. Um dies zu begreifen, betrachten wir zunächst ein Beispiel:

> Tom fährt nach einem besonders harten Arbeitstag nach Hause. Vor vier Tagen hat er das Rauchen aufgegeben. Nun packt ihn erneut das Verlangen nach einer Zigarette, aber er kann ihm widerstehen. Er sieht, dass nicht mehr viel Benzin im Tank ist – er ist nur noch zu knapp einem Viertel gefüllt. Das reicht, um nach Hause zu kommen, doch weil er am nächsten Morgen nicht unter Zeitdruck geraten möchte, beschließt er, die nächste Tankstelle anzusteuern. Beim Bezahlen fallen ihm die Zigaretten ins Auge. Er würde gern eine einzige Zigarette rauchen, aber natürlich werden sie nicht einzeln verkauft. Deshalb kauft er ein Päckchen und beschließt, eine zu rauchen und den Rest wegzuwerfen. Doch dann denkt er sich: «Es wäre Geldverschwendung. Ich behalte das Päckchen und schenke es morgen meinem Kollegen.» Noch bevor er zu Bett geht, ist die Packung leer!

Vermutlich haben Sie selbst bereits einige der kognitiven Verzerrungen erkannt, die Toms Denken charakterisierten. Doch noch ein weiterer Faktor war im Spiel: Das Craving an sich löste ein *Verhalten* (den Kauf und das Behalten der Packung) aus, das zugleich die Bühne für weitere Craving-Attacken bereitete. Die meisten Raucher, die aufzuhören versuchen, werden Ihnen sagen, dass der Gedanke an Zigaretten, die sie irgendwo versteckt haben, absolut überwältigend sein kann. Die Verhaltensweisen, die durch das Craving angetrieben werden, mobilisieren ihrerseits weitere Craving-Anfälle. (Toms Verhalten in der Tankstelle ist auch ein großartiges Beispiel für den «Aufmerksamkeitsbias», das heißt, der Süchtige bemerkt den Verkaufsstand mit den Zigaretten und zieht seine Aufmerksamkeit vom gesamten übrigen Warenangebot ab. Einige Forscher sind der Ansicht, dass zwischen dem Aufmerksamkeitsbias und dem durch Hinweisreize getriggerten Craving ein Zusammenhang besteht.)

Dieses Phänomen ließe sich an zahllosen weiteren Beispielen illustrieren. Ich rate meinen Patienten gewöhnlich, die Kontaktdaten aller Personen, mit denen sie einzig zum Zweck der Befriedigung ihrer Sucht zu tun haben, aus ihren Mobiltelefonen zu löschen. Wahrscheinlich kennen Sie die meisten Telefonnummern, die Sie gespeichert haben, nicht auswendig. Sie verlassen sich auf den Speicher Ihres Handys. Bei Menschen mit Craving-Attacken aber geschieht etwas Merkwürdiges: Ausgerechnet die Telefonnummern von Personen, die ihnen zu der begehrten Substanz verhelfen können, haben sich ihrem Gedächtnis eingeprägt, und sie dort zu «löschen» ist weit schwieriger, als sie aus dem Handyspeicher zu entfernen. Das Resultat sind häufigere Craving-Attacken. Das Craving provoziert ein Verhalten (der Mitverschwörer wird angerufen, seine Telefonnummer zieht gesteigerte Aufmerksamkeit auf sich und wird deshalb im Gedächtnis abgespeichert), das letztlich weitere Craving-Attacken hervorruft.

Unterhalb dieser Verhaltensebene – Craving-Attacken provozieren Aktivitäten, die dann weitere Craving-Anfälle auslösen – spielt sich ein Teufelskreis ab, den die emotionalen Konsequenzen der Suchtbefriedigung antreiben. Dieses Phänomen wurde schon 1939 in dem Buch *Alcoholics Anonymous* beschrieben:

> Sie sind ruhelos, reizbar, unzufrieden, bis sie erneut das Gefühl von Erleichterung und Behaglichkeit bekommen, das sofort nach einigen Gläsern Alkohol über sie kommt – Alkohol, den sie andere Menschen völlig ungestraft zu sich nehmen sehen. Nachdem sie aber wieder, wie so viele, ihrer Gier erlegen sind – und sich die Erscheinungsform des süchtigen Verlangens [craving] abzeichnet –, gehen sie durch die bekannten Stadien einer Sauftour hindurch, aus der sie dann voller Reue wieder auftauchen mit dem festen Entschluss, nie wieder zu trinken. Das wiederholt sich nun immer und immer wieder. Und wenn ein solcher Mensch dann nicht die Erfahrung einer völligen psychischen Veränderung machen kann, besteht sehr wenig Hoffnung darauf, dass es zur Genesung kommt.[36]

Die Reue- und Schamgefühle, die auf den Rückfall folgen, können absolut lähmend sein. Jede Erörterung des Cravings bliebe ohne Berücksichtigung der Scham unvollständig. Als Psychiater habe ich leider oft die Erfahrung gemacht, dass die letzten Worte eines

Patienten Worte des Bedauerns waren und der Sterbende bereute, seinem Craving immer wieder nachgegeben zu haben. Dass Menschen, die sich selbstdestruktiv oder sozial inakzeptabel verhalten und ihre Mitmenschen womöglich sogar schädigen, Schamgefühle empfinden, ist unschwer nachzuvollziehen.

Über die Scham im Zusammenhang mit Suchtverhalten oder Selbstdestruktivität wurde zwar insgesamt viel geschrieben, wissenschaftlich erforscht ist sie jedoch nur unzulänglich. Eines ist klar: Schamgefühle treten bei Menschen mit Craving-Attacken extrem häufig auf. In seinem Buch *Wenn Scham krank macht – verstehen und überwinden von Schamgefühlen* vertritt John Bradshaw die These, dass die Essattacken von Menschen, die unter einer Essstörung leiden, genau genommen eine Ersatzbefriedigung des schambesetzten Bedürfnisses nach zwischenmenschlichen Beziehungen seien. Anders formuliert: Diese Menschen sehnen sich nach Liebe und Fürsorge, empfinden ihre Bedürftigkeit aber als inakzeptabel und schämen sich ihrer. Das Essen soll als Ersatzbefriedigung dienen. Dazu Bradshaw:

«Essen kann niemals die Sehnsucht stillen, und diese Sehnsucht verwandelt sich in Scham, und man isst dann noch mehr, um die Scham zu betäuben. Die Meta-Scham, die Scham, die man empfindet, weil man heimlich isst und sich vollstopft, stellt eine Affektverschiebung dar. Die Scham, die sich auf das Selbst bezieht, wird in eine Scham verwandelt, die sich auf das Essen bezieht.»[37]

Die Begriffe «Schuldgefühl» und «Scham» werden zwar häufig gleichbedeutend verwendet, Psychologen und Therapeuten aber bezeichnen damit unterschiedliche Gefühle; den meisten Menschen scheint dieser Unterschied auch bewusst zu sein, selbst wenn sie ihn sprachlich nicht zum Ausdruck bringen. In Suchttherapiekreisen verstehen wir unter Scham das Gefühl, aufgrund eigener unabänderlicher Fehler oder Schwächen böse oder nicht liebenswert zu sein. Der zentrale Gedanke eines schamerfüllten Menschen lautet: «Ich bin ein schlechter Mensch.» Das Schuldgefühl hingegen ist ein Ausdruck der Einsicht, etwas Schlechtes getan zu haben. Hier lautet der Kerngedanke: «Ich habe etwas getan, das ich nicht hätte tun sollen.» Schuldgefühle sind nicht selten eine gesunde emotionale Reaktion, denn sie sagen uns, dass wir Wiedergutmachung leisten und uns künftig anders verhalten müssen. Von dem schamerfüllten Gefühl, ein schlechter Mensch zu sein, befreien jedoch weder Wiedergutmachungsleistungen noch Verhaltenskorrekturen. So gesehen, stellt das Schuldgefühl keine Bedrohung der Kernidentität dar. Die Scham hingegen vernichtet das Selbstwertgefühl, auf das wir angewiesen sind, um ein würdevolles, integres Leben führen zu können.

Kulturgeschichtlich betrachtet, hat sich unser Schamgefühl im Laufe der vergangenen Jahrzehnte verändert. Thomas Scheff von der University of California, Santa Barbara, wies in bahnbrechenden Studien nach, dass Schamgefühle in den westlichen Industriegesellschaften mehr und mehr unterdrückt werden. Er stellte aber fest, dass auch die Schamschwelle in denselben Gesellschaften gesunken ist.[38] Das bedeutet nichts anderes, als dass wir schamanfälliger geworden sind und gleichzeitig in höherem Maß dazu neigen, unsere Scham zu unterdrücken – womit die Katastrophe sozusagen vorprogrammiert ist. Wenn die Diskrepanz zwischen den Gefühlen, die wir empfinden, und unserer Fähigkeit, sie zu äußern, stetig wächst, werden wir krank.

Menschen, die dem Druck ihrer Sucht nachgeben müssen, sind bisweilen so radikal von ihren eigenen Gefühlen abgeschnitten, dass sie neurotische Abwehrmechanismen entwickeln und sich zum Beispiel emotional distanziert geben, statt Scham zu zeigen. Diese Tendenz, die bei Männern offenbar stärker ausgeprägt ist als bei Frauen[39], bewirkt, dass jemand, der eigentlich von tiefer Scham erfüllt ist, nach außen hin so wirkt, als pralle jedes Gefühl an ihm ab. Er scheint keinerlei Gefühle zu empfinden, lässt nichts an sich herankommen und ist immun gegen Situationen, die in den meisten anderen Menschen intensive und deutlich sichtbare Gefühle hervorrufen. Zu erkennen, dass Menschen, die sich selbst bemitleiden oder verachten, mit Schamgefühlen kämpfen, ist nicht schwierig. Weit schwieriger ist es, die Scham hinter der abgeklärten Fassade und der Reserviertheit scheinbar emotionsloser Menschen wahrzunehmen. In beiden Fällen aber ist die Bearbeitung der Schamgefühle für die Genesung unabdingbar.

Weil Schamgefühle so unangenehm sind, versuchen die meisten Menschen, sie zu vermeiden oder zu verleugnen. Dagegen sind auch Psychotherapeuten nicht gefeit. Ich habe oft erlebt, dass Therapeuten nur sehr oberflächlich auf die Schamgefühle ihrer Patienten eingingen, weil das Thema ihnen selbst nicht behagte. Sie schrecken zurück, sobald ein Patient Schamgefühle zu erkennen gibt oder äußert, versuchen, dem Gespräch eine andere Richtung zu geben oder das Gefühl wortreich «wegzuerklären». Dies geschieht zum Beispiel, wenn eine Patientin (verbal oder nonverbal) einen schambesetzten Gedanken in Worte fasst und der Therapeut augenblicklich einspringt und ihr zu beweisen versucht, dass sie im Grunde ein guter Mensch sei. Eine solche Reaktion erkennt das Erleben der Patientin nicht an und bestätigt es nicht; sie weicht ihrem eigentlichen Problem aus. Infolgedessen wächst ihre heimliche Scham, denn nun schämt sie sich auch dafür, solche Gefühle überhaupt empfunden zu haben.

In Supervisionen habe ich oft erlebt, dass diese Reaktion unter behandelnden Therapeuten weiter verbreitet ist, als den meisten Menschen klar sein dürfte. Zwischen dem Therapeuten und der Patientin / dem Patienten entwickelt sich eine unbewusste Kollusion, eine stillschweigende Übereinkunft, das Thema Scham zu ignorieren. Der therapeutische Fortschritt wird dadurch gravierend erschwert. Noch komplizierter wird die Situation dadurch, dass der Behandelnde vermutlich glaubt, die Therapie laufe «wie geschmiert». In Wirklichkeit aber bleiben die Probleme, die dringend bearbeitet werden müssten, unangetastet.

In meiner klinischen Arbeit habe ich häufig die Erfahrung gemacht, dass Craving, Trauma, Substanzabhängigkeit und andere selbstdestruktive Verhaltensweisen durch Schamgefühle zusätzlich verstärkt werden. Klinisch gesehen, sind sie offensichtlich sowohl ein Mitverursacher als auch ein Resultat des Suchtverhaltens.[40] Später werden wir sehen, dass allein die Liebe Schamgefühle zu neutralisieren vermag.

**

In diesem Kapitel haben Sie erfahren, dass Ihr Craving und die Verhaltensweisen, zu denen es Sie veranlasst, mehr sind als eine lästige Plage. Sie können Ihre Gedanken und Ihr Verhalten verändern – mit dem Ergebnis, dass die Craving-Attacken Sie künftig häufiger und mit wachsender Intensität heimsuchen. Sie wissen nun, dass Ihr Gehirn Sie hinters Licht führt, Ihnen ein unrealistisches Selbstbild und falsche Überzeugungen bezüglich des Cravings und der Substanzen oder Verhaltensweisen einredet, auf die Sie vermeintlich nicht verzichten können. Sie haben erfahren, warum das Craving so beharrlich sein kann und dass Ihre Scham eines der einflussreichsten toxischen Elemente ist, die den Craving-Zyklus in Gang halten. In den Kapiteln 6 bis 10 werden Sie eine Reihe einfacher Maßnahmen kennenlernen, die jene machtvollen Faktoren zu neutralisieren vermögen, die Ihr Craving und das Verhalten, zu dem es Sie zwingt, antreiben. Zunächst aber müssen wir die Ähnlichkeiten und die Unterschiede abhängigkeitsbedingter Verhaltensweisen untersuchen und uns darüber hinaus genauer anschauen, wie Ihre Gedanken und Aktivitäten Ihr Gehirn verändern können.

4 Sucht ist Sucht

Was Spiel-, Ess-, Sexsucht, Alkoholismus und Drogenabhängigkeit miteinander verbindet

> «Du solltest nicht glauben, der Zirkus hätte die Stadt verlassen, nur weil dir der Affe nicht länger im Nacken sitzt.»
>
> *GEORGE CARLIN*

Das alte englische Sprichwort: «Geschmack lässt sich nicht erklären», stimmt nur teilweise. Wir wissen, dass an zahlreichen Suchtstörungen starke genetische Faktoren beteiligt sind; der robusteste Zusammenhang besteht zwischen der genetischen Anlage und dem Alkoholismus. Jahrzehntelange Forschung hat gezeigt, dass das genetische Erbe für etwa 40 bis 60 Prozent des Risikos, alkoholabhängig zu werden, verantwortlich ist.[41] Die Hälfte der Brüder des ersten Alkoholikers in einer Familie und ein Viertel seiner Schwestern werden ebenfalls alkoholkrank.[42] Studien über adoptierte Zwillinge, die in unterschiedlichen Familien aufwuchsen, belegen, dass das Risiko sogar dann erhöht ist, wenn das Kind in einem alkoholfreien Haushalt groß wird.

Die Brüder und Schwestern des ersten Kokainabhängigen in einer Familie haben gegenüber der Durchschnittsbevölkerung eine um das 1,7-fache erhöhte Wahrscheinlichkeit, kokainsüchtig zu werden. Bei den Geschwistern eines Marihuanaabhängigen ist die Wahrscheinlichkeit, ebenfalls eine Abhängigkeit zu entwickeln, um das 1,8-fache erhöht. Das Gleiche gilt für die Nikotinsucht. Die Liste lässt sich fortführen, doch grundsätzlich können wir festhalten, dass die genetische Ausstattung an der Entwicklung von Substanzabhängigkeiten beteiligt ist. So gesehen, gibt es für bestimmte Präferenzen zumindest eine partielle Erklärung.

Kreuzabhängigkeit

Therapeuten, die Patienten mit Suchterkrankungen behandeln, und Mitglieder von Selbsthilfegruppen für Alkoholiker und Drogenabhängige kennen das Phänomen der «Kreuzabhängigkeit» – der Sucht nach mehreren unterschiedlichen Substanzen oder Aktivitäten. So wissen Alkoholiker und Drogensüchtige aus Erfahrung, dass beispielsweise der Konsum von Schmerzmitteln oder Marihuana ihr Rückfallrisiko erhöht und eine Abhängigkeit erzeugen kann, die «genauso verheerend ist wie der Alkoholismus».[43] Indes ist es nahezu unmöglich, sämtliche stimmungsverändernden chemischen Substanzen konsequent zu meiden; im Zusammenhang mit chirurgischen Eingriffen oder nach schweren körperlichen Verletzungen sind schmerzstillende Medikamente häufig unverzichtbar.

Wissenschaftler bezeichnen die Kreuzabhängigkeit als «Komorbidität bei Suchtstörungen». Zahllose Einzelaspekte solcher Komorbiditäten wurden erforscht, um mannigfaltige Fragen zu klären: «Wie oft betrinken sich Heroinsüchtige?» Oder: «Wie hoch ist der Anteil der Kokainkonsumenten unter Alkoholikern?» Und so weiter. Im Allgemeinen ist davon auszugehen, dass diese Störungen häufig zusammen auftreten und dass viele Suchtkranke mehr als nur eine einzige Substanz konsumieren. Seit langem bekannt ist beispielsweise, dass Alkoholkonsum das Verlangen nach Zigaretten steigert.[44]

Ähnlichkeiten bei Verhaltenssüchten

Die Forschung konnte auch eine Verbindung zwischen der Sucht nach chemischen Substanzen und den sogenannten Verhaltenssüchten (zum Beispiel dem zwanghaften Essen oder Spielen, der Kaufsucht, der Kleptomanie und der Sexsucht) nachweisen. Weil nicht sämtliche dieser Störungen von den Wissenschaftlern als Süchte anerkannt werden, führt die vierte Auflage des Diagnosehandbuches der American Psychiatric Association, das *DSM-IV*, sie nur zum Teil auf.[45] Einige dieser Verhaltenssüchte werden derzeit entweder als Zwangsstörungen [obsessive-compulsive disorder, OCD] klassifiziert oder als Störungen der Impulskontrolle; für manche Verhaltenssüchte gibt es bislang noch nicht einmal allgemein anerkannte diagnostische Kriterien. Unter dem klinischen Blickwinkel betrachtet und nach meiner persönlichen Erfahrung weisen diese Verhal-

tenssüchte die meisten der für Suchterkrankungen typischen Merkmale auf: Craving, Toleranzentwicklung und Entzugserscheinungen,
häufigerer und längerer Konsum / häufigeres Praktizieren als beab-
sichtigt, erfolglose Bemühungen, die entsprechenden Verhaltensweisen unter Kontrolle zu halten oder einzuschränken, unter Umständen sogar trotz gravierender nachteiliger Konsequenzen. Darüber
hinaus zeigt eine Vielzahl von Untersuchungen, dass Verhaltenssüchte mit ähnlichen neurobiologischen Veränderungen einhergehen wie Drogensucht und Alkoholismus; bildgebende und genetische Studien weisen gleichfalls Ähnlichkeiten nach.

Tatsächlich bestehen zwischen Verhaltenssüchten und Substanzabhängigkeiten wesentliche Überschneidungen. Etwa 6 Prozent der
Menschen mit Alkoholabhängigkeit und mehr als 11 Prozent der
Opiatabhängigen entsprechen gleichzeitig auch den Kriterien für
eine Zwangsstörung; diese Zahlen sind höher als in der Allgemeinbevölkerung. Menschen mit Suchterkrankungen weisen häufig auch
Störungen der Impulskontrolle auf; zudem leidet mehr als ein Drittel der Patienten mit einer Zwangsstörung unter einer weiteren Störung der Impulskontrolle.[46]

Die Ähnlichkeiten zwischen Störungen der Impulskontrolle und
Substanzabhängigkeiten sind zwar neurowissenschaftlich noch
nicht hinreichend erforscht, doch zeichnen sich klare Ähnlichkeiten
ab. So führen die Bemühungen, einem Zwangsverhalten zu widerstehen, die Impulse bei Störungen der Impulskontrolle zu unterdrücken und die Craving-Attacken bei Substanzabhängigkeiten zu
überwinden, allesamt zu einer Aktivierung des orbito-präfrontalen
Kortex. Darüber hinaus wird die Aktivität im Striatum – einer tiefen Hirnstruktur, zu der unter anderem der an Suchterkrankungen
maßgeblich beteiligte Nucleus accumbens zählt – bei Drogensüch-
ten sowohl durch die Symptome der Zwangsstörungen und gestör-
ten Impulskontrolle als auch durch die Craving-Attacken verstärkt.
Die Aktivierung dieser Hirnregionen kann durch die funktionelle
Magnetresonanztomografie (fMRI) in Echtzeit nachgewiesen wer-
den. Andere neurochemische Ähnlichkeiten legen zumindest die
Vermutung nahe, dass all diese Störungen mit denselben Hirn-
prozessen einhergehen.[47] Kritiker betonen, dass zahlreiche dieser
Befunde auch bei Störungen erhoben werden, die eindeutig keine
Suchterkrankungen darstellen. Deshalb weigern sie sich, die
Zwangsstörungen und die gestörte Impulskontrolle als Suchtstö-

rungen zu klassifizieren. Doch obwohl diesen Störungen nicht die gleichen neurobiologischen Prozesse zugrunde liegen wie den anerkannten Substanzabhängigkeiten (was auch niemand erwartet), sind die Ähnlichkeiten sowohl in biologischer als auch – und insbesondere – in klinischer Hinsicht unübersehbar.

Betrachten wir beispielsweise die Kleptomanie. Ich habe jahrelang einen Zusammenhang zwischen kleptomanischem Verhalten, Bulimie und (gelegentlicher) Abhängigkeit von Benzodiazepinen beobachtet, denn viele Frauen, die ich behandelte, wiesen gleichzeitig alle drei Störungen auf – Benzodiazepine, etwa Valium, Ativan und Xanax, werden zur Behandlung von Angst eingesetzt. Die wissenschaftliche Literatur über diese drei Faktoren ist jedoch spärlich. Ich habe sogar mit Filialleitern und Ladenbesitzern gesprochen, die mir erzählten, dass freiverkäufliche Diätpillen besonders häufig gestohlen werden. Wenn ich mich mit diesen Frauen unterhalte, sagen sie oft, dass sie selbst nicht begreifen, weshalb sie stehlen oder weshalb sie Benzodiazepine konsumieren – abgesehen davon, dass das Verhalten ihnen «Erleichterung» verschaffe. Manchmal tritt bei gründlicher Untersuchung eine ganze Reaktionskette zutage: Die Frauen empfinden eine tiefe Scham, die sie durch das Kontrollgefühl betäuben, das ihnen der erfolgreiche Diebstahl vermittelt; das Klauen aber erzeugt Schuldgefühle, die sie dann unterdrücken, indem sie sich mit Essen vollstopfen; darüber schämen sie sich, und um die Fressattacke «ungeschehen» zu machen, erbrechen sie; die anschließende Traurigkeit und Verzweiflung wird dann wiederum durch Benzodiazepine gelindert. Die einzelnen Komponenten dieses Reaktionsablaufs sind austauschbar. Das Endergebnis ist ein dicker Knoten, der sich oft kaum mehr entwirren lässt.

Die Forschung hat etliche dieser Zusammenhänge bestätigt. So ist beispielsweise die Wahrscheinlichkeit, dass direkte Familienangehörige von Frauen mit Kleptomanie unter psychischen Erkrankungen und Alkoholismus leiden, erhöht.[48] Jon Grant von der University of Minnesota berichtet, dass Hirnscans ebenfalls eine Verbindung zwischen Kleptomanie und Suchtstörung belegen.[49] Er fand auch in den Dopamin- und Serotoninsystemen des Gehirns Ähnlichkeiten zwischen Substanzabhängigkeiten und Kleptomanie. Die von ihm veröffentlichten Daten zeigen, dass Patientinnen mit Kleptomanie gut auf eine Behandlung mit Naltrexon ansprechen, einem Medikament, das erfolgreich zur Therapie der Alkohol-abhängigkeit eingesetzt wird.[50]

Glücksspielsüchtige weisen ebenfalls bestimmte Besonderheiten auf, die sie mit Drogenabhängigen teilen. Diese Charakteristika betreffen sowohl klinische Befunde als auch die damit einhergehenden Veränderungen im Hirn. Ihre Rückenmarksflüssigkeit enthält zum Beispiel weniger Serotonin-Abbauprodukte (Metaboliten) als die Rückenmarksflüssigkeit gesunder Kontrollpersonen; auch bei Drogenabhängigen ist dieser Metabolitenspiegel niedriger. Wir haben bereits gesehen, welch wichtige Rolle das Dopamin in den Belohnungsschaltkreisen des Gehirns spielt, und seine Beziehung zu den Substanzabhängigkeiten erläutert. Wenn man Spielsüchtigen amphetaminhaltige Medikamente verabreicht, die das Dopamin-Belohnungssystem beeinflussen, wächst ihr Bedürfnis zu spielen. Bei Drogensüchtigen wird der ventro-mediale präfrontale Kortex aktiviert, wenn sie Entscheidungen bezüglich Risiko und Belohnung treffen müssen. Bildgebende Verfahren zeigen, dass die Aktivität in ebendieser Region sinkt, wenn man Glücksspielsüchtigen Spielreize präsentiert. Die mit der Spielsucht verbundenen Hirnveränderungen haben eine so große Ähnlichkeit mit den für die Substanzabhängigkeiten typischen Prozesse, dass einige Forscher es befürworten, die Spielsucht nicht länger als Störung der Impulskontrolle, sondern als Suchtstörung zu klassifizieren.[51] Dem stimme ich vorbehaltlos zu. Die direkten Verwandten von Menschen mit Drogensucht haben ebenfalls ein höheres Risiko, ein problematisches Glücksspielverhalten zu entwickeln, als die Allgemeinbevölkerung.[52]

Das für die Spielsucht bzw. für Substanzabhängigkeiten typische Verhalten weist in vielerlei Hinsicht keine Unterschiede auf. Craving, Toleranzentwicklung, Entzugserscheinungen, erfolglose Bemühungen, kontrolliert zu spielen, häufige Versprechen, aufzuhören, beträchtliche Verschlechterungen in wichtigen Lebensbereichen – all diese und zahlreiche weitere Auffälligkeiten, die für die Drogensucht typisch sind, kennzeichnen auch die Spielsucht. Bezüglich der Therapie und Genesung haben sich Zwölf-Schritte-Programme als erfolgreich erwiesen; auf einige der zur Behandlung von Substanzabhängigkeiten eingesetzten Medikamente, vor allem auf den Opiatblocker Naltrexon, sprechen auch Spielsüchtige gut an.

Ähnliche Besonderheiten des Hirnstoffwechsels wurden auch bei Menschen mit Essattacken, dem sogenannten Binge-eating, beobachtet. Diese Patientinnen stopfen gewaltige Nahrungsmengen in sich hinein, bis ihnen übel wird; sie haben über ihr Verhalten keine Kontrolle mehr. Viele meiner essgestörten Patientinnen haben mir berichtet, dass sie beim Essen einen tranceähnlichen Zustand entwickeln und sich erleichtert, jeder Sorge enthoben und von allem Stress befreit fühlen. Dr. Gene-Jack Wang von der University of Florida stellte fest, dass bei adipösen Menschen mit Essattacken in den Belohnungsschaltkreisen des Gehirns mehr Dopamin ausgeschüttet wird als in den entsprechenden Hirnregionen von Adipösen, die nicht unter einer Binge-eating-Störung leiden. Dass adipöse Menschen auch häufiger unter der Aufmerksamkeitsdefizitstörung (ADS) und unter Morbus Alzheimer leiden, könnte auf überlappende Hirnmechanismen hindeuten.

Man hat die Adipositas auch mit einem kleineren kortikalen Hirnvolumen in Verbindung gebracht. Natürlich kann die Fettleibigkeit andere Störungen verursachen, die als Störvariablen berücksichtigt werden müssen, doch selbst bei Adipösen, die als körperlich und anderweitig medizinisch gesund gelten, scheint der höhere Body-Mass-Index (BMI) mit einer Beeinträchtigung der kognitiven Leistungsfähigkeit zusammenzuhängen.[53] Wang veröffentlichte eine Studie, die eine reduzierte Aktivität im präfrontalen Kortex von Studienteilnehmern mit erhöhtem BMI belegt; er konnte diese Ergebnisse darüber hinaus auch mit Beeinträchtigungen des kognitiven Funktionierens und der Gedächtnisleistung korrelieren.[54] Zur Erinnerung: Der präfrontale Kortex ist ebenjene Hirnregion, deren schwere Verletzung bei Phineas Gage, dem Eisenbahnvorarbeiter, zu Beeinträchtigungen der Planungs- und Urteilsfähigkeit führte (siehe 2. Kapitel). Wir lernen daraus, dass adipöse Menschen mit einer Binge-eating-Störung zahlreiche neurobiologische Besonderheiten aufweisen, die sich auch bei Substanzabhängigen finden – ebenfalls ein Hinweis darauf, dass zwanghafte Esser unter einer Art Sucht leiden.

Wichtig ist zudem, dass kulturelle Faktoren die Ausdrucksform aller Süchte, insbesondere der Esssüchte, beeinflussen. So wissen wir beispielsweise, dass ein unbezähmbares, süchtiges Verlangen nach Reis unter asiatischen Frauen offenbar weiter verbreitet ist als unter europäischen oder US-amerikanischen.[55] Was die Anfälle von Heißhunger und das zwanghafte Verschlingen großer Nahrungsmengen angeht, so scheinen die Umgebung, in der man aufgewachsen ist, die Nahrung, mit der man groß wurde, und die im sozialen Umfeld übliche Ernährungsweise das individuell spezifische Craving zu beeinflussen.

Zwanghafte oder süchtige sportliche Aktivitäten sind gleichfalls als Verhalten mit Suchtmerkmalen anzusehen. Viele meiner Patienten, die einen ständigen Bewegungsdrang verspürten, litten gleichzeitig unter Bulimie oder einer anderen Essstörung oder hatten eine völlig verzerrte Selbstwahrnehmung entwickelt. Bei Profisportlern, die ich behandelt habe, war es gelegentlich ausgesprochen schwierig, zwischen gesunden Verhaltensweisen und Suchtverhalten zu unterscheiden, vor allem, wenn sie sich ursprünglich aus höchst ungesunden Beweggründen für ihre sportliche Disziplin entschieden hatten. (Männer oder Frauen mit einer Essstörung favorisieren zum Beispiel häufig den Langlauf, um ihr gestörtes Essverhalten ausleben und gleichzeitig ihr Gewicht kontrollieren zu können.) Diese Patienten berichten oft, dass sie eine Art Toleranz entwickelt hätten, das heißt, sie müssen die Intensität oder die Dauer ihres Trainings steigern, um weiterhin denselben Effekt zu erzielen. Sie reagieren gereizt, wenn sie eine Trainingseinheit verpassen, und erkennen im Laufe der Behandlung (vor allem, sobald sie die «Entgiftung» hinter sich haben), dass sie durch ihr Training ganz gezielt ihre Stimmung beeinflussen oder der Realität entfliehen wollten. Weil ihnen nichts im Leben wichtiger war als der Sport, waren sie regelmäßig mit ihren Angehörigen in Konflikt geraten, die ihnen die Häufigkeit und Dauer ihres Trainings zum Vorwurf machten.[56]

Die Forschung zeigt auch, dass es sich bei Menschen, die zwanghaft Sport treiben, tendenziell um unabhängige und leistungsfähige Personen mit einem starken «inneren Kontrolllokus» handelt – um Menschen also, die fest davon überzeugt sind, ihre Lebenserfahrungen selbst steuern zu können. Sie sind mit ihrem Leben und ihrem Körperbild oft unzufrieden, neigen zu sozialer Isolation und können ihre Freizeit nicht genießen.[57] Die Vorstellung, mit dem Training auch nur für kurze Zeit auszusetzen, jagt ihnen Angst ein. Ein Wissenschaftler, der eine Studie über diese Sportler durchführen wollte, konnte zunächst 200 Teilnehmer gewinnen; als er ihnen jedoch während der Studie erklärte, dass sie ihr Training ein einziges

Mal für drei Tage würden unterbrechen müssen, stiegen 178 Probanden aus, so dass er seine Untersuchung mit lediglich 22 Teilnehmern abschließen konnte.[58]

Wenn ich diese Störung im Rahmen öffentlicher Veranstaltungen beschreibe, sagen meine Zuhörer häufig: «Ich wünschte, ich wäre sportsüchtig!» Diese Reaktion ist ein Beispiel für eine kognitive Verzerrung (siehe 3. Kapital), die als «Fokussierungseffekt» bezeichnet wird. Diese Wahrnehmungsverzerrung veranlasst uns, lediglich einen einzigen Aspekt einer Situation zu berücksichtigen und alle übrigen zu ignorieren. Das Ergebnis sind nicht-zielführende Entscheidungen. Ich antworte auf die Bemerkung: «Ich wünschte, ich wäre sportsüchtig!», gewöhnlich: «Sie möchten also Ihren Beruf, Ihre Ehe und Ihre Kinder vernachlässigen und sich ein so verzerrtes Lebensgefühl aneignen, dass Ihnen der Sport wichtiger wird als alles, was sie lieben?» Zumeist geht der oder die Betreffende dann in sich und erwidert: «Hm ... nein – so war das nicht gemeint. Aber ein bisschen mehr Bewegung täte mir ganz gut.»

Das Beispiel illustriert im Übrigen ein weiteres Problem, nämlich die geradezu inflationäre Verwendung des Begriffs «Sucht»: Die USA sind «süchtig» nach Öl, die Nachbarin ist «süchtig» nach Lipgloss, meine Cousine ist «süchtig» nach einer bestimmten TV-Serie. Eine solche Redeweise ist problematisch, weil das Wort «Sucht» dadurch seine Aussagekraft verliert; sie bagatellisiert die genuinen Abhängigkeiten.

Ganz ähnlich wie an Suchtstörungen (und Stimulatoren der Belohnungsschaltkreise) ist auch am zwanghaften Bewegungsdrang das Dopamin beteiligt. Durch Experimente mit Mäusen und Ratten, die in einem Laufrad rennen mussten, wurden erhöhte Dopaminspiegel im Nucleus accumbens nachgewiesen.[59] Viele sportsüchtige Menschen leiden gleichzeitig unter Essstörungen; auch hier verweisen Untersuchungen auf neurobiologische und hormonelle Gemeinsamkeiten.[60]

Jede Untersuchung des Cravings bliebe ohne die Berücksichtigung des sehnsüchtigen Verlangens nach Liebe unvollständig. Freilich haben Dichter und Schriftsteller die Liebe seit jeher mit einer Sucht verglichen. Wenngleich die «Liebessucht» von der Wissenschaft nicht als Störung klassifiziert wird (und nicht einmal eindeutig definiert ist), hat sie fraglos etliche Merkmale mit Substanzabhängigkeiten gemeinsam. Liebessüchtige Menschen sind abhängig von Beziehungen oder von ihrem Liebesgefühl. Sie entwickeln in Beziehungen eine extreme Bedürftigkeit, verlieben sich außerordentlich rasch, sind nicht imstande, ungesunde Beziehungen zu beenden, und verbringen nahezu jede Minute mit Phantasien über ihr «Liebesobjekt» oder die Beziehung zu ihm.

Diese Art Sucht kann ebenso wie die Drogensucht auch der Entwicklung körperlicher Symptome Vorschub leisten.[61] So kann die Nähe des Liebesobjekts euphorische Zustände hervorrufen und geradezu berauschend wirken; in seiner Abwesenheit hingegen kommt es zu Schlafstörungen, Unruhezuständen und entzugsähnlichen Erscheinungen. Der/die Betroffene ist häufig auf eine Intensivierung der Beziehung angewiesen, um ihre erleichternde Wirkung verspüren zu können (Toleranzentwicklung), und stellt dem Objekt ungeachtet aller nachteiligen, zumeist selbstzerstörerischen Folgen sogar nach, sobald es sich entzieht. Einige der mit Suchterkrankungen einhergehenden neurobiologischen Veränderungen, zum Beispiel die Aktivierung des dopamingestützten mesolimbischen Belohnungssystems (siehe 2. Kapitel), sind auch in Zuständen des leidenschaftlichen Begehrens, beim Sex und bei Verliebtheit nachweisbar.[62] Doch sogar das Trauern kann wie ein Rausch, ein «Kick», erlebt werden – was es sehr schwierig macht, damit aufzuhören. Vielleicht kennen auch Sie Menschen, die von ihrer Trauer nicht lassen und nicht in den Alltag zurückfinden können. Sie bleiben in ihr gefangen, ganz gleich, wie elend sie sich fühlen. Das Trauern an sich ist genauso wie eine Drogensucht im fortgeschrittenen Stadium keineswegs lustvoll, sondern vermittelt lediglich eine gewisse Erleichterung. Intensives, anhaltendes Trauern kann den mesolimbischen Dopaminschaltkreis aktivieren; deshalb vertreten manche Fachleute sogar die Ansicht, dass die erfolgreiche Bewältigung des Trauerprozesses tatsächlich durch die Belohnungsaspekte einer solchen Trauer erschwert werde.[63]

Die Ähnlichkeiten zwischen verschiedenen Suchtstörungen werden also durch eine wachsende Zahl wissenschaftlicher Beobachtungen überzeugend belegt. Dies erklärt zugleich die große Beliebtheit der Zwölf-Schritte-Programme zur Behandlung von Verhaltensweisen, die von der Psychiatrie offiziell noch nicht als Suchtstörungen klassifiziert wurden (Anonyme Glücksspieler, Anonyme Sex- und Liebessüchtige, Anonyme Essgestörte, Anonyme Adipöse und viele andere mehr). Darüber hinaus bilden die signifikanten Ähnlichkeiten zwischen verschiedenen Substanzabhängigkeiten ein zentrales Prinzip des Programms der Anonymen Narkotiker (NA). In ihrer Broschüre *Welcome to Narcotics Anonymous* heißt es:

> «Es ist nicht wichtig, welche Drogen Sie genommen haben; Sie sind uns willkommen, wenn Sie mit dem Konsum aufhören wollen. Die meisten Süchtigen haben sehr ähnliche Gefühle, und wir helfen einander dadurch, dass wir uns auf unsere Ähnlichkeiten und nicht auf die Unterschiede konzentrieren.»[64]

Offensichtlich haben die NA-Mitglieder – von denen viele seit Jahrzehnten clean sind – die Erfahrung gemacht, dass die Ähnlichkeiten im Großen und Ganzen bedeutsamer sind als die Unterschiede. Natürlich helfen gerade diese unterschiedlichsten Erfahrungen Neuankömmlingen, ein Gefühl der Zugehörigkeit zu entwickeln; sie hören, dass jemand anderer quasi ihre eigene Geschichte erzählt, und beginnen, Übereinstimmungen zwischen sich selbst und all den anderen Mitgliedern zu erkennen. Diese Mitglieder richten ihr Augenmerk auf das, was ihnen geholfen hat, ohne zu verlangen, dass die Interventionen nach strengen wissenschaftlichen Kriterien geprüft werden müssen, bevor sie zum Einsatz kommen dürfen. Ich habe in meinen zahllosen Gesprächen mit Anonymen Narkotikern aber keineswegs den Eindruck gewonnen, dass sie vor einer intellektuellen Perspektive zurückschrecken, im Gegenteil: Sie betonen lediglich, dass sie sich den Luxus, die wissenschaftliche Überprüfung ihrer Schlussfolgerungen abzuwarten, schlechterdings nicht leisten können. Stattdessen verlassen sie sich auf ihre kollektive Erfahrung. Zum Beispiel warten sie nicht darauf, dass die US-amerikanische Gesundheitsbehörde eine Substanz als potentiell suchterzeugend auf den Index setzt, bevor sie selbst beschließen, sie zu meiden; und ebenso wenig warten sie darauf, dass Suchtstörungen in die diagnostischen Klassifikationssysteme aufgenommen werden, bevor sie selbst etwas unternehmen, um sich von ihrer Abhängigkeit zu befreien. Dass das Schlafmittel Ambien und das Schmerzmittel Ultram suchterzeugend und für sie gefährlich sind, war zum Beispiel zahlreichen Mitgliedern der Anonymen Narkotiker klar, lange bevor die Ärzteschaft es herausfand. Eine Formulierung, die man auf den Treffen der Anonymen Narkotiker immer wieder hört, lautet: «Eine Droge ist eine Droge

ist eine Droge.» Die Betonung der Ähnlichkeiten von Substanzsüchten ist das A und O dieses Ansatzes. Er ist nicht unumstritten,
und nicht alle Teilnehmer von Zwölf-Schritte-Programmen halten
verschreibungspflichtige Medikamente für gefährlich, doch die
meisten Mitglieder erkennen an, dass der Konsum narkotisieren-
der Substanzen extrem riskant ist.

Bewährte Behandlungszentren für Verhaltenssüchte befürworten zumeist mehrgleisige Methoden, die weitgehend dieselben
Techniken umfassen, wie sie auch zur Behandlung von Substanzabhängigkeiten eingesetzt werden (Zwölf-Schritte-Programme,
kognitive Verhaltenstherapien, Medikamente, die ursprünglich zur
Behandlung der Substanzsüchte entwickelt wurden, mittlerweile
aber mit gewissem Erfolg auch bei Verhaltenssüchten zum Zuge
kommen, und so weiter). Diese Störungen weisen eindeutig wesentliche Übereinstimmungen mit Substanzabhängigkeiten auf,
auch wenn sie offiziell bislang nicht als Suchterkrankungen klassifiziert werden. Dass die Betroffenen allesamt unter massiven
Craving-Attacken leiden, ist ein weiterer Grund, die Störungen in
unsere Untersuchung einzubeziehen. Die Vielzahl bedeutsamer
Ähnlichkeiten mit den Substanzsüchten rechtfertigt es meiner
Ansicht nach, Verhaltens- und Substanzsüchte zusammen zu
erforschen und die bewährten Methoden zum Umgang mit
Craving-Anfällen ungeachtet der diagnostischen Unterschiede
einzusetzen.

Unterschiede zwischen Verhaltens- und Substanzsüchten

Dennoch gibt es faszinierende Unterschiede zwischen den Suchterkrankungen, die es wert sind, gründlich erforscht zu werden. Zum
Beispiel neigen Menschen mit Suchtstörung auch zu Depressionen;
Opiatsüchtige aber entwickeln häufig eine Depressionsform, die
sich erheblich von der Depression anderer Abhängiger unterschei-
det, weil sie in erster Linie durch Selbstkritik, Wertlosigkeits- und
Schamgefühle geprägt ist.[65] Eine der gängigen Theorien besagt, dass
diese Menschen in den Opiatkonsum einsteigen, um sich von der
Last eines ungemein strengen, quälenden Gewissens zu befreien.
Des Weiteren hat man beobachtet, dass gerade Erfolgserlebnisse bei

diesen Menschen den Konsum opiathaltiger Medikamente, zum Beispiel Morphium, triggern, denn paradoxerweise reagieren sie auf Erfolg mit Schuld- und Schamgefühlen.[66] Im Laufe der vergangenen sieben Jahre habe ich mich auf die Begutachtung und Behandlung von suchtkranken Ärzten und anderen leistungsstarken Menschen konzentriert und ebendiese Dynamik immer wieder beobachten können. Typisch für diese Gruppe ist die Trias Arbeitssucht-Opiat-abhängigkeit-Perfektionismus – Eigenschaften also, die all dem, was man gemeinhin mit dem Begriff «Alkoholiker» in Verbindung bringt, diametral entgegenstehen.

Freilich weisen all die Abhängigkeiten oder Süchte eine solche Vielzahl weiterer Unterschiede auf, dass es nicht völlig korrekt wäre zu sagen: «Sucht ist Sucht ist Sucht.» Konsumgewohnheiten werden zum Beispiel auch durch ethnische Unterschiede und durch das Alter der Konsumenten beeinflusst. So greifen junge Erwachsene häufiger als ältere Menschen zu Stimulantien, die normalerweise zur Behandlung der Aufmerksamkeitsdefizit-Hyperaktivitätsstörung (ADHS) eingesetzt werden. Riskantes Sexualverhalten ist unter Klebstoffschnüfflern und unter schwulen Metamphetaminabhängigen weit verbreitet. Mit den Suchtstörungen gehen verschiedenartige körperliche Erkrankungen einher, etwa HIV, kardiovaskuläre Störungen und Hepatitis C. Ihre Häufigkeit variiert je nach der konsumierten Substanz. Genetische Unterschiede üben einen Einfluss auf die Wahrscheinlichkeit, eine Suchtstörung zu entwickeln, aus; neurochemische Unterschiede beeinflussen die Reaktionen der Neurotransmitter, und die individuellen Eigenschaften des Gehirns sind für die Regionen relevant, die durch Drogen und Verhaltenssüchte geschädigt werden. Mit komplexeren Unterschieden beschäftigt sich die noch relativ junge Disziplin der Epigenetik. Sie erforscht jene Veränderungen der Genexpression, die sich ohne Modifizierung der DNA vollziehen. Zahlreiche dieser Effekte sind darauf zurückzuführen, dass die Umwelt mitbeeinflusst, wie sich Ihre Gene in Proteine verwandeln. Das typische Einstiegsalter bei Suchterkrankungen, die Anzahl und Arten der übrigen psychischen Erkrankungen, zu denen Menschen mit einer Suchtstörung in besonderem Maß neigen, die typischen Beeinträchtigungen der körperlichen und sozialen Gesundheit sowie die Behandelbarkeit – all diese und zahlreiche weitere Faktoren sind von Sucht zu Sucht unterschiedlich.

Darüber hinaus kommt die Krankheit selbst bei spezifischen Abhängigkeiten auf unglaublich unterschiedliche Weise zum Ausdruck.
So tritt etwa der Alkoholismus in mannigfaltigen Formen auf. Die
bekannteste Klassifizierung ist sicherlich die Unterscheidung zwischen Typ 1 und Typ 2: Bei Typ-1-Alkoholikern setzt die Erkrankung später ein. Beide Typen unterscheiden sich hinsichtlich des
Geschlechts, der genetischen und umweltbedingten Einflüsse, des
Vorliegens weiterer psychiatrischer Störungen sowie der Persönlichkeitseigenschaften und -störungen. Auch Klassifizierungen, die sich
auf die Therapieeffekte stützen, wurden ausgearbeitet. Eines dürfte
mittlerweile klar sein: Der Alkoholismus ist keine singuläre Störung,
sondern ein Spektrum von Störungen, deren Entwicklung durch
Genetik und Umwelt mehr oder weniger stark beeinflusst wird. Darüber hinaus weisen auch die mit ihnen einhergehenden psychiatrischen Störungen, die Persönlichkeitsstruktur, das Erkrankungsalter,
das Geschlecht und sogar die Prognose Unterschiede auf. Die verschiedenen Formen des Alkoholismus und die klinischen Besonderheiten dieses heterogenen Störungsspektrums sind Gegenstand intensiver Forschungen.

Es gibt auch medikamentös induzierte Craving-Attacken, die mit
den Suchterkrankungen keine allzu große Ähnlichkeit aufweisen
und möglicherweise auf anderen Mechanismen beruhen. Bestimmte Medikamente, die in der Psychiatrie eingesetzt werden (zum Beispiel das Neuroleptikum Olanzapin sowie die Valproinsäure, die in
Anti-Epileptika enthalten ist), können ein intensives Verlangen nach
Kohlehydraten wecken. Ein Heißhunger auf Eis oder Tomaten, ja
sogar auf Tonerde, kann durch Eisenmangel hervorgerufen werden.
Bestimmte Hirntumore, aber auch andere Erkrankungen des Gehirns können die merkwürdigsten Gelüste wecken, die mit einer
Sucht nur am Rande zu tun haben.

Derzeit werden mit den am weitesten verbreiteten Verfahren zur
Suchttherapie sämtliche Abhängigkeiten auf dieselbe – oder bestenfalls auf minimal unterschiedliche – Weise behandelt. Vielen, aber
nicht allen Menschen mit einer Suchtstörung konnte dadurch geholfen werden. Ich habe zahlreiche Behandlungszentren besucht, die
Lippenbekenntnisse zur individualisierten Therapie ablegen und
den Versicherungsträgern und Angehörigen der Patienten eine individuelle Behandlung in Aussicht stellen, sie aber in Wirklichkeit gar
nicht gewährleisten. Ich habe Menschen mit hochkomplexen Sucht-

störungen behandelt (zum Beispiel mit einer Abhängigkeit von ana-
bolen Steroiden, mit der Abhängigkeit von Stimulanzien bei vorlie-
gender Schlafkrankheit und zahlreichen weiteren komplexen
Störungen), die schwerlich auf eine Behandlung nach Schema F ansprechen. Behandlungserfolge lassen sich auf mannigfaltige Weise
messen, doch wenn man ein Jahr nach Abschluss der Therapie das
Abstinenzverhalten untersucht, stellt man im Allgemeinen fest, dass
ein Drittel bis die Hälfte der Patienten, die solche Behandlungspro-
gramme absolviert haben, rückfällig geworden sind. Wenn wir weiterhin die Kernkomponenten aller Suchtbehandlungen betonen
(was tatsächlich ungemein wichtig ist), aber auch die individualisierte Therapie unterstützen, um den Unterschieden Rechnung zu
tragen, werden wir zweifellos Verbesserungen erzielen können.[67]

∗∗∗

Thema dieses Buches ist das Phänomen, das sämtlichen Abhängig-
keitserkrankungen und zwanghaften, selbstzerstörerischen Verhaltensweisen gemeinsam ist: das Craving. In diesem Kapitel haben Sie
erfahren, dass die unterschiedlichen Störungen, die mit Craving einhergehen, einander trotz aller bedeutsamen Unterschiede bemerkenswert ähneln. Ebendiese Ähnlichkeit ermöglicht es Ihnen, die
hier gewonnenen Erkenntnisse zu nutzen, um Ihr eigenes Craving
zu lindern oder es gänzlich zu überwinden; die Unterschiede wiederum legen Ihnen nahe, Ihr neu erworbenes Wissen auf Ihre spezifische Situation zuzuschneiden. Später werden Sie erfahren, dass Sie
spezifische Maßnahmen ergreifen können, um Ihr Craving einzudämmen. Zunächst aber sehen wir uns an, wie Ihre Aktivitäten,
Gedanken und Erfahrungen den Entstehungsort Ihrer Craving-
Anfälle, Ihr Gehirn, verändern können.

5 Wie Gedanken, Aktivitäten und Erfahrungen Ihr Gehirn verändern

Auch wenn es Ihnen nicht auf Anhieb einleuchten mag: Ihr Gehirn entwickelt sich, indem es sich selbst tötet. Das Gehirn neugeborener Babys besteht aus Milliarden Nervenzellen, von denen nur etwa die Hälfte das Erwachsenenalter erreicht. Die Überproduktion an Neuronen und deren späteres «Pruning», ihr «Ausschalten», sind typisch für die Art und Weise, wie sich das Gehirn der Säugetiere entwickelt. Zahlreiche Ihrer Neuronen sind so programmiert, dass sie bei Nichtbenutzung absterben – ein biologischer Prozess, den die Wissenschaftler als «Apoptose» (hergeleitet vom griechischen apopiptein = abfallen) bezeichnen. Dieser programmierte Zelltod steigert die Effizienz, denn er erleichtert es Ihrem Gehirn, seine Ressourcen in diejenigen Verbindungen zu investieren, die tatsächlich gebraucht werden. Nichts könnte falscher sein als die landläufige Vorstellung, dass sich das Gehirn lebenslang nicht verändere. Ihr Gehirn verändert sich unentwegt! Die entscheidende Frage lautet: Wie können Sie diese Prozesse in eine günstige Richtung lenken?

Ein zweiter weitverbreiteter Irrtum besagt, dass die Gehirnentwicklung durch unsere Gene ein für alle Mal festgelegt sei. Heute wissen wir, dass dies nicht stimmt; in jahrzehntelanger Forschung wurde nachgewiesen, dass auch Umwelteinflüsse (zu denen u. a. Ihre Beziehungen, Ihre Ernährung, Ihre Erfahrungen und Ihre Aktivitäten gehören) die Entwicklung Ihres Gehirns prägen. Entwicklungspsychologen und andere Experten der frühen Entwicklung haben intensiv erforscht, was Kinder brauchen, um zu intelligenten und gesunden Menschen heranwachsen und ein zufriedenes, erfülltes Leben führen zu können.

Die Medien präsentieren eine solche Fülle an Ratschlägen zur Gesunderhaltung von Körper und Gehirn, dass es schwierig ist, den Überblick zu behalten. Essen Sie mehr Brokkoli und meiden Sie

Artischocken! Trinken Sie täglich ein Gläschen Wein! Trinken Sie grundsätzlich keinen Alkohol! Treiben Sie diesen und jenen Sport! Dieser und jener Sport schadet Ihrer Gesundheit! Erschwerend kommt hinzu, dass allgemeine gesundheitliche Empfehlungen, von denen der Großteil der Bevölkerung durchaus profitieren mag, Ihnen selbst womöglich keineswegs zuträglich sind.

Genauso wie in den meisten verhaltenswissenschaftlichen Disziplinen klafft zwischen dem, was nachweislich hilft, und dem, was wir auf der Ebene der öffentlichen Gesundheitsversorgung tun, eine Lücke. Dies hat mannigfaltige Ursachen, einschließlich politischer Zwänge und wirtschaftlicher Erwägungen, die die Einführung evidenzgestützter Verfahren erschweren können. So veröffentlichte das US-amerikanische Landwirtschaftsministerium (USDA) im Jahre 2010 Ernährungsrichtlinien, die dem Fleischverzehr nur eine sehr untergeordnete Rolle zuschrieben. Daraufhin übte die fleischverarbeitende Industrie massiven Druck auf die Behörde aus. Mit Erfolg! Die Empfehlungen wurden überarbeitet.

Ein weiteres krasses Beispiel für die Kluft zwischen Politik und Forschung ist die Schritt für Schritt erfolgte Verkürzung (manchenorts sogar Abschaffung) der Unterrichtspausen für Schüler – obwohl zahllose Studien belegen, dass die Aufmerksamkeit unserer Kinder, ihre sozialen Interaktionen und ihre geistige Leistungsfähigkeit von den Schulpausen profitieren.[68] Diesen Untersuchungen zum Trotz hatte der von verschiedensten Seiten ausgeübte Druck (politische und juristische Zwänge inbegriffen) zur Folge, dass die Pausenzeiten laufend verkürzt wurden. Eine wahrlich tragische Entwicklung!

Es spricht einiges dafür, dass Sie sich mit allgemeinen Empfehlungen nicht zufriedengeben sollten, wenn Sie Ihrer Gesundheit etwas Gutes tun wollen. Zahlreiche Empfehlungen, mit denen sich zum Beispiel staatliche Behörden oder Versicherungsträger an große Bevölkerungsgruppen richten, beruhen in erster Linie auf Berechnungen der Kosteneffizienz. Wenn Ihnen Ihre persönlichen Ziele wichtiger sind als allgemeine, nicht auf Sie persönlich zugeschnittene Kosten-Nutzen-Erwägungen, sollten Sie entsprechend individualisierte Maßnahmen zur Verbesserung Ihrer Gesundheit ergreifen. Indem Sie sich an der Evidenzlage orientieren statt an Programmen, die im Augenblick beliebt oder in Mode sind, schaffen Sie sich und Ihrer Familie die bestmöglichen Voraussetzungen für eine gesunde

Gehirnentwicklung – ungeachtet dessen, was Staat und Behörden gerade empfehlen. Bevor wir uns genauer ansehen, wie Sie Ihr Gehirn positiv beeinflussen können, müssen wir abklären, was wir tatsächlich wissen und was wir lediglich zu wissen glauben.

Die Schwierigkeit, wissenschaftlich gesicherte Fakten ins Alltagsleben zu integrieren, ist u. a. darauf zurückzuführen, dass es bisweilen hochkompliziert ist, zwischen «Kausalität» und «Korrelation» zu unterscheiden. Anders formuliert: Selbst wenn zahlreiche Studien einen Zusammenhang zwischen einem bestimmten Verhalten und einem gemessenen Endzustand belegen, ist damit nicht bewiesen, dass dieses Verhalten das Ergebnis tatsächlich *verursacht* hat. Betrachten wir ein sehr vereinfachtes Beispiel. Stellen Sie sich all die Autos vor, die im Parkhaus eines Einkaufszentrums abgestellt wurden. Wenn Sie exakt messen, wie sauber diese Autos innen und außen sind, und anschließend messen, wie gut sie fahren, finden Sie möglicherweise eine statistische Korrelation zwischen den beiden Messergebnissen. Der Redakteur Ihrer Lokalzeitung hört von Ihrer Studie und schreibt einen Artikel mit der Überschrift: «Saubere Autos fahren besser.» Nun, dies mag sogar zutreffen; dass aber die Reinigung eines Autos die *Ursache* für besseres Fahren sein sollte, ist höchst unwahrscheinlich. Einen höheren Wahrscheinlichkeitsgehalt hat die Erklärung, dass die besonders sauberen Autos neuer sind und ebendeshalb besser fahren oder dass Autobesitzer, die ihren PKW regelmäßig reinigen, auch eher dazu neigen, ihn technisch warten zu lassen, das Öl zu wechseln und so weiter. Zwischen Sauberkeit und Motorleistung besteht also eine *Korrelation*, aber keine Kausalbeziehung.

Schwierigkeiten mit solchen Unterscheidungen begegnen mir in meiner klinischen Praxis täglich. Ein ums andere Mal bringen Patienten Studien mit, die angeblich beweisen, dass dieses oder jenes Nahrungsergänzungsmittel schlank mache, die Konzentration, die Aufmerksamkeit und den Schlaf verbessere und der allgemeinen Gesundheit zugutekomme. In vielen Fällen sind solche Studien weder *randomisiert* (das heißt, es wurde schon vorab festgelegt, welche Probanden aktiv behandelt wurden und welche den Plazebo bekamen) noch *kontrolliert* (das heißt, sie wurden ohne Kontrollgruppe durchgeführt); zudem handelt es sich oft nicht um Doppelblindstudien (das heißt, sowohl die Patienten als auch die Ärzte wussten, wer zur Behandlungs- oder zur Kontrollgruppe gehörten, und auch dies kann die Studienergebnisse beeinflussen). Und schließlich nehmen an solchen Untersuchungen bisweilen weniger als zehn Probanden teil! «Besser als nichts», halten mir manche Patienten dennoch entgegen.

Aber sind derartige Studien wirklich «besser als nichts»? Im Jahre 2011 veröffentlichte die internistische Fachzeitschrift *Archives of Internal Medicine* eine Untersuchung über die gesundheitlichen Auswirkungen der täglichen Einnahme von Vitamintabletten. An der Studie hatten 40.000 Frauen im Durchschnittsalter von zweiundsechzig Jahren teilgenommen.[69] Sie beantworteten Fragebögen, die auf die Einnahme von Nahrungsergänzungsmitteln in den Jahren 1986, 1997 und 2004 abhoben. Bei Frauen, die ein Multivitaminpräparat, B6-Tabletten, Eisen und eine Reihe anderer Ergänzungsmittel eingenommen hatten, war das statistische Sterberisiko signifikant erhöht! Sie können sich vorstellen, dass die Pharma- und Nahrungsergänzungsmittelindustrie auf diese Ergebnisse ausgesprochen heftig reagierte. Natürlich empfehle ich niemandem, ohne vorherige Rücksprache mit dem Arzt Nahrungsergänzungsmittel einzunehmen oder die Einnahme abzubrechen. Eine nicht unbeträchtliche Anzahl von Studien zeigt jedoch, dass der regelmäßige Konsum solcher Zusätze keinen nachweisbaren gesundheitlichen Nutzen hat. Diese chemischen Stoffe sind unter Umständen hervorragend geeignet, um bestimmte Erkrankungen zu behandeln oder einer Mangelernährung entgegenzuwirken. Dass ihre regelmäßige, präventive Einnahme gesundheitsfördernd ist, konnte bislang jedoch nicht nachgewiesen werden, im Gegenteil: Gewisse Anhaltspunkte sprechen dafür, dass sie in manchen Fällen sogar schadet.

Wir haben es hier mit einem Charakteristikum moderner Forschung zu tun: Zuerst verweisen einige kleine Studien auf die Effektivität einer Behandlung. Diese Studien werden veröffentlicht, nicht hingegen die übrigen kleinen Studien, die keinen Behandlungserfolg belegen (man spricht in diesem Zusammenhang von einer Voreingenommenheit der Publikationspraktiken). Im nächsten Stadium beantragen die Forscher Gelder, um größere Untersuchungen durchzuführen, die den Nutzen demonstrieren oder widerlegen sollen. In vielen Fällen werden dann auch diese größeren Untersuchungen, sofern sie zu «negativen» Ergebnissen gelangen, nicht veröffentlicht. Das heißt, dem Verbraucher sind letztlich nur die kleineren Studien mit «positiven» Ergebnissen zugänglich, und an ihnen orientiert er sich nach dem Motto: «Besser als nichts» – was indes nicht zwangsläufig zutrifft, wie die oben zitierte Studie über die Vitamineinnahme zeigte.

Wie Sie Ihr Gehirn verändern

Das bedeutet nicht, dass wir nicht wüssten, wie Sie Ihr Gehirn verändern können; es bedeutet aber, dass unsere Empfehlungen in jedem individuellen Fall wohldurchdacht sein müssen. Wenn ich einem Patienten vorschlüge, jede Maßnahme oder Aktivität zu realisieren, deren Nutzen durch eine Studie belegt ist, würde ihm ein 24-Stunden-Tag nicht ausreichen!

Alkoholbedingte Veränderungen des Gehirns

Die allererste Empfehlung für eine gesunde Behandlung Ihres Gehirns lautet natürlich: Ersparen Sie ihm regelmäßige Vollbäder in Äthanol. Nichts anderes nämlich widerfährt ihm, wenn wir Alkohol in großen Mengen trinken. Damit sage ich nicht, dass ein gelegentliches Glas schädlich sei; an dem Zusammenhang zwischen hohem Alkoholkonsum und Beeinträchtigungen der kognitiven Leistungsfähigkeit besteht jedoch keinerlei Zweifel. Wenn Sie alkoholabhängig sind, sollten Sie das Trinken selbstverständlich vollständig einstellen. Doch auch wenn Sie kein Alkoholiker sind, ist eine Einschränkung des Konsums Ihrer allgemeinen gesundheitlichen Verfassung – und Ihrem Gehirn – zuträglich.

An dieser Stelle bietet sich ein kleiner Exkurs zu den gesundheitlichen Vorteilen des Alkohols an. Nachdem mehrere Studien gezeigt hatten, dass mäßiger Konsum heilsam sein kann, zog man den Schluss, dass ein täglicher «Standard»-Drink bei Frauen das Risiko verringern kann, an einem Herzinfarkt zu sterben, einen Schlaganfall zu erleiden, Gallensteine zu bekommen und Diabetes zu entwickeln. Für Männer gilt die doppelte Menge, also maximal zwei Drinks pro Tag. Von diesem gesundheitlichen Nutzen scheinen in erster Linie ältere Erwachsene zu profitieren, bei denen bereits ein gewisses Risiko für diese Erkrankungen vorliegt. Die Forschung zeigt indes auch, dass die alkoholbedingten Gefahren für jüngere, gesunde Menschen größer sind als der Nutzen eines täglichen Glases. (Ein «Standard»-Drink entspricht im Übrigen etwa 0,3 Liter

Bier, 0,15 Liter Wein oder 44 ml 80%igem Schnaps, entgegen der Annahme vieler Patienten also *mitnichten* der Menge, die in ihr größtes Glas hineinpasst.)

Gestützt auf eine umfassende und gründliche Sichtung aktueller Forschungsergebnisse, empfehle ich Ihnen Folgendes:

1. Wenn Sie bislang nicht getrunken haben, sollten Sie keinesfalls aus gesundheitlichen Erwägungen damit anfangen. Gesundheitliche Vorteile des Alkoholkonsums sind nicht hinreichend belegt, Risiken hingegen sehr wohl.
2. Konsumieren Sie keinerlei Rauschmittel, Alkohol inbegriffen, wenn Sie Probleme mit Drogen oder anderen Substanzen haben oder unter einer Suchtstörung leiden. Für diese Empfehlung sprechen zahlreiche gute Gründe.
3. Falls Sie Alkohol zu trinken pflegen, aber nicht unter einer Suchtstörung leiden, sollten Sie Ihren Konsum als Frau auf maximal einen Standarddrink pro Tag und als Mann auf maximal zwei tägliche Standarddrinks beschränken.
4. Wenn Sie bereits größere als die angegebenen Mengen trinken und es Ihnen schwerfällt, Ihren Konsum einzuschränken, sollten Sie zusammen mit Ihrem Arzt nach hilfreichen Strategien suchen und sich bemühen, den in diesem Buch beschriebenen Ratschlägen zu folgen.

Bevor wir untersuchen, welche Maßnahmen und Erfahrungen Ihr Gehirn positiv beeinflussen können, müssen wir uns mit der landläufigen Überzeugung auseinandersetzen, dass der Alkohol Gehirnzellen tötet. So gut wie jeder kennt diese Behauptung. Aber trifft sie auch zu?

Sie können darauf wetten! Exzessiver Alkoholkonsum schädigt das Hirn! Neun Prozent aller Alkoholiker leiden unter einer klinisch diagnostizierbaren Hirnstörung.[70] Die Hälfte bis Dreiviertel aller Patienten, die wegen einer Alkoholvergiftung ins Krankenhaus eingeliefert werden, weisen kognitive Beeinträchtigungen auf. Zudem ist der Alkohol nach dem Morbus Alzheimer die zweithäufigste Ursache für Demenzerkrankungen. Autopsiestudien zeigen, dass die Gehirne von Alkoholikern kleiner sind, weniger Gewicht haben und größere Ventrikel und Furchen aufweisen als die Gehirne gesunder Menschen. Bislang wurde nicht restlos geklärt, wie der Alkohol seine toxische Wirkung auf die Nervenzellen entfaltet; die aktuelle Forschung verweist aber auf zwei wesentliche Mechanismen: Den ersten bezeichnen die Wissenschaftler als «oxidativen Stress»; das heißt, der Alkohol unterstützt die Bildung toxischer freier Radikale, welche die Nervenzellen schädigen. Der zweite Mechanismus beruht auf einer exzessiven Sensibilität der N-Methyl-D-Aspartat-Rezeptoren des Gehirns, den wichtigsten Rezeptoren für exzitatorische, also erregende, Neurotransmitter; werden sie überstimuliert, reagieren sie toxisch. Wahrscheinlich tragen beide Mechanismen zu den schädigenden Wirkungen des Alkohols auf die Nervenzellen bei.

Die für chronischen Alkoholismus typische Verkleinerung des Hirnvolumens und der Hirnmasse ist zum Teil auf eine Reduzierung des Zellvolumens zurückzuführen. Vor allem aber ist sie ein direktes Resultat des Zelltodes. Diese untergehenden Zellen regenerieren sich nicht – sie sind ein für alle Mal verloren. Trotzdem sind Hirnschädigungen in vielen Fällen innerhalb von etwa sechs Monaten reversibel. Bislang kann die Wissenschaft nicht genau erklären, wie es zu dieser Besserung kommt; als gesichert gilt aber, dass sie mit einer Vergrößerung der verbliebenen Neuronen, mit einer Zunahme der Anzahl der Stütz- oder Gliazellen und mit einer Verdichtung der Verbindungen zwischen den Neuronen zusammenhängt. Diese Prozesse scheinen die Folgen des alkoholbedingten Zelltodes zu lindern.[71] Fest steht trotz allem: Alkoholkonsum kann Hirnzellen töten.

Wie verhält es sich mit Marihuana (Haschisch, Cannabis)? Über diese Droge haben Politiker so oft und so heftig debattiert, dass man kaum noch weiß, was man glauben soll. Ihre Befürworter behaupten, dass sie jedes Leiden heilt, ihre Gegner sind überzeugt, dass sie unsere Gesellschaft zerstört. Führt Marihuana dazu, dass Hirnzellen absterben?

Nun, wahrscheinlich nicht. Wenngleich einige wenige Studien in den 1980er-Jahren gewisse Schädigungen durch Dosierungen nachwiesen, die mehrere hundert Mal so hoch waren wie eine psychoaktive Dosis, zerstört Cannabis wahrscheinlich keine Nervenzellen. Wir haben jedoch im 2. Kapitel gesehen, dass die Entscheidungsund Funktionsfähigkeit gravierend beeinträchtigt sein kann, auch ohne dass Zellen tatsächlich absterben. Die Cannabisabhängigkeit ist eine genuine Störung, die durch die Beeinträchtigung der Entscheidungsfähigkeit und durch eine gravierende Verschlechterung des psychischen Wohlbefindens und des Sozialverhaltens charakterisiert ist.

Freilich rauchen viele Menschen Haschisch, ohne sich dadurch größere Probleme einzuhandeln. Infolgedessen hat man genauso wie im Fall des Alkohols versucht, ernsthafte Komplikationen und Folgeerscheinungen zu bagatellisieren, weil manche Menschen diese Substanzen konsumieren können, ohne daran Schaden zu nehmen. Viele Jugendliche aber haben infolge der laxen Einstellung, die sowohl Gleichaltrige als auch die Generation ihrer Eltern gegenüber dem Haschischrauchen vertraten, schwer gelitten. Was die Frage der Legalisierung angeht, so enthalte ich mich einer Stellungnahme. Nur so viel: Sie könnte sich als die beste von mehreren schlechten Alternativen erweisen, sofern es uns gelingt, eine adäquate Infrastruktur aufzubauen und eine nationale Strategie für die Prävention und die Behandlung von Suchtstörungen zu entwickeln, an deren Beginn der Haschischkonsum stand. Andernfalls ist mit alptraumhaften Folgen für die öffentliche Gesundheit zu rechnen. Unverzichtbar sind auch weitere Studien, und zwar insbesondere in Staaten und Bundesstaaten, in denen Cannabis bereits legalisiert wurde.

Mithin ist klar, dass Drogen das Hirn schädigen, indem sie entweder direkt zum Zellsterben führen oder die Rezeptorenaktivität, die Funktionen der Neurotransmitter und sogar die Aktivität der Gliazellen durch subtilere Veränderungen in Mitleidenschaft ziehen. Im 2. Kapitel haben wir gesehen, dass die Wissenschaft zudem Veränderungen nachgewiesen hat, die in Reaktion auf genetische und Umweltfaktoren im Innern der Nervenzellen eintreten. Doch können Sie die Gesundheit Ihres Gehirns tatsächlich verbessern? Können Sie etwas tun, das Ihnen hilft, das Craving zu überwinden?

Kurz gesagt: Ja. Um dies zu verstehen, müssen wir uns genauer ansehen, was der Begriff «Neuroplastizität» bedeutet. Ihr Gehirn ist bekanntermaßen plastisch. Nein, das bedeutet nicht, dass man es «in Form kneten» könnte! «Plastisch» heißt in diesem Zusammenhang vielmehr, dass es nicht unwandelbar ist, sondern sich in Reaktion auf seine Umwelt verändern kann. Das Hirn, das Sie vor einem Jahr besaßen, ist nicht das Hirn, das Sie heute besitzen. Ihr Hirn verändert sich laufend. Dies leuchtet augenblicklich ein, wenn Sie bedenken, dass auch *Sie* sich laufend verändern.

Viele Autoren haben populärwissenschaftliche Bücher verfasst, in denen sie alle erdenklichen Behauptungen darlegen und als Tatsachen ausgeben, indem sie schlicht auf Gehirnveränderungen verweisen, die sich bei Untersuchungen mit bildgebenden oder anderen Verfahren zeigen. Dieses pseudowissenschaftliche Vorgehen ist unter Verfassern populärer Selbsthilfebücher und -artikel leider so weit verbreitet, dass man sogar eine Bezeichnung dafür gefunden hat: «Neuro-Essentialismus». Bislang fehlt es an einer präzisen allgemeinverbindlichen Begriffsdefinition (manche Menschen verstehen unter einer neuro-essentialistischen Einstellung die Sichtweise: «Du bist dein Gehirn»). Ich persönlich bezeichne als «Neuro-Essentialismus» nicht nur die Tendenz, sämtliche Verhaltenserklärungen auf das Gehirn zu beziehen, sondern vor allem auch den Trend, hirnbildgebende Studien immer weniger gründlich zu überprüfen. Manche Autoren sprechen in diesem Zusammenhang von einem – nach meiner Überzeugung weit verbreiteten – «Neuro-Realismus». Bevor die wissenschaftliche Community eine medikamentöse Therapie akzeptiert, ist oft eine Vielzahl unterschiedlicher, randomisierter, plazebo-kontrollierter Studien erforderlich, die in mehreren Zentren und an verschiedenen Orten durchgeführt werden und zumeist etliche hundert Probanden einbeziehen. Wir erwarten, dass die Ergebnisse statistisch signifikant sind. Gleichwohl zitieren viele Autoren kleinste Studien oder gar an einer einzigen Person durchgeführte Untersuchungen als vermeintlich unwiderlegbare Beweise dafür, dass dieses oder jene Verhalten «im Gehirn fest verdrahtet» sei.[72] Ich versuche in diesem Buch durchgehend, mich vor dem neuro-realistischen Fehlschluss zu hüten und meine Schlussfolgerungen auf die klinische Evidenz statt lediglich auf bildgebende Darstellungen des Gehirns zu stützen.

Denken verändert das Gehirn

Trotz dieser Vorbehalte und Wahrnehmungsverzerrungen können wir festhalten, dass das Denken unser Gehirn zweifelsfrei verändert. Ein großartiges Beispiel dafür findet sich im Werk des bereits zitierten spanischen Neurowissenschaftlers Alvaro Pascual-Leone. Im 2. Kapitel haben wir gesehen, dass das Gehirn seine Regionen je nach Häufigkeit ihres Gebrauchs in größere oder kleinere Areale aufteilt. Bei einem Weintester zum Beispiel fällt die Region des sensorischen

Kortex, die für den Geschmackssinn zuständig ist, wahrscheinlich besonders groß aus. Pascual-Leone untersuchte mit der im 2. Kapitel beschriebenen transkraniellen Magnetstimulation (rTMS), welche Bereiche des Gehirns die Fingerbewegungen von Menschen unterstützen, die eine Fünf-Finger-Übung auf dem Klavier spielen. Er stellte erwartungsgemäß fest, dass die relevanten Hirnareale nach mehrtägigem Üben wuchsen. Wohlgemerkt: nach mehreren Tagen, nicht nach Wochen oder Monaten. Die Funktion der Fingerkontrolle wurde nicht länger nur von einem kleinen Bereich des Gehirns unterstützt, sondern von einer deutlich expandierenden Region. Doch auch dies ist noch nicht die größte Überraschung.

Im nächsten Schritt des Experiments forderte Pascual-Leone eine andere Probandengruppe auf, die Melodie lediglich *im Geiste* zu üben. Diese Menschen hielten ihre Hände und Finger absolut ruhig und *stellten sich vor*, die Melodie zu spielen. Zur allgemeinen Verblüffung zeigte die rTMS, dass auch bei ihnen die für die Fingerbewegungen zuständige Gehirnregion signifikant wuchs! Allein die Vorstellung – der Akt des Denkens – veränderte die Anatomie des Gehirns.[73] Das Denken veränderte die Hirnsubstanz.

Andere Forscher beobachteten in bildgebenden Studien ähnliche Effekte bei der erfolgreichen psychotherapeutischen und medikamentösen Behandlung psychischer Störungen. Eine (verhältnismäßig große) aktuelle Studie, die fünfundzwanzig Personen mit posttraumatischer Belastungsstörung (PTBS) mit zweiundzwanzig Kontrollprobanden verglich, wies nach, dass bei den Patienten, deren PTBS-Symptome sich verschlimmerten, eine stärkere Atrophie (Volumenverringerung) des Hirnstamms sowie der Stirn- und Schläfenlappen vorlag.[74] Weitere Studien über die neurobiologischen Folgen psychischer Traumata sowie anders gelagerter Erfahrungen zeigten ebenfalls, dass nicht nur das, was wir erleben, sondern auch der Akt des Denkens an sich unser Gehirn verändert.

Na und? Ganz gleich, was man Ihnen erzählen mag: Bislang ist die Wissenschaft nicht in der Lage, auf der Grundlage der funktionellen Hirnbildgebung zuverlässige, klinisch hilfreiche Vorhersagen bezüglich der Reaktionen auf Verhaltensinterventionen, also Therapiemaßnahmen, zu treffen. Ich weiß, dass zahlreiche Suchtbehandlungszentren Positronenemissionstomographien (PET) und fMRI-Scans an ihren Patienten durchführen lassen, und vielleicht werden diese Untersuchungen sich in der Behandlung von Suchterkrankungen schon sehr bald als nützlich erweisen. Eines aber ist klar: Derzeit (das heißt, im Jahre 2013) ist der routinemäßige Einsatz dieser bildgebenden Diagnostik in der Behandlung von Suchtstörungen und Craving durch nichts gerechtfertigt. Natürlich kann man sich leichter vorstellen, dass ein Verhalten das Gehirn beeinflusst, wenn die Bildgebung Veränderungen nachweist, das heißt, wenn die Bilder bestätigen, dass die untersuchten Phänomene ein biologisches Korrelat haben. Wir müssen uns aber davor hüten, unvernünftige Schlussfolgerungen über das, was die Bilder zeigen, zu ziehen oder anzunehmen, dass die Bildgebung an sich in der Therapie von Menschen, die unter Craving-Anfällen oder Suchtstörungen leiden, von Nutzen sein könnte.

Andererseits dürfen wir den Wert der neurowissenschaftlichen Studien über die Auswirkungen von Verhalten auch nicht bagatellisieren. Je mehr wir über die Korrelation zwischen Verhalten, Aktivitäten und Erfahrungen einerseits und dem Gehirn andererseits wissen, desto besser sind wir in der Lage, ebenjene Aktivitäten und Erfahrungen zu empfehlen, die zur Kontrolle problematischen Verhaltens einschließlich des Cravings beitragen können. Dies ist mitnichten so weit hergeholt, wie es klingen mag, denn viele Interventionen, die man heute erfolgreich zur Behandlung neurologischer und psychischer Erkrankungen einsetzt, wurden auf der Grundlage ihres mutmaßlichen Einflusses auf die Funktionsfähigkeit des Gehirns entwickelt.

Die für die Überwindung des Cravings maßgeblichen Forschungsergebnisse besagen, dass unser Gehirn durch das Denken, durch Aktivitäten und durch Erfahrungen verändert wird. Auch wenn Sie in erster Linie nicht Ihr Gehirn modifizieren, sondern Ihr Leben ändern wollen, kann ein gründlicheres Verständnis der Art und Weise, wie einfache Aktivitäten solche neurologischen Veränderungen herbeiführen, Ihnen dabei helfen, Ihren persönlichen Genesungsplan zu entwerfen.

Die eigentliche Erkenntnis lautet also: Wir können unser Gehirn und seine Substanz denkend verändern. Dies belegen zahlreiche Beispiele bestimmter Psychotherapiemethoden[75], aber auch von Meditation, wie etwa buddhistische Mönche sie pflegen (deren Gehirn während des Meditierens Gammawellen produziert).[76] Eine beeindruckende Bestätigung der «Geist-über-Materie»-These präsentierte Helen Mayberg von der Emory University, indem sie zeigte, dass sich die Hirnveränderungen, die parallel zu einer adäquaten medikamentösen Behandlung der Depression mit Antidepressiva auftreten, auch im Laufe einer erfolgreichen Gesprächstherapie einstellen. Eine Studie der University of Wisconsin, an der sich Mönche beteiligten, die vom Dalai Lama ausgewählt worden waren, ergab, dass das Meditieren die Aktivität der Gehirnwellen dauerhaft positiv verändert.

Mithin können bestimmte gesprächstherapeutische Verfahren das Gehirn heilen; auch die Meditation setzt vorübergehende sowie dauerhafte Veränderungen in Gang. Im nächsten Kapitel werde ich spezifische Empfehlungen für den Umgang mit dem Craving formulieren.

Wie verhält es sich mit dem Thema «positive Gedanken und Gefühle»? Wir haben zwar die Auswirkungen positiver Emotionen auf das Hormonsystem erforscht und auf der Grundlage von bildgebenden Technologien und Hirnwellenanalysen auch Studien über die Einflüsse des positiven Denkens durchgeführt, doch leider steckt diese Forschung noch in den Kinderschuhen (Wissenschaftler konzentrieren sich nun einmal lieber auf Probleme als auf Erfolge). So haben uns beispielsweise EEG- und bildgebende Studien gelehrt, dass positive Emotionen vor allem die Hirnaktivität im linken präfrontalen Kortex anregen, negative Gefühle hingegen den rechten präfrontalen Kortex aktivieren. Eine faszinierende Studie wies sogar nach, dass Entscheidungsprozesse durch positive und negative Gefühle auf unterschiedliche Weise beeinflusst werden; diese Unterschiede können durch fMRI-Bilder des Gehirns sichtbar gemacht werden (Forscher bezeichnen dies als Framing-Effekt).[77]

Doch selbst wenn wir die neurologischen Grundlagen positiver Gefühle und Gedanken nicht restlos durchschauen, sprechen gute Gründe dafür, sich auf sie zu konzentrieren. Eine ganze Disziplin, nämlich die Positive Psychologie, beruht auf der Annahme, dass die Aufmerksamkeit für positive Erfahrungen das Leben der Menschen deutlich verändern kann. Zufriedene Menschen funktionieren besser als unzufriedene; sie sind produktiver und scheinen, wie etliche Studien zeigen, sogar länger zu leben. Die Erforschung der psychischen Befindlichkeit zeigt, dass positive Emotionen nicht nur unsere Denk- und Erinnerungsfähigkeit verbessern, sondern auch den Umgang mit anderen Menschen erleichtern – Fähigkeiten, die für die Bewältigung von Craving-Attacken ungemein wichtig sind. Der bloße Akt gewissenhaften Handelns beispielsweise verbessert die Fähigkeit, sich von negativen Emotionen zu distanzieren und zu erholen.[78] Die Forschung zeigt auch, dass positive Emotionen die Resilienz, positives Denken, das Gedächtnis, die sozialen Beziehungen und die kognitive Leistungsfähigkeit verbessern. Wahrscheinlich haben Sie selbst schon einmal gehört, dass depressive Menschen in eine Abwärtsspirale hineingezogen werden. Nun, was ich hier beschreibe, ist eine Aufwärtsspirale, und sie allein sollte Grund genug für Sie sein, alles in Ihrer Macht Stehende zu tun, um Ihre Gedanken und Gefühle auf positive Erfahrungen zu konzentrieren.

Aktivitäten verändern das Gehirn

Auch Aktivitäten üben einen nachweisbar verändernden Einfluss auf das Gehirn aus. So können Erwachsene in fortgeschrittenem Alter durch körperliche Bewegung ihre Denk- und Gedächtnisleistungen verbessern. In zahlreichen Studien hat man an Tieren wie auch an Menschen die Beziehung zwischen körperlicher Fitness und der Fähigkeit, klar zu denken, erforscht. Eine aktuelle Meta-Analyse von achtzehn einschlägigen Studien ergab, dass körperliche Fitness die kognitiven Fähigkeiten verbessert; optimiert werden insbesondere die exekutiven Hirnfunktionen, die eine entscheidende Rolle bei der Entwicklung von Suchterkrankungen und im Genesungsprozess spielen (siehe 3. Kapitel).[79] Für den Nutzen, den das Gehirn aus körperlicher Betätigung zieht, gibt es zahlreiche weitere Beispiele. Diejenigen Hirnregionen, die für bestimmte Aktivitäten zuständig sind, verändern sich abhängig davon, wie oft sie benutzt werden. Bei Geigern ist zum Beispiel das für die Greifhand zuständige Gehirnareal größer als der Bereich für die Bogenhand. Und natürlich ist der Anteil an Hirnsubstanz, die die Greifhand des Geigers unterstützt, bei Geigern wesentlich größer als bei Menschen, die nicht Geige spielen. Die komplexen Bewegungen der Greifhand führen also tatsächlich zu Veränderungen der Gehirnstruktur. Diese vollziehen sich sogar bei Menschen, die das Geigen erst in fortgeschrittenem Alter erlernen. In der Jugend mag es zwar einfacher sein, das Gehirn durch Aktivitäten zu modifizieren und zu verbessern, zu spät dafür aber ist es nie!

Erfahrungen verändern das Gehirn

Im 2. Kapitel haben wir erfahren, dass Phineas Gage infolge der Verletzung durch eine Eisenstange, die sein Gehirn durchgebohrt hatte, in seiner Urteils- und Entscheidungsfähigkeit erheblich beeinträchtigt war. Mit den gleichen Folgen ist unter Umständen nach Schlaganfällen und bestimmten Erkrankungen zu rechnen. Wir können uns unschwer vorstellen, dass Schädigungen des Gehirns unsere Gedanken, Gefühle und das Verhalten verändern. Doch können auch Erfahrungen als solche die Gehirnsubstanz modifizieren und Einfluss auf unsere Entscheidungsfähigkeit ausüben? Jede Wette!

Das bekannteste Beispiel ist die posttraumatische Belastungsstörung (PTBS). Das Erleben des Traumas führt im Gehirn der Betroffenen (die häufig gar keine körperlichen Verletzungen erlitten haben, sondern lediglich der Gefahr solcher Verwundungen ausgesetzt waren) zu erheblichen Schädigungen. Kriegsveteranen mit posttraumatischer Belastungsstörung sind Verwundete! Ihr präfrontaler Kortex ist schlechter durchblutet, der Hippocampus weist strukturelle Schädigungen auf, und die Amygdala (die bekanntlich die Funktion hat, Gedanken mit Emotionen, insbesondere mit Angst, zu verknüpfen) ist überaktiv. Die Kriegserlebnisse dieser Menschen haben ihr Gehirn verändert, und zwar nicht nur vorübergehend. Zwischen Menschen mit posttraumatischer Belastungsstörung und Personen, die körperliche Hirnverletzungen erlitten haben, bestehen bemerkenswerte Ähnlichkeiten.

Wichtiger noch: Wir wissen heute, dass sich das Gehirn im Laufe der Genesung von einer posttraumatischen Belastungsstörung erheblich verändert. So können ehemalige Frontkämpfer nachweislich von der sogenannten Expositionstherapie profitieren. Dieses Behandlungsverfahren konfrontiert die Patienten nach und nach, auf kontrollierte, ungefährliche Weise und in sicherer Umgebung mit traumarelevanten Bildern und Gedanken. Im Laufe dieser Therapie schwächt sich die Aktivität der Amygdala eindeutig ab.

Dass Kindheitserfahrungen die Entwicklung des Gehirns negativ und positiv beeinflussen, ist in Hülle und Fülle belegt. Armut, Misshandlung, emotionaler und psychischer Missbrauch, sexueller Missbrauch und Vernachlässigung wirken auf das Gehirn genauso ein wie Liebe, Mitgefühl und einfühlsame soziale Interaktionen. Kleinkinder, mit denen viel gesprochen wird, sprechen auch selbst früher als Gleichaltrige, die die menschliche Sprache in erster Linie durch das Fernsehen kennenlernen. Dass therapeutische Frühinterventionen die Intelligenz und das allgemeine Funktionieren verbessern, ist noch Jahrzehnte später nachweisbar.

Wir haben gute Gründe anzunehmen, dass all diese Beobachtungen und Erkenntnisse auch für das Craving relevant sind. Eines der Hauptziele dieses Buches besteht deshalb darin, Ihnen zu helfen, Ihre Gedanken, Aktivitäten und Erfahrungen so zu verändern, dass Sie sich von Craving-Attacken und den damit zusammenhängenden selbstzerstörerischen Verhaltensweisen befreien können. Die Maßnahmen, die ich Ihnen in den folgenden Kapiteln nahelege, werden Ihnen helfen, das Craving zu lindern, Ihr Verhalten zu verbessern und genügend Widerstandskräfte zu entwickeln, um mit Stress und anderen Faktoren, die das Craving begünstigen, besser umzugehen und den Drang, Ihrem Verlangen nachzugeben, zu beherrschen.

6 Spiritualität und Genesung

Wie Zwölf-Schritte-Programme und andere spirituelle
Ansätze das Craving reduzieren

> «Unter all meinen Patienten jenseits der Lebensmitte,
> das heißt jenseits 35, ist nicht ein einziger, dessen endgültiges
> Problem nicht das der religiösen Einstellung wäre.»
>
> *C. G. Jung (GW Bd. XI, § 509)*

Zwischen Religion, Spiritualität und Sucht besteht ein tiefer Zusammenhang. Zahlreiche bedeutende Religionen verbieten den Konsum von Rauschmitteln oder raten davon ab. *Spiritus contra Spiritum*, das klassische Diktum, das Carl Gustav Jung in seinem Brief an den Mitgründer der Anonymen Alkoholiker, Bill Wilson, zitierte, bringt das Verhältnis zwischen Weingeist und Geist auf den Punkt. Jung erläuterte Wilson, dass im Lateinischen ein und dasselbe Wort «für die höchste religiöse Erfahrung wie auch für das am meisten erniedrigende Gift» stehe.[80]

Andererseits sind berauschende Substanzen oder Verhaltensweisen, die die Herstellung tieferer spiritueller Erfahrungen erleichtern sollen, fester Bestandteil zahlreicher Religionen sowie mystischer und spiritueller Rituale. Denken Sie nur an die wichtige Rolle, die der Wein in der christlichen Messfeier spielt, der Tabak bei den Riten der amerikanischen Ureinwohner oder der Cannabis bei den Ritualen der Sadhus, der Hindu-Heiligen. Ich habe auch Patienten kennengelernt, auf deren Leiden am ehesten die Bezeichnung «Religionssucht» zutrifft, Menschen, die zutiefst deprimiert und verzweifelt sind, ihre religiösen Aktivitäten in extremem Umfang praktizieren und nach und nach allem entsagen, was ihnen einmal wichtig war. Wenn sie versuchen, diese religiöse Praxis einzuschränken, scheitern sie, weil sie von ihrer Obsession nicht lassen können.

Solche Fälle sind zwar extrem selten, haben aber für die Leidenden selbst und für ihre Familien verheerende Folgen.

Darüber hinaus rücken nicht wenige Methoden zur Behandlung von Suchterkrankungen spirituelle und bisweilen auch religiöse Erfahrungen ins Zentrum. Ein Beispiel sind die nicht-religiösen Zwölf-Schritte-Gemeinschaften der Anonymen Alkoholiker und der Anonymen Narkotiker. Andere, rein religiös orientierte Organisationen kombinieren Zwölf-Schritte-Programme mit dem Bekenntnis zum Glauben, zum Beispiel die christliche Gemeinschaft «Celebrate Recovery», die in den frühen 1990er-Jahren gegründet wurde. Dieser kurze Überblick bestätigt die seit alters her überkommene tiefe Verbindung zwischen Religion, Spiritualität und Suchtverhalten.

Der Psychiater C.G. Jung beschäftigte sich in den ersten Jahrzehnten des 20. Jahrhunderts ebenso wie viele andere herausragende Denker mit Ideen, die unter seinesgleichen wenig Anklang fanden. Vor allem untersuchte er die Beziehung zwischen Spiritualität und menschlicher Psyche. Seine Überlegungen (die ich hier stark vereinfacht wiedergebe) trugen später, kombiniert mit den Methoden einer quasi-religiösen Bewegung, die unter dem Namen Oxford-Gruppe bekannt wurde, zur Gründung der Gemeinschaft der Anonymen Alkoholiker bei. Jung wurde nicht müde zu betonen, dass wir *die großen Lebensprobleme nie auf immer lösen, sondern sie nur überwinden können, indem wir uns weiterentwickeln.* Diese Entwicklung führt uns auf neue Bewusstseinsebenen, die an die Stelle alter Probleme zuvor unbekannte, allgemeinere Interessen treten lassen. Mit dem Beschreiten dieser neuen Richtung rücken die ursprünglichen Schwierigkeiten in den Hintergrund.

Damit ist in mancherlei Hinsicht auch die Technik beschrieben, mit deren Hilfe die Zwölf-Schritte-Gemeinschaften ihre verschiedenartigen Probleme «lösen». Alkoholiker, deren Problem auf den ersten Blick ihre Unfähigkeit zu sein scheint, kontrolliert zu trinken, verschreiben sich einem Lösungsweg, der mit dem Trinken scheinbar gar nichts zu tun hat. Sie richten ihre Aufmerksamkeit auf Altruismus, Hilfsbereitschaft und auf ein allgemeineres spirituelles Ziel – mit dem Ergebnis, dass ihr Verlangen nach Alkohol, ganz ähnlich wie Jung es beschreibt, schwindet. Marc Galanter, Psychiatrieprofessor der New York University und angesehener Experte auf dem Gebiet der Suchtbehandlung, spricht in diesem Zusammenhang von einem «Erleichterungseffekt»: Die Art und Weise, wie Menschen (durch Einbindung in die Gruppe) zu einer spirituellen Bedeutung finden und sie ihren Erfahrungen zuschreiben, kann durch die daraus resultierende Entlastung von psychischem Stress zusätzlich verstärkt werden.

Doch wie funktioniert dies bei Alkoholkranken und anderen Süchtigen, und wie kann es bei Ihnen persönlich funktionieren?

Spiritualität, Religion und Sucht

Diese Frage ist einfacher zu beantworten, wenn wir uns den Unterschied zwischen Spiritualität und Religion klar machen. Es ist wichtig festzuhalten, dass der Begriff Spiritualität nicht eindeutig definiert ist. William Miller von der University of New Mexico, Albuquerque, hat zahlreiche Schriften über die Beziehung zwischen Religion, Spiritualität und Sucht verfasst. Ich halte ihn für den weltweit besten Experten zu diesem Thema. Er erläutert, dass die Begriffe «Religion» und «Spiritualität» in den vergangenen Jahrzehnten zunehmend auseinandergedriftet sind. Vor allem in der US-amerikanischen Bevölkerung ist ein Trend zu beobachten, sich selbst als «spirituell, aber nicht religiös» zu bezeichnen. Interessanterweise entspricht diese Haltung exakt einem der Grundsätze der Anonymen Alkoholiker. Miller betont, dass Spiritualität im modernen psychologischen Denken als eine individuelle Eigenschaft, ähnlich der Persönlichkeit, betrachtet wird, die Religion hingegen als ein soziales Phänomen, das durch Mitgliedschaft, Glauben und religiöse Praxis definiert wird.

Mehrere Studien zeigen, dass Spiritualität und Religiosität bei Menschen, die mit einer Suchtstörung kämpfen, nur sehr schwach ausgeprägt sind; häufig finden die Betroffenen keinen Sinn und keine Bedeutung in ihrem Leben.[81] Dies trifft freilich nicht generell zu. So blieben sämtliche Bemühungen, ausgehend von der Religiosität die Reaktion auf eine Suchtbehandlung vorherzusagen, wenig erfolgreich. Darüber hinaus leiden auch Priester, Pastoren und Kleriker mit tiefer spiritueller Verankerung häufig unter Cravings und/oder Suchterkrankungen. Doch wie dem auch sei – Menschen, die sich wegen einer Suchtstörung in Therapie begeben, zeichnen sich im Allgemeinen nicht durch eine tiefe Spiritualität aus.

Mithin können wir zwei klare Ergebnisse festhalten: Religiöse Menschen entwickeln seltener eine Suchtstörung, während Suchtkranke, die um Behandlung nachsuchen, zu geringerem Grad religiös und spirituell geneigt sind. Welche Schlussfolgerungen können wir daraus ziehen? Erstens hat die Religion eine (wenngleich nicht restlos) schützende Wirkung. Und zweitens ist eine gering ausgeprägte Spiritualität ein Risikofaktor, der die Entwicklung einer Suchtstörung begünstigt. Etliche meiner Mentoren bei Duke (Keith Meador, Harold Koenig und Dan Blazer) veröffentlichten 1994 eine Studie, in der sie die Korrelation zwischen religiöser Aktivität und Rauschmittelkonsum bei annähernd 3.000 Personen untersuchten.[82] Sie stellten fest, dass die Wahrscheinlichkeit, Alkohol im Übermaß zu trinken oder alkoholabhängig zu werden, bei Menschen, die mindestens einmal pro Woche die Messe besuchten, um ein Drittel geringer war als bei Personen, die nie zur Kirche gingen. Gebet und religiöse Studien korrelierten mit einer mehr als 40%igen Reduzierung des Risikos, in den vergangenen sechs Monaten an einer Alkoholstörung gelitten zu haben. In Amritsar, Indien, untersuchten Forscher von der Harvard University eine dreimonatige stationäre Suchtbehandlung mit dem Kundalini-Yoga als zentraler Therapiekomponente. Die Analyse der Genesungsindikatoren ergab, dass die Patienten von der Therapie beträchtlich profitierten.[83] Eine andere Untersuchung, an der US-amerikanische College-Studenten muslimischen Glaubens teilnahmen, kam zu dem Ergebnis, dass eine religiöse Lebensführung vor Alkoholmissbrauch schützt, die Billigung des Alkoholkonsums durch die Eltern hingegen einen Risikofaktor darstellt. Unter diesen muslimischen College-Studenten war der Anteil derjenigen, die Alkohol tranken, signifikant geringer als unter ihren nicht-muslimischen Kommilitonen, aber höher als der Anteil in Ländern mit überwiegend muslimischer Bevölkerung.[84] Etliche Studien wiesen auch eine Korrelation zwischen der Zugehörigkeit zur Gemeinschaft der Anonymen Alkoholiker und der Abstinenz nach.[85]

Der Einfluss, den die Religion auf den Konsum von Rauschmitteln ausübt, ist indes nicht durchweg positiv. Offenbar besteht eine Korrelation zwischen dem Anhören / Anschauen von religiösen Radiosendungen oder entsprechenden Fernsehprogrammen und dem aktiven Trinken; mindestens eine Studie über Fürbittengebete (in denen Gläubige Gott bitten, anderen Menschen beizustehen) wies nach, dass Alkoholiker, die wussten, dass für sie gebetet wurde, ihren Konsum im Laufe von sechs Monaten sogar steigerten.[86]

Bislang ist es uns nicht gelungen, auf streng wissenschaftliche Weise zu belegen, dass tatsächlich die Spiritualität den Mechanismus darstellt, der für die Genesung, zum Beispiel bei Zwölf-Schritte-Programmen, ausschlaggebend ist. Suchtkranke, die mit Hilfe solcher Programme genesen sind (das heißt, abstinent leben und sich dabei wohlfühlen), vertreten allerdings aufgrund ihrer persönlichen Erfahrung mehrheitlich die Überzeugung, dass die Spiritualität in ihrem Fall den Ausschlag gab. Kleinere Studien (darunter einige sehr gute[87]) deuten auf den Zusammenhang hin, doch um ihn zu beweisen, ist weitere Arbeit vonnöten. Vom wissenschaftlichen Standpunkt aus betrachtet, können wir nach wie vor nicht sagen, ob eine Bekehrung zum Glauben oder eine Intensivierung religiöser Aktivitäten das Risiko des Substanzmissbrauchs verringert oder die Genesungschance erhöht; zweifellos aber entspricht es der Erfahrung vieler Menschen, die diesen Weg zur Genesung beschritten haben. In der Behandlung von Menschen, die unter Craving leiden, habe ich persönlich die Erfahrung gemacht, dass diejenigen, die sich an spirituellen Ansätzen orientieren, das Suchtverlangen erfolgreicher überwinden und ein zufriedeneres, erfüllteres Leben führen als Kranke, die nicht zur Spiritualität finden. Freilich gibt es immer auch Ausnahmen.

Durch zahlreiche Studien belegt ist indes der heilsame Einfluss der Teilnahme an Meetings der Anonymen Alkoholiker. Emrick und seine Mitarbeiter führten eine Meta-Analyse über einschlägige Wirksamkeitsstudien durch und gelangten zu dem Schluss, dass die Mitglieder von AA-Gruppen mit höherer Wahrscheinlichkeit auf eine Suchttherapie ansprechen.[88] Humphreys und sein Team untersuchten nicht-behandelte Alkoholiker und stellten fest, dass die Häufigkeit des Besuchs von AA-Gruppen innerhalb der ersten drei Jahre nach Entgiftung die Abstinenz nach acht Jahren voraussagte.[89] Diese und zahlreiche weitere Studien bestätigen, dass Zwölf-Schritte-Programme für eine erfolgreiche Genesung von immenser Bedeutung sind.

Natürlich wäre es vermessen, die Erfahrung tausender Menschen zu ignorieren, die sich durch die Hinwendung zur Spiritualität von dem Zwang, ihrem Suchtverlangen nachzugeben, befreien konnten. Meiner Ansicht nach ist es nur eine Frage der Zeit, bis wir in der

Lage sein werden, diese Erfahrungen wissenschaftlich zu erklären. Warum also nicht schon vorher ausprobieren, was sich für diese Gruppen so gut bewährt hat?

Ich akzeptiere, dass es vielen Menschen absolut unvorstellbar erscheint, sich spirituell oder gar religiös orientierten Gemeinschaften anzuschließen. Meiner Erfahrung nach ist die Sucht als solche mitunter ein Faktor, der diese Einstellung begünstigt. Dennoch entwickeln nicht wenige dieser Skeptiker irgendwann ein Interesse an spirituell orientierten Programmen, vor allem wenn ihnen klar wird, dass Spiritualität etwas zutiefst Persönliches ist und ihr der Grundsatz «Sei dir selber treu» zugrunde liegt.

Für diejenigen aber, die traditionelle Methoden eher ablehnen, gibt es andere Verfahren, die ihnen möglicherweise helfen. Als Beispiele nenne ich SMART-Recovery, ein Programm, das die Eigenständigkeit und die selbstgelenkte Veränderung ins Zentrum rückt, sowie Women for Sobriety (WFS), eine Gemeinschaft, die Weiterentwicklung, Positivität, Liebe, Begeisterungsfähigkeit und Verantwortlichkeit betont. Die Vereinigung der Secular Organizations for Sobriety (SOS) sieht die Genesung unabhängig von jeder Religion und Spiritualität und schreibt dem Vertrauen in eine «höhere Macht» keinerlei Bedeutung zu. Leider wird von den Befürwortern dieser unterschiedlichen Methoden eine Menge Energie verschwendet, indem sie sich zum einen gegenseitig Konkurrenz machen und zum andern die Zwölf-Schritte-Programme verunglimpfen. Ein gewichtiger Nachteil dieser alternativen Ansätze besteht gerade darin, dass sie sich weniger durch ihre eigenen Stärken definieren als vielmehr in erster Linie durch ihre Gegnerschaft zu Zwölf-Schritte-Programmen und ihre Abgrenzung davon. Über ihre Selbstdefinition-per-Opposition sind diese neuen, potentiell hilfreichen Bewegungen bisher nicht hinausgelangt. Sie müssten eine ganz ähnliche Entwicklung vollziehen wie die dritte Welle des Feminismus, die eine Eigenständigkeit des feministischen Denkens mit sich brachte, die der zweiten Welle fehlte; ich hoffe sehr, dass ihnen dies gelingen wird. Gleichwohl ist die Fähigkeit, sich auf ein Programm einzulassen und es dauerhaft durchzuhalten, nach meiner Erfahrung die wichtigste Variable; eine geeignete Gemeinschaft zu finden, mitzumachen und dabeizubleiben ist das, worauf es ankommt.

Diese Methoden haben gewisse Kernbestandteile gemeinsam, die den Umgang mit Craving-Attacken und Suchtverhalten erleichtern können. Ihnen wenden wir uns im Folgenden zu. Prüfen Sie selbst, ob die eine oder andere Maßnahme für Sie persönlich geeignet ist.

Strategien zum Umgang mit Craving-Attacken

Ein Gefühl der Zugehörigkeit aufbauen

Ob jemand die Treffen der Anonymen Esssüchtigen oder der Weight Watchers besucht, ob er in einer Kirche, in einer Moschee, in einem Tempel oder einer Synagoge betet – eine wichtige Antriebskraft für positives, heilsames Verhalten ist das Gefühl der Zugehörigkeit, das Gefühl, seinen Platz gefunden zu haben. Auch virtuelle Gemeinschaften im Internet können hilfreiche Dienste leisten, doch nach meiner Erfahrung bleiben sie ein Behelf. Gehen Sie aus dem Haus, besuchen Sie eines dieser Gemeinschaftsmeetings und bringen Sie sich ein, beteiligen Sie sich! Denken Sie daran, dass sich in den oben erwähnten Studien über die Zusammenhänge zwischen Abstinenz und religiöser Aktivität die Beteiligung und das Engagement als ausschlaggebend erwiesen haben. Ähnliche Untersuchungen über Zwölf-Schritte-Programme bestätigen, dass der Besuch der Meetings zwar auch an sich hilfreich sein kann, aber nichts über die aktive Beteiligung geht. Es gibt sogar Forschungsergebnisse, auf deren Grundlage man behaupten kann, dass die aktive Teilnahme an einem Programm den Erfolg zuverlässiger vorhersagt als das Programm an sich.[90]

Finden Sie Menschen mit einem ähnlichen Problem

Es ist hilfreich, wenn die Menschen, die Sie in den Gruppen kennenlernen, ihr Problem bereits gelöst haben – allerdings, ob Sie es glauben oder nicht: Es ist nicht unbedingt entscheidend. Eine grundlegende Entdeckung in der Geschichte der Entwicklung des Zwölf-Schritte-Programms für Alkoholiker war die Erkenntnis des AA-Mitbegründers Bill Wilson, dass er selbst nüchtern bleiben konnte, auch wenn die Menschen, denen er zu helfen versuchte, dem Alkohol nicht widerstehen konnten. Solange diese Menschen noch keinen Weg gefunden hatten, von ihrem Suchtdruck loszukommen, war es natürlich wichtig, ihnen zu helfen. Bill wurde klar, dass der

Versuch, anderen beizustehen, sein eigenes Verlangen nach Alkohol dämpfte – unabhängig davon, ob seine Bemühungen Erfolg hatten oder nicht. Sollten Sie kokainsüchtig sind, wäre es freilich keine gute Idee, sich in der Gesellschaft aktiver Konsumenten zu tummeln. Zeit mit Menschen zu verbringen, die von ihrer Kokainabhängigkeit genesen sind, kann Ihnen aber unglaublich guttun. Weil die Kraft der Gruppe so maßgeblich dazu beiträgt, dem Suchtdruck die Stirn zu bieten, habe ich das gesamte folgende Kapitel der Bedeutsamkeit der Gruppen als Antriebskraft für die Genesung und Befreiung von Craving-Attacken gewidmet.

Machen Sie eine Verhaltensinventur

Ich habe auch mit Menschen gearbeitet, die ihre selbstdestruktiven Verhaltensweisen schlicht zu ignorieren versuchten, «einfach nicht mehr daran denken» oder sich von ihnen ablenken wollten. Den meisten dieser Menschen ist es nicht gelungen, das Craving zu überwinden. Der Vorsatz: «Morgen mache ich es besser», funktioniert nicht. Die Überlegung: «Solange es niemand sieht, kann ich mich getrost vollstopfen», ist widersinnig. Die Kalorienzufuhr zeitigt ihre Folgen, und nachdem Sie dem Drang abermals nicht widerstanden haben, setzen Ihnen auch Schuld- und Schamgefühle aufs Neue zu.

Die psychischen und spirituellen Konsequenzen selbstdestruktiver Verhaltensweisen sind gleichfalls alles andere als flüchtige, vorübergehende Unannehmlichkeiten. Sie können diese Probleme nicht ein für alle Mal aus der Welt schaffen oder einfach ignorieren. Sie müssen sich weiterentwickeln und Ihren Problemen entwachsen. Das setzt aber voraus, dass Sie sie zur Kenntnis nehmen. Die Wunde muss, ähnlich wie ein Abszess, gereinigt werden, damit sie heilen kann. Viele Menschen gehen diesem Prozess aus dem Weg, weil er beschwerlich ist oder weil sie fürchten, dass die Auseinandersetzung mit der Vergangenheit sie emotional herunterziehen wird. Es ist aber ein Unterschied, ob Sie über das, was Sie gestern getan haben, nachsinnen und Ihre Gedanken niederschreiben oder ob Sie sich in Ihrem Elend suhlen.

Eine Methode, die den Nikotinsüchtigen unter meinen Patienten geholfen hat, besteht darin, jede Zigarette oder jede Prise Schnupftabak auf einem Blatt Papier zu protokollieren. Sie können Ihre

Zigarettenpackung in dieses «Protokoll» einwickeln oder es mit einem Gummiband an der Schnupftabakdose befestigen. Wann immer sie zur Zigarette greifen, notieren Sie die Tageszeit, den Kontext (allein, in Gesellschaft, im Restaurant und so weiter) und die «Dringlichkeit des Verlangens». Letztere bewerten Sie auf einer Skala von 1 bis 3; 1 steht für «nicht sehr wichtig / hätte mir nicht gefehlt» und 3 für «sehr wichtig / hätte mir gefehlt». Pro Tag füllen Sie ein Blatt aus, und kurz vor dem Tag, an dem sie aufhören wollen, sehen Sie all die Protokolle zusammen mit einem Helfer durch, um hochriskante Situationen und Trigger zu identifizieren und Strategien für einen erfolgreichen Umgang damit zu entwickeln.[91]

Auch über erfolgreiche Diäten ist seit langem bekannt, dass die Betreffenden wesentlich leichter abnehmen, wenn sie über jedes Nahrungsmittel, das sie verzehren, Buch führen. Die moderne Technik bietet entsprechende Hilfsmittel an. Nicht wenige Patienten haben zum Beispiel von digitalen Schrittzählern oder von Smartphone-Apps profitiert, die den Kaloriengehalt von Nahrungsmitteln anzeigen oder das Körpergewicht und den Body-Mass-Index protokollieren.

In zahlreichen Religionen spielen die Gewissenserforschung oder die Beichte in dieser oder jener Form eine bedeutsame Rolle; analog dazu betonen Zwölf-Schritte-Programme die Notwendigkeit, in sich zu gehen, eine persönliche Inventur zu machen und seine Erkenntnisse mit einem Menschen, dem man vertraut und der uns nicht verurteilt, zu besprechen. Unter dem Strich heißt dies: Wenn Sie sich zu einer persönlichen Inventur entschließen, sollten Sie Ihre Einsichten und Überlegungen schriftlich festhalten und sie mit einer Person Ihres Vertrauens erörtern. Damit komme ich zu meinem nächsten Punkt.

Sich zur Rechenschaft verpflichten

Wenn Sie unbedingt versuchen wollen, ganz allein, in aller Heimlichkeit, mit dem Rauchen aufzuhören, weniger zu essen oder nicht mehr zu trinken: Viel Glück! Sie machen es sich unnötig schwer und verringern Ihrer Erfolgschance ganz beträchtlich. Es gibt vielerlei Gründe, weshalb manche Menschen es vorziehen, ihre Ambitionen für sich zu behalten, statt sich gegenüber einer Vertrauensperson zur Rechenschaft zu verpflichten. Zu den häufigsten

Beweggründen zählen Peinlichkeit, Scham und Angst: «Was passiert, wenn ich es wieder nicht schaffe?» Solche Überlegungen können Ihre Versuche, abstinent zu bleiben, gravierend erschweren. Ich habe erlebt, dass sich Menschen jahrzehntelang mit diesem verzerrten Denken plagten, ohne sich davon distanzieren zu können. Tatsächlich werden Sie exakt so oft «scheitern», wie es notwendig ist, um am Ende erfolgreich zu sein. Die geheime Wahrheit über das Scheitern lautet: Es ist nur die halbe Geschichte. Nasreddin Hoca, ein Sufi, der im 14. Jahrhundert im heutigen Anatolien lebte, soll gesagt haben, dass ein gutes Urteil auf der Erfahrung beruhe, die Erfahrung aber beruhe auf falschen Urteilen. Wenn Sie die Empfehlungen, die Sie in diesem Buch finden, in die Tat umzusetzen versuchen, werden Sie aus jedem Ihrer vermeintlichen Fehlschläge eine Lehre ziehen und es beim nächsten Versuch anders machen. Damit erhöhen Sie Ihre Erfolgschance ganz beträchtlich. Mit jemand anderem über Ihre Bemühungen zu sprechen und ihm Rechenschaft abzulegen erleichtert Ihnen diesen Prozess. Blindlings zu experimentieren oder der Realität auszuweichen wird schwerlich zum Erfolg führen.

Ein weiterer Grund, weshalb Menschen ihre Ziele vor anderen geheim halten, ist ihre Überzeugung, es allein schaffen zu können. Nicht selten liegt dieser Vorstellung die wiederholte Erfahrung zugrunde, missliebige Verhaltensweisen ohne fremde Hilfe abgestellt zu haben. «Warum sollte es diesmal anders sein?» Jeder kennt den Witz: «Natürlich kann ich aufhören zu rauchen – es ist mir schon hundert Mal gelungen!» Im 3. Kapitel haben wir die verschiedenen kognitiven Verzerrungen kennengelernt, die uns zu falschen Schlussfolgerungen veranlassen, wenn wir unsere Erfahrung beurteilen und Entscheidungen treffen wollen. Diese Verzerrungen des Denkens können die gesunde Entscheidung, sich aus freien Stücken zur Rechenschaft zu verpflichten, vereiteln. Wenn Sie mit dem Gedanken spielen, Ihr problematisches Verhalten aus einem der oben erläuterten Gründe ohne Hilfe, ganz allein, abzustellen oder zu kontrollieren, sollten Sie vielleicht in Erwägung ziehen, sich von einem völlig fremden Menschen begleiten zu lassen. In Online-Communities beispielsweise finden Sie anonyme Kontaktmöglichkeiten in Hülle und Fülle – sicherlich kein idealer Anfang, aber ein erster Schritt, andere an Ihrem Genesungsprozess teilhaben zu lassen.

Meditieren Sie

Mehrere Studien haben einen Zusammenhang zwischen dem Meditieren, insbesondere der sogenannten Achtsamkeitsmeditation, und dem erfolgreichen Umgang mit Craving-Anfällen nachgewiesen. Das Meditieren hat bereits zahllosen Menschen geholfen, Stress, Schmerz und Angst zu lindern. Außerdem wurde es überaus erfolgreich zur Behandlung des Cravings eingesetzt. Eine aktuelle randomisierte und kontrollierte Studie über achtsamkeitsgestützte Rückfallprävention, an der 168 Suchtkranke teilnahmen, belegte eine signifikante Besserung des Umgangs mit Craving in der Achtsamkeitsgruppe.[92] Eine weitere Untersuchung mit 248 stationär behandelten Suchtkranken ergab, dass diejenigen Patienten, die sich an der Qigong-Meditation beteiligten, die Behandlung mit höherer Wahrscheinlichkeit durchhielten; zudem litten sie seltener unter Craving-Anfällen als die Patienten, die an der SMART-Therapie (Stress Management and Relaxation Training) teilnahmen.[93] Als Methode der Stresslinderung (Stress und Craving hängen, wie Sie sich erinnern, direkt miteinander zusammen) haben Meditationsübungen eine außerordentlich stabile Evidenzbasis; in Zwölf-Schritte-Programmen erfüllen sie eine zentrale Funktion. Wenn Ihnen das Meditieren nicht vertraut ist, empfehle ich Ihnen als einleitende Lektüre die Schriften von Jon Kabat-Zinn. Sein Buch *Achtsamkeit für Anfänger* ist eine phantastische Einführung in die Achtsamkeitskeitsmeditation. Jedem, der unter Cravings leidet, sei diese Methode ans Herz gelegt.

Um Hilfe bitten – lernfähig bleiben

Ich habe die Erfahrung gemacht, dass es Frauen nicht leicht fällt, andere um Hilfe zu bitten. Männern aber fällt es extrem schwer. Das «männliche Antwortsyndrom» (MAS) ist zwar keine offizielle Diagnose, doch eine gewisse Korrelation männlichen Verhaltens lässt sich nicht von der Hand weisen. Gut möglich, dass es sich in der Vergangenheit als Selektionsvorteil bewährt hat, für die Genesung von Suchtstörungen aber erweist es sich als Hindernis. Wenn Sie sich im Besitz aller Antworten glauben, werden Sie kaum bereit sein, sich Alternativen anzuhören. Im 3. Kapitel haben wir diesen «Bestätigungsfehler» kennengelernt und erfahren, dass wir unsere Aufmerksamkeit tendenziell auf Fakten konzentrieren, die unsere eigene Theorie bestätigen, und alle Beweise des Gegenteils ignorieren. Diese kognitive Verzerrung kann Männer wie auch Frauen in ihrer Fähigkeit zu lernen beeinträchtigen oder sie sogar unbelehrbar machen. Sie bewirkt, dass die wichtigste Empfehlung überhaupt, also der Ratschlag, der Ihnen wahrscheinlich entscheidend helfen würde, nicht die verdiente Aufmerksamkeit erhält, weil Ihr Gehirn ihn ausblendet. Sprechen Sie mit anderen Menschen, die das Craving überwunden haben! Fragen Sie sie: «Wie hast du es geschafft?»; «Was hat dir geholfen und was nicht?» Fragen Sie auch: «Kannst du mir helfen?» Fragen Sie so lange, bis Sie Ihr problematisches Verhalten überwunden haben. Hören Sie nicht auf, auch weiterhin Fragen zu stellen, die Ihrer Genesung zuträglich sein können.

Dinge mit anderen Augen sehen

Brooke Musterman schreibt in ihrem wunderbaren Buch *Reptiles on Caffeine*, in dem sie über ihre Arbeit mit und für Koffeinsüchtige berichtet:

> «Die Voraussetzung dafür, dass wir das Reptilienverhalten überwinden können, besteht darin, den Hirnstammmodus zu verlassen und anzufangen, mit den höheren Hirnregionen zu denken – durchaus naheliegend und scheinbar ganz einfach, in Wirklichkeit aber oft unendlich schwierig. Es gibt allerlei verschiedene Möglichkeiten, es zu schaffen. […] Man kann Selbstgespräche führen und ein ‹Reframing› der Situation, wie die Psychologen es nennen, vornehmen – das heißt, ich trete einen Schritt zurück und sehe mir das, was passiert, objektiv an, statt mein Verhalten an dem zu orientieren, was ich mir in meiner Phantasie ausgemalt habe.»[94]

Brooke ist weder Psychologin noch Verhaltenscoach. Sie ist eine Barista (und eine großartige Schriftstellerin) und schildert, was sie mit tausenden Koffeinsüchtigen erlebt hat, für die sie in einer Espressobar Kaffeegetränke zubereitete. Sie hat sich über das Reptiliengehirn kundig gemacht (siehe 2. Kapitel) und beobachtet, dass häufig ein Wechsel der Perspektive dafür sorgt, dass man statt einer automatischen, durch das Reptiliengehirn gesteuerten Entscheidung eine durchdachte, reife, gesunde Entscheidung treffen kann. Freilich, nicht immer kann man eine Sache «mit anderen Augen» betrachten und zu der Klarheit finden, die notwendig wäre, um sich zu gesunden, positiven Entscheidungen durchzuringen. Das ist der Grund, weshalb auch diese Methode nicht in einem sozialen Vakuum funktioniert. Sehr oft aber besteht der Unterschied zwischen der Befriedigung des süchtigen Verlangens und seiner Überwindung lediglich darin, dass man die Perspektive wechselt, tief durchatmet und die Sache einfach mit anderen Augen sieht.

Helfen Sie anderen – praktizieren Sie Nächstenliebe

> «Dann werden Sie die volle Bedeutung des Wortes erkennen:
> ‹Liebe deinen Nächsten wie dich selbst.›»
>
> ANONYME ALKOHOLIKER, DAS BLAUE BUCH

Als aussichtsreiche Strategie im Kampf gegen das Craving leuchtet Ihnen diese Empfehlung vermutlich nicht unmittelbar ein. Wahrscheinlich denken Sie: «Anderen helfen, klar, das klingt gut. Nichts spricht dagegen. Aber was hat es mit meinem Suchtdruck zu tun?» Nun, was die Linderung des Cravings anbelangt, so ist die Hilfsbereitschaft ein ungemein einflussreicher Faktor. Vielleicht ist meine Empfehlung, Nächstenliebe zu praktizieren, sogar der allerwichtigste Ratschlag, den Sie in diesem Buch finden. Auf jeden Fall verdient die Nächstenliebe besondere Aufmerksamkeit und natürlich eine gründliche Erläuterung.

Dass Liebe und Hilfsbereitschaft heilsam wirken, steht außer Frage. Die meisten der sogenannten Selbsthilfegruppen und die Mehrzahl der Gemeinschaften, deren Mitglieder sich gegenseitig unterstützen (zum Beispiel die Anonymen Alkoholiker, die Anonymen Narkotiker und sogar die bereits erwähnten Secular Organisations for Sobriety, SOS), unterstreichen die Bedeutsamkeit der Liebe und des Dienstes am Nächsten.

Dank zuverlässiger Untersuchungen wissen wir, dass es der eigenen Gesundheit zuträglich ist, wenn wir anderen helfen, und dass diese Hilfsbereitschaft auch die Wahrscheinlichkeit erhöht, selbst zu genesen.[95] Ich halte es aufgrund meiner therapeutischen Erfahrung für einen groben Fehler, die Bedeutung des Altruismus in der Suchtbehandlung zu bagatellisieren. Bill Wilson, Mitbegründer der Anonymen Alkoholiker, versuchte aktiv, anderen Alkoholabhängigen zu helfen – und blieb selbst nüchtern. Der zweite AA-Gründer, Bob Smith, hatte sich zuvor in der Oxford-Gruppe vergeblich um Abstinenz bemüht. Dass es ihm schließlich dennoch gelang, führte er darauf zurück, dass er sich dem Dienst am Nächsten zuwandte. Selbstzentriertheit, Selbstsucht, Eigennutz und andere Formen der «obsessiven Beschäftigung» mit dem eigenen Ego werden von AA-Mitgliedern als die eigentliche Pathologie des Alkoholismus betrachtet; das Durcharbeiten der Zwölf Schritte und die aktive Teilnahme an der Gemeinschaft sollen dieser Pathologie entgegenwirken. Eine umfassende Darstellung der Gemeinschaft der Anonymen Alkoholiker würde den Rahmen dieses Buches sprengen. Es steht indes außer Frage, dass erfolgreiche AA-Mitglieder eine effektive Strategie entwickelt haben, um ihrem Alkoholdruck zu widerstehen, und dass ein Großteil ihres Erfolgs unmittelbar mit ihrem Grundsatz der Nächstenliebe und ihrer Bereitschaft, anderen zu helfen, zusammenhängt.

Auch Hilfsbereitschaft außerhalb der eigentlichen Selbsthilfegruppe oder einer anderen Gemeinschaft kann die Genesung nachweislich fördern. Stephen Post, Bioethiker der Case Western Reverse University, legte dazu unter dem Titel «Altruism, Happiness and Health: It's Good to Be Good» [«Nächstenliebe, Zufriedenheit und Gesundheit: Es ist gut, gut zu sein»] einen exzellenten Forschungsbericht vor.[96] Er zog den Schluss, dass an der heilsamen Wirkung des Altruismus vermutlich starke evolutionäre, physiologische und psychologische Faktoren beteiligt sind, denn die mehr als fünfzig Studien, die er analysierte, belegten einen Zusammenhang zwischen Gesundheit, Zufriedenheit und sogar Langlebigkeit einerseits und Hilfsbereitschaft andererseits. Jene Untersuchungen wurden von Vertretern unterschiedlichster Disziplinen, zum Beispiel der Endokrinologie, der Immunologie sowie der Alkoholismus- und der Depressionsforschung, durchgeführt. Weitere Studien waren dem Tod und dem Sterben gewidmet, andere wiederum dem sogenannten «Helfer-High», den positiven Gefühlen, die Menschen entwickeln, wenn sie anderen zur Seite stehen. Ich habe mir diese Studien ebenfalls angesehen und stimme Posts Schlussfolgerung zu, «dass wir uns selbst helfen, wenn wir anderen helfen, sofern wir auf die notwendige Balance in unserem Leben achten und uns nicht überfordern».[97]

Unter dem Titel *The Hidden Gifts of Helping* hat Post mittlerweile auch ein großartiges Buch zu diesem Thema veröffentlicht, das ich Ihnen nachdrücklich empfehle.[98]

Eine Untersuchung über Erwachsene im fortgeschrittenen Alter wies Zusammenhänge nach zwischen dem Engagement in einem Ehrenamt und geringeren Graden an Depression, Angst und körperlichen Symptomen.[99] Andere Studien bringen den Altruismus mit einem stärkeren Lebenswillen, stabileren Selbstwertgefühl, größerer Zufriedenheit und besserer psychisch-seelischer Allgemeinverfassung in Verbindung. All diese Vorteile kommen Menschen, die unter Craving leiden, besonders zugute. Einige Studien wiesen sogar nach, dass die Helfenden selbst von ihrem Altruismus stärker profitieren als die Hilfeempfänger – eine Bestätigung des Sprichwortes: «Geben ist seliger denn Nehmen.» Studien über Altruismus und ehrenamtliches Engagement unterstreichen, dass freiwillige Helfer mehrheitlich in einem religiösen Kontext aktiv sind; eingehende Analysen zeigen aber, dass die nicht religiös motivierte ehrenamtliche Arbeit ähnlich positive Einflüsse ausübt.

Leben «Ehrenamtliche» tatsächlich länger? Dieser Frage gingen mehrere Studien auf den Grund – mit gemischten Ergebnissen. Im Großen und Ganzen aber scheint sich die Tendenz abzuzeichnen, dass ehrenamtliche Tätigkeiten oder Altruismus das Leben verlängern können. 1999 untersuchte Doug Oman von der University of California in Berkeley mehrere tausend ältere Erwachsene und fand heraus, dass sämtliche Todesursachen bei ehrenamtlich Engagierten, die für zwei oder mehr Organisationen arbeiteten, zu einem bestimmten Zeitpunkt um mehr als 60 Prozent reduziert waren. Besonders überraschend war das Ergebnis, dass die Mortalitätsrate praktizierender Gläubiger um mehr als 60 Prozent reduziert war, solange sie (und sei es in minimalem Umfang) ehrenamtlich tätig blieben! Oman analysierte auch die dafür infrage kommenden Variablen und stellte fest, dass die längere Lebensdauer der Ehrenamtlichen weder durch gesunde Lebensführung, körperliche Leistungsfähigkeit noch durch den Grad an sozialer Unterstützung restlos erklärt werden konnte.

Einige Jahre später führte Oman eine weitere Studie mit annähernd 7.000 kalifornischen Teilnehmern durch. Er analysierte die Häufigkeit und die Anlässe ihrer Gottesdienstbesuche und die Todesursachen während eines Zeitraumes von dreißig Jahren (von

1965 bis 1996). Kardiovaskuläre Erkrankungen, Krebs oder Erkrankungen des Verdauungs- oder Atmungstraktes waren als Todesursache bei Menschen, die mindestens einmal wöchentlich an Gottesdiensten teilgenommen hatten, signifikant seltener als bei Menschen, die nie einen Gottesdienst besuchten. Bei äußeren Ursachen, etwa Verkehrsunfällen, zeigten sich keinerlei Unterschiede.

Doch *wie* hilft die Hilfsbereitschaft dem Helfer? Klar ist, dass sich der Altruismus wohltuend auf die seelische und körperliche Gesundheit auswirkt, dass er die Lebensdauer verlängert und die Beherrschung des Suchtdrucks erleichtert – wiewohl die dafür verantwortlichen Mechanismen bislang nicht geklärt sind. Zur Diskussion stehen gleich mehrere Hypothesen. Denkbar wäre, dass eine altruistische Einstellung in der fernen Vergangenheit signifikante evolutionäre Vorteile mit sich brachte. Wenn Sie bedenken, dass Gruppen mit altruistischen Mitgliedern in einer widrigen Umwelt eine deutlich höhere Überlebenschance hatten als Gruppen mit eigennützigen Mitgliedern, leuchtet ein, weshalb der Altruismus als Einstellung weitergegeben wurde.

Der Altruismus könnte aber noch in anderer Hinsicht biologisch adaptiv gewesen sein, nämlich durch eine Fokussierung der Kampf-Flucht-Reaktion. Letztere ist in Situationen, die durch akuten Stress gekennzeichnet sind, außerordentlich hilfreich und adaptiv (weil sie die Wahrnehmung und Aufmerksamkeit schärft und die Aktivität des sympathischen Nervensystems steigert), erweist sich aber in Phasen mit eher chronischem Stress als fehlangepasst oder schädlich. Das heißt, was Ihnen kurzfristig in Stresssituationen nützt, kann Ihre Fähigkeit, mit länger andauernden Belastungen umzugehen, beeinträchtigen. Weil der Altruismus die Ausschüttung der mit chronischem Stress einhergehenden Angst- und Stresshormone reduziert, ist er angesichts chronischer Bedrohungen von Vorteil.

Möglicherweise entfaltet die praktizierte Nächstenliebe ihre schützende und wohltuende Wirkung auch über die Reduzierung oder völlige Aufhebung der negativen Emotionen, die nachweislich gesundheitsschädlich sind (und das Craving intensivieren). Wissenschaftler besitzen mittlerweile erste konkrete Anhaltspunkte dafür, dass negative Emotionen, zum Beispiel Niedergeschlagenheit, Angst und Wut, der Gesundheit abträglich sind. Kummer und Stress ziehen eindeutig vielfältige negative gesundheitliche Folgen nach sich; sie bewirken auch, dass sich das Suchtverlangen aufbaut. Robert

Sapolsky erläutert in seinem bahnbrechenden Buch *Warum Zebras keine Migräne kriegen – wie Stress den Menschen krank macht* (1996) die Zusammenhänge zwischen Stress und Suchtverhalten, Schlaf, Tumorbildungen sowie Erkrankungen der Herzgefäße. Kummer macht buchstäblich krank. Auch Sapolsky vertritt die Ansicht, dass die Spiritualität entscheidend dazu beiträgt, uns vor den negativen Folgen destruktiver Emotionen zu schützen.

Mehrere Studien untersuchten die Beziehung zwischen einer weiteren Dimension der Spiritualität, nämlich der Fähigkeit zu verzeihen, und dem Suchtverhalten. Jon Webb von der East Tennessee State University kam in seiner Untersuchung, an der 721 College-Studenten mit problematischem Trinkverhalten teilnahmen, zu dem Ergebnis, dass die Fähigkeit zu verzeihen und insbesondere die Fähigkeit, sich selbst zu vergeben, das Trinkverhalten und die Allgemeingesundheit positiv beeinflussten.[100] In einer früheren Untersuchung entdeckten er und sein Team eine Beziehung zwischen der Bereitschaft, *anderen* zu vergeben, und der psychischen Gesundheit von Menschen, die wegen ihres Alkoholproblems um Behandlung nachsuchten.[101]

Andererseits lässt die Wissenschaft, wie Stephen Post betont, keinen Zweifel daran, dass Betreuungspersonen und Helfer, die über ihre Hilfsbereitschaft sich selbst vergessen, mit negativen Folgen rechnen müssen. Auch ich habe in meiner klinischen Praxis Menschen kennengelernt, denen ihre Hilfsbereitschaft als Strategie diente, den eigenen Gefühlen auszuweichen. Ihre Bemühungen, anderen zu helfen, tun ihrer Zufriedenheit Abbruch und beeinträchtigen die Qualität ihrer privaten Beziehungen. Häufig bagatellisieren sie ihre eigene Bedürftigkeit und konzentrieren sich obsessiv auf das, was andere ihrer Meinung nach brauchen. Man kann das Verhalten dieser Menschen in dem Sinn verstehen, dass sie die Abhängigkeit anderer ausnutzen, um ihr eigenes pseudo-narzisstisches Bedürfnis, hilfreich zu sein, befriedigen zu können. So gesehen, stellen sie ihre eigene Bedürftigkeit dem Augenschein zum Trotz an die erste Stelle. Solange sie sich nicht mit ihren eigenen Scham- und Unzulänglichkeitsgefühlen auseinandersetzen, die sie zu ihrem Verhalten treiben, kann ihre «Hilfsbereitschaft» ihnen selbst und anderen sogar schaden. Manche Autoren sprechen in diesem Zusammenhang von einer *Co-Abhängigkeit.* Wenn Sie den Verdacht haben, dass die Beschreibung auf Sie selbst zutreffen könnte, sollten Sie sich in Ihrem Kampf gegen das Craving nicht auf Altruismus und Hilfsbereitschaft konzentrieren, sondern sich zuallererst die übrigen Empfehlungen in diesem Buch zu Herzen nehmen.

Viktor Frankl, ein österreichischer Psychiater, der den Holocaust überlebt hat, schrieb einst: «Die Fakten unseres Lebens sind weniger wichtig als unsere Einstellung dazu.» Jeder vernünftige Mensch wird zustimmen, dass ein Holocaust-Überlebender mehr als jeder andere legitimiert ist, eine solche Behauptung zu vertreten. Der Altruismus verändert unsere Einstellung und unseren Blickwinkel. Er reduziert unseren Stress und wirkt negativen Gefühlen, zum Beispiel Wut, Furcht und Traurigkeit, entgegen (in einer Situation, in der Sie für einen anderen Menschen bedingungslose Liebe empfinden, wird schwerlich Wut in Ihnen aufwallen). Wir tragen die Hilfsbereitschaft in unseren Genen und in unseren Herzen. Der Altruismus bildet die Grundlage der Zwölf-Schritte-Programme und hat nach meiner Erfahrung zahllosen Leidenden geholfen, ihr Suchtverlangen zu beherrschen oder ihm zu entwachsen. Er bildet das Fundament spiritueller Wege, vom Craving zu genesen.

Auch wenn «Spiritualität» nicht eindeutig definiert ist und verschiedenartige Programme zur Behandlung von Sucht und Craving erarbeitet wurden, weisen die erfolgreichen Methoden mehrheitlich grundlegende Ähnlichkeiten auf. Insoweit Sie die zentralen Merkmale, die ich in diesem Kapitel beschrieben habe, für sich nutzen können, sollten Sie es tun. Sie haben zahllosen Menschen geholfen und können deshalb auch Ihnen helfen.

7 Sie schaffen es nicht allein!

Wo der Einzelne scheitert, können Gruppen das
Suchtverlangen lindern und Verhaltensweisen bessern

«Es ist unsere Unwissenheit, die uns einreden möchte, dass wir
allein überleben könnten, allein in Grüppchen, allein in Gruppen,
allein in Rassen, sogar allein in den Geschlechtern.»

MAYA ANGELOU

Bislang haben Sie aus diesem Buch einiges darüber erfahren, wie
Ihr Gehirn Ihre Entscheidungen beeinflusst und wie Erinnerungen, Gedanken und sogar das Urteilsvermögen durch Craving-
Attacken verzerrt werden. Sie haben gelesen, dass kognitive Verzerrungen das Craving verstärken und Sie daran hindern können, sich
für ein gesundes, vernünftiges Verhalten zu entscheiden. Und Sie
haben erfahren, welchen Beitrag die Spiritualität und spirituelle
Praktiken zur Reduzierung des Cravings leisten. Einen der wichtigsten Einflussfaktoren aber haben wir bisher nur am Rande
gestreift: die Gruppe.

Die Kraft der Gruppe

Dass die Gruppe Sie maßgeblich dabei unterstützen kann, Ihr Verhalten zu ändern, lässt sich anhand zahlreicher Beispiele illustrieren.
Fitnessexperten haben schon vor langer Zeit erkannt, dass Gruppen
der Motivation zur sportlichen Betätigung immens zugutekommen.
Freilich wissen sie auch um die damit verbundenen Schwellenängste – nicht jeder fühlt sich wohl dabei, vor den Augen anderer zu trainieren; manch einer hat Angst, sich «dumm anzustellen», weniger fit
zu sein als andere Gruppenmitglieder oder die Anleitungen nicht zu

begreifen. Die meisten Übungsleiter kennen diese inneren Barrieren und geben sich große Mühe, damit sich jeder willkommen fühlt. Gewöhnlich führen Sie zunächst ein Einzelgespräch mit den Klienten, beantworten deren Fragen, versichern ihnen, dass jeder in seinem eigenen Tempo trainieren kann, und zeigen ihnen, falls erforderlich, auch alternative Übungen.

Doch warum gibt man sich all die Mühe, Menschen zum Sporttreiben in der Gruppe zu motivieren? Weil die Gruppe positiv wirkt! Sobald Sie die Barrieren einmal überwunden haben, kann die Gruppe Ihre sportliche Begeisterung wecken, an Ihr Verantwortungsgefühl appellieren, Ihre Energie beflügeln und Ihren Durchhaltewillen stärken. Gewöhnlich finden solche Gruppen zu festen Terminen statt, was Ihnen hilft, sich *Gewohnheiten* zuzulegen, die für langfristige Verhaltensänderungen so wichtig sind. Die gemeinsame Reise erzeugt ein Gefühl der Verbundenheit, das Ihrer Motivation, Ihrem Engagement und Ihrem Enthusiasmus zugutekommt.

Das Internetportal www.Meetup.com ist ein weiteres hervorragendes Beispiel für die Vorteile von Gruppen (und für den ungemein bedeutsamen Beitrag, den die sozialen Medien zur Verhaltensänderung leisten können). Dieses Netzwerk wurde nach dem 11. September gegründet, und zwar von Menschen, die erkannt hatten, dass sie sich in einer Gruppe Gleichgesinnter mit ähnlichen Schwierigkeiten, Ideen oder Problemen wesentlich stärker fühlten als allein. Mittlerweile können Sie auch in Ihrer eigenen geographischen Region nach Meetup.com-Gruppen suchen und dort Menschen treffen, die aufgrund eines gemeinsamen Hobbys oder gemeinsamer Interessen, Probleme, beruflicher Ziele und so weiter zusammenkommen. Wenn es Ihnen dort nicht gefällt, können Sie Ihre eigene Gruppe gründen und abwarten, wer mitmachen möchte. Ich habe mit vielen Patienten gearbeitet, die soziale Medien einschließlich Meetup, Facebook und Twitter nutzen, um mit Gleichgesinnten in Kontakt zu kommen. Dass Sie dabei stets die üblichen Sicherheitsvorkehrungen beachten müssen, wenn Sie jemanden, den Sie online «kennengelernt» haben, persönlich treffen, versteht sich von selbst. Verabreden Sie sich an öffentlichen Orten; geben Sie Ihren Familiennamen nicht preis. Ich war jedenfalls bass erstaunt zu sehen, wie gut Menschen vorankommen, die sich – online und/oder offline – einer Gruppe angeschlossen oder eine neue Gruppe gegründet haben, um ihre jeweiligen Ziele zu erreichen.

Programme zur Mitarbeiterberatung durch externe Firmen (EAPs), Berater, Coaches und Therapeuten, Ärzte und Forscher, Sozialwissenschaftler und religiöse Führer – sie alle haben sich der Macht der Gruppe bedient. Ganz gleich, um welche Art von Problemverhalten es geht – die Gruppenarbeit sollte als fester Bestandteil ins Behandlungsprogramm eingebaut sein. Eine Cochrane-Analyse von mehr als fünfzig Studien kam beispielsweise zu dem Ergebnis, dass die Teilnahme an Gruppen die Chance, erfolgreich mit dem Rauchen aufzuhören, fast verdoppelt.[102] (Die Cochrane Collaboration ist *die* maßgebliche, unabhängige Quelle von Analysen und Bewertungen therapiebezogener Daten.)

Gruppen können in einem offiziellen Therapiesetting tagen (mit einem Gruppenleiter oder Therapeuten, der die Arbeit strukturiert und lenkt) oder in einem nicht-professionellen Kontext (Selbsthilfegruppen, Gruppen für gegenseitige Hilfe, Unterstützungsgruppen). Manche Gruppen sind kostenpflichtig (zum Beispiel die Weight Watchers), andere erbitten freiwillige Spenden (zum Beispiel die Stillgruppen der La Leche League). Und schließlich gibt es auch Organisationen, die von der Teilnahme an Gruppentreffen explizit abraten (beispielsweise Rational Recovery, deren Vertreter unter anderem gegen die Gemeinschaft der Anonymen Alkoholiker opponieren und statt der Gruppenteilnahme kostenpflichtige Lernmaterialien anbieten, darunter ein DVD-Set zum Preis von über 400 US-Dollar! Dies ist einer der Gründe, weshalb ich diese Methode gewöhnlich nicht empfehle, wenngleich auch sie für manche Betroffene geeignet sein mag).

In Rehabilitationszentren oder betreuten Wohngemeinschaften bildet die Gruppe den Lebensmittelpunkt. Eine besondere Variante ist die therapeutische Wohngemeinschaft, in der Menschen mit spezifischen Schwierigkeiten zusammenleben und Gruppenmitglieder, deren Genesung bereits fortgeschritten ist, den anderen helfen. Diese Gemeinschaften breiteten sich in den 1940er- und 1950er-Jahren in England aus; in den USA existieren sie seit den 60er-Jahren des vergangenen Jahrhunderts. Hier richtete sich das Angebot insbesondere an Drogenabhängige. Diese und ähnliche Gemeinschaften haben zahlreichen Menschen geholfen, von Alkohol- und Drogenabhängigkeit zu genesen; auch andere psychische Erkrankungen werden manchenorts in therapeutischen Gemeinschaften behandelt. Zu erwähnen ist, dass in einigen dieser Einrichtungen ein sehr strenges Regime herrscht. Ich rate tendenziell nicht nur jedem Abhängigen, der zu intensiven Schamgefühlen neigt, von solchen besonders streng geführten therapeutischen Gemeinschaften ab, sondern auch Menschen, denen solche Methoden aus anderen Gründen schaden können, zum Beispiel Patienten mit einer posttraumatischen Belastungsstörung. Reha-Zentren, betreutes Wohnen und andere Einrichtungen dieser Art, die nicht auf Bestrafung, sondern auf Unterstützung und Ermutigung setzen, können aber sehr häufig über Erfolg oder Misserfolg einer Behandlung entscheiden.

Die meisten Gruppen bilden indes keine Wohn- oder Arbeitsgemeinschaften, sondern treffen sich regelmäßig (wöchentlich, zweiwöchentlich und so weiter) an einem öffentlichen Ort. Zwölf-Schritte-Gruppen tagen ein bis zweimal pro Woche, mitunter auch öfter.

Von Gruppen, die ihren Mitgliedern geholfen haben, dem Craving zu widerstehen und es schließlich vollständig zu überwinden, können wir vieles lernen. Die bekannteste und populärste ist zweifellos die Gemeinschaft der Anonymen Alkoholiker (AA). Dem Vorbild ihrer Gründung Mitte der dreißiger Jahre des 20. Jahrhunderts folgten die Anonymen Kokainabhängigen, die Anonymen Glücksspieler, die Anonymen Essgestörten, die Selbsthilfegruppen für Angehörige von Alkoholikern, Al-Anon, und zahlreiche weitere Organisationen.

Dass die sozialen Verbindungen, die die AA-Mitglieder untereinander aufbauen, ihnen maßgeblich helfen, nüchtern zu bleiben, ist wissenschaftlich bewiesen.[103] In einer Studie, an der 655 behandlungssuchende Alkoholiker teilnahmen, wurden die Probanden zu Beginn der Behandlung sowie ein Jahr bzw. drei Jahre nach Ende der Therapie interviewt. Die Teilnahme an AA-Gruppen erwies sich als signifikanter Prädiktor der Nüchternheit neunzig Tage bzw. ein Jahr sowie drei Jahre nach Behandlungsabschluss. Die Wahrscheinlichkeit, dass jemand auch drei Jahre nach der Therapie nicht trank, war umso höher, je häufiger er im Zeitraum zwischen zwölf und sechsunddreißig Monaten nach Ende der Therapie an AA-Gruppen teilnahm. In einer ähnlichen Studie stellten die Forscher fest, dass AA-Kontakte die Abstinenz zuverlässiger prädizierten als Nicht-AA-Kontakte, wenngleich letztere andere wichtige Entwicklungen unterstützten; die Größe der individuellen sozialen Netzwerke wurde von dieser Studie kontrolliert. Zusammengenommen sagen uns diese Ergebnisse, dass Gruppen grundsätzlich wichtig sind; ganz besonders wichtig für Menschen, die Cravings und Suchtstörungen überwinden möchten, sind aber Gruppen, deren Mitglieder allesamt mit ähnlichen Problemen kämpfen.

Wie wird das Craving durch die in Zwölf-Schritte-Programmen entstehenden sozialen Beziehungen beeinflusst? Um diese Frage zu beantworten, führten John Kelly und seine Mitarbeiter vom Center for Addiction Medicine am Harvard's Massachusetts General Hospital eine randomisierte und kontrollierte Studie über Behandlungen für Alkoholabhängige durch, an der mehr als 1.700 Personen teilnahmen.[104] Kelly und sein Team begutachteten die Patienten zu Beginn der Behandlung sowie drei, neun und fünfzehn Monate später, um die Beziehung zwischen der Teilnahme an AA-Treffen, sozialen Kontakten und Nüchternheit zu bestimmen. Die Forscher gelangten zu dem eindeutigen Schluss, dass ein Großteil der positiven Beeinflussung durch die Gemeinschaft der Anonymen Alkoholiker darauf zurückzuführen ist, dass die Teilnahme an ihren Gruppen ebenjene sozialen Bindungen schwächt, die das Trinken fördern. Einfacher formuliert: Wer zu AA-Treffen geht, hat weniger Kontakte zu den Menschen, die das Trinken unterstützt haben, und ist weniger abhängig von ihnen. Die Forscher stellten zudem fest, dass zu einem geringeren Grad auch die durch die Anonymen Alkoholiker vermittelten, der Abstinenz zuträglichen Bindungen mit der Nüchternheit zusammenhingen. Mit anderen Worten: «Sich an die Gewinner zu halten» – also mit Menschen zu verkehren, die es geschafft haben, vom Alkohol loszukommen – erleichtert es, abstinent zu bleiben.

Mithin hängt die positive Beeinflussung des Cravings durch Gruppen offenbar damit zusammen, dass der Kontakt zu Personen, die das Suchtverhalten unterstützen, reduziert wird. In Gemeinschaften wie den Anonymen Alkoholikern hört man oft das Sprichwort: «Wenn du nur lang genug beim Friseur herumlungerst, wirst du deinen Haarschnitt schon bekommen.» Einer meiner Patienten wollte eigentlich abnehmen, schaffte es aber auf dem Weg zur Arbeit nicht, an dem Café vorüberzugehen, in dem ihm der Cappuccino besonders gut schmeckte. Er bildete sich ein, gegen den Anblick und den Duft der Backwaren immun zu sein. (Über das Gefühl, gegen Versuchungen gefeit zu sein, werden Sie im nächsten Kapitel Genaueres erfahren.) Eine Weile schaffte er es tatsächlich, die Backwaren zu ignorieren, doch schließlich konnte er nicht länger widerstehen. Vielleicht hätte der Cappuccino in dem Café gleich neben dem Fitnesscenter, das vorwiegend von figurbewussten Menschen besucht wurde, nicht ganz so gut geschmeckt. Er hätte aber dort eine weit bessere Chance gehabt, auf Hochkalorisches verzichten zu können. Sie sollten also nach Möglichkeit mit Menschen verkehren, die Ihre genesungsorientierten Verhaltensweisen unterstützen. Solche Kontakte helfen Ihnen unmittelbar und reduzieren darüber hinaus den Umgang mit Personen, die das selbstdestruktive Suchtverhalten fördern und es Ihnen schwer machen, dem Craving zu widerstehen.

Ein Wort noch zum Durchhaltevermögen in Gruppen: Ein potentieller Nachteil aller Gruppen besteht darin, dass sie von Menschen gebildet werden – von durchschnittlichen Menschen mit ihren Marotten, Eigenarten und Fehlern. Ganz gleich, ob Sie eine Zwölf-Schritte-Gruppe besuchen, eine Selbsthilfegruppe, eine psychoedukative Gruppe oder eine professionelle Therapiegruppe: Es ist jederzeit möglich, dass Sie dort etwas zu hören bekommen, das Ihnen nicht gefällt. Manchmal werden Sie das, was ein anderes Gruppenmitglied im Kreis äußert oder vielleicht sogar direkt an Sie selbst adressiert, für falsch halten, womöglich für beleidigend. Meiner Erfahrung nach ist es wichtig, solche Situationen durchzustehen, statt aufzugeben und die Gruppe abzuschreiben. Wenn Sie ein schwerwiegendes Problem haben, empfehle ich Ihnen, mindestens zwölf weitere Gruppentreffen zu besuchen, bevor Sie sich endgültig aus einer Gruppe verabschieden. Die Fahrtzeit eingerechnet, bedeutet dies, dass Sie ungefähr zwanzig Stunden investieren sollten, um die Gruppe kennenzulernen. Ich empfehle Ihnen auch, während des Meetings vor allem zuzuhören, statt selbst zu sprechen. Wenn Ihnen etwas gegen den Strich geht, was Sie dort hören, können Sie nach der Sitzung mit dem Betreffenden darüber reden. Sie können es aber auch mit Ihren Freunden und anderen Personen Ihres Vertrauens diskutieren. Ein Coach oder ein Therapeut können Ihnen helfen, sich über Vorstellungen und Ideen, von denen Sie in der Gruppe gehört haben, ein Urteil zu bilden.

Ein ums andere Mal habe ich auch beobachtet, dass diejenigen, die dem Suchtdruck am erfolgreichsten widerstehen, in den Gruppen vor allem nach Ähnlichkeiten und nicht nach Unterschieden suchen. Vor Jahren habe ich einen Patienten behandelt, der das Gefühl hatte, mit den Mitgliedern einer Gruppe Anonymer Essgestörter nicht gut auszukommen. Doch seine Essgewohnheiten zerstörten sein Leben und seine Beziehungen; ihm drohte sogar der Verlust seines Arbeitsplatzes. «All diese Leute haben schon ihre ganzes Leben lang Schwierigkeiten», sagte er. «Meine Probleme haben erst vor zwei Jahren angefangen.»

Es passiert häufig, dass Menschen, die ihr Verhalten gravierend ändern müssen, Einwände ersinnen, die auf den äußeren Beobachter mitunter trivial wirken. Wen kümmert es schon, wann die Schwierigkeiten angefangen haben? Wenn Sie Gefahr laufen, infolge Ihres Verhaltens Ihre Familie und Ihre Arbeit zu verlieren, sollten Sie eine Möglichkeit finden, sich die Gruppe zunutze zu machen – trotz der vermeintlichen Einzigartigkeit ihrer persönlichen Erfahrungen. Ich habe jenem Patienten geraten, an mehreren Meetings teilzunehmen, nach Ähnlichkeiten Ausschau zu halten und alles, worin er sich selbst wiedererkannte, innerlich zu notieren (oder sogar anschließend schriftlich festzuhalten). Ich empfahl ihm, darauf zu achten, ob und wann er sich genauso wie die anderen Mitglieder *verhielt*, wie sie *dachte* und wie sie *fühlte*. Diese Empfehlung gab den Ausschlag für sein Bleiben. Der Patient ist bis heute in einer Gruppe der Anonymen Essgestörten aktiv. Wenn auch Sie an einer Gruppe teilnehmen, empfehle ich Ihnen ebenfalls, auf die Ähnlichkeiten zwischen sich und den anderen Mitgliedern zu achten, also auf ähnliche Verhaltensweisen, Gedanken und Gefühle. Notieren Sie sich solche Übereinstimmungen und sprechen Sie mit Menschen Ihres Vertrauens darüber. Dies hilft Ihnen, sich über mögliche Einwände hinwegzusetzen und von der Stärke der Gruppe zu profitieren. Vergessen Sie nicht: In den meisten Fällen sollten Sie alles in Ihrer Macht Stehende tun, um auch Gruppen für Ihren Vorsatz, das Craving zu überwinden, einzuspannen.

Familie

Eine sehr spezifische Gruppe übt häufig einen größeren Einfluss auf Menschen, die unter Craving leiden, aus als jede andere: die Familie. Kliniker, die Suchtkranke behandeln, erkennen gewöhnlich an, dass sich die Probleme in den seltensten Fällen auf die Patientin oder den Patienten selbst beschränken; fast immer werden auch andere in Mitleidenschaft gezogen. Die Sucht bewirkt, dass der Kranke unter Umständen gar nicht wahrnimmt, wie sein Verhalten andere beeinträchtigt; im Großen und Ganzen aber reichen die Auswirkungen des Cravings und der Sucht noch weiter, als es zunächst den Anschein hat. Wie schon erwähnt, übt die Genetik bei manchen Abhängigkeiten Einfluss auf das problematische, generationenübergreifende Verhalten aus. Auch bestimmte selbstdestruktive Tendenzen können in dysfunktionalen Familien von einer Generation an die nächste weitergegeben werden. Zahlreiche Programme und Organisationen wurden entwickelt, um die Folgen, die Suchtstörungen für die betroffenen Familien mit sich bringen, aufzufangen. Am bekanntesten sind vielleicht die Angehörigengruppen der Anonymen Alkoholiker, Al-Anon, auch sie eine Zwölf-Schritte-Gemeinschaft, in der Freunde und Verwandte von Alkoholikern Verständnis, Unterstützung, Heilung und Genesung finden können.

Interventionen, die auf selbstdestruktives, mit dem Craving zusammenhängendes Verhalten fokussieren, sind weniger effektiv, wenn sie sich ausschließlich an die suchtkranke Person richten; der Behandlungserfolg steigt drastisch, sobald das soziale Netz miteinbezogen wird. In zahlreichen Fällen (jedoch nicht immer) besteht dieses Netz aus der Familie. Wenn Ihnen die Vorstellung, Ihre engsten Angehörigen an Ihrem Problem teilhaben zu lassen, Angst macht, können Sie unbesorgt sein: Damit stehen Sie nicht allein. Viele Menschen mit Suchtdruck leben in familiären Beziehungen, die ihnen nicht guttun, die ungesund und mitunter sogar toxisch sind. Wenn Ihre Familie bereit ist, Ihnen zu helfen, ist das schwierigste Hindernis, das Sie überwinden müssen, wahrscheinlich Ihr Stolz, der es Ihnen unmöglich macht, um Unterstützung zu bitten. Vielleicht glauben Sie, dass Sie Ihrer Familie schon mehr als genug zugemutet haben. Vielleicht haben Sie recht, doch wäre eine erfolgreiche Behandlung nicht das größte Geschenk, das Sie ihr machen können? Wenn Ihre Familienbeziehungen jedoch gefährlich und toxisch sind, sollten Sie Ihre Angehörigen nicht mitbeteiligen – erst recht nicht in den frühen Phasen der Genesung. Dies gilt grundsätzlich immer dann, wenn aktiver Missbrauch (körperliche Misshandlung oder psychischer, emotionaler oder sexueller Missbrauch) im Spiel ist. Wenn Sie nicht sicher sind, ob oder wann Sie Angehörige an Ihrer Genesungsreise teilnehmen lassen wollen, suchen Sie sich professionelle Hilfe, um die Sache zu klären. Wenn Ihre familiären Beziehungen keine Gefahr mit sich bringen, sondern Ihrer Genesung zuträglich sind, gibt es keine größere Hilfe für den Umgang mit dem Suchtverlangen und seine Überwindung als die Unterstützung durch starke Familienbande.

Wie Unterstützungsnetzwerke helfen können

Eine Methode, sich die Vorteile der sozialen Unterstützung zunutze zu machen und von einer Gemeinde wie auch von der Familie zu profitieren, wurde unter der Bezeichnung Community Reinforcement and Family Training, CRAFT, bekannt. Dieses nachweislich bewährte Genesungsprogramm zielt darauf, wichtige andere Menschen und soziale Hilfsangebote in Anspruch zu nehmen, um Suchtkranken eine dauerhafte Abstinenz zu ermöglichen. Zum Beispiel lernen Familienangehörige und andere Bezugspersonen in sogenannten Familientrainings, wie sie mit dem abhängigen Angehörigen in einer Weise kommunizieren können, die positive, konstruktive Veränderungen fördert und ins Zentrum rückt. Eine Meta-Analyse von vier randomisierten und kontrollierten Studien über CRAFT belegt, dass die Methode hervorragend geeignet ist, Suchtkranke für eine Behandlung zu gewinnen.[105] Das Durchhaltevermögen hat sich als einer der stärksten Prädiktoren einer erfolgreichen Suchtbehandlung erwiesen. Diese Studien sowie ein Großteil der Veröffentlichungen über familienfokussierte Interventionen belegen überzeugend, dass Familie und soziale Netzwerke eine überaus wichtige Rolle dabei spielen, Menschen, die sich von Suchtdruck und selbstdestruktiven Verhaltensweisen befreien wollen, zu unterstützen (oder ihnen, umgekehrt, die Genesung schwer zu machen).

Eine weitere wissenschaftlich validierte Methode zur Behandlung von Substanzabhängigkeiten ist die von Marc Galanter an der New York University entwickelte Netzwerktherapie (NT), die ausgewählte Familienangehörige und Freunde einbezieht, damit sie dem Suchtkranken zur Seite stehen und Einstellungs- und Verhaltensänderungen unterstützen.[106] Bei dieser Behandlungsmethode dienen die zum Netzwerk des Süchtigen zählenden Menschen quasi als Erweiterung des Therapeuten; sie bilden ein Team mit der Aufgabe, dem Suchtkranken zu helfen, abstinent zu werden und zu bleiben. Die Netzwerktherapie ist in hohem Maße mit anderen Methoden kompatibel; viele Teilnehmer sind zum Beispiel gleichzeitig in Zwölf-Schritte-Programmen aktiv. Ich bin überzeugt, dass die Netzwerktherapie eine hochwirksame Methode zur Behandlung von Abhängigkeiten darstellt, und kenne viele Menschen, denen sie geholfen hat. Die empirischen Daten, auf die sie sich stützt, sind außerordentlich ermutigend. Das gesamte Programm beruht auf der Beobachtung, dass ein Netzwerk mehr leisten kann als das Individuum für sich allein.

Was man in der Gruppe finden kann

Die Gruppe kann zu dem mit Abstand positivstem Einfluss werden, der Ihnen hilft, das Craving zu beherrschen und zu überwinden; sie kann sich aber auch als ein extrem destruktiver Faktor entpuppen. Welche Eigenschaften sind besonders hilfreich für jemanden, der eine Gruppe oder ein Team sucht, um seine Sucht unter Kontrolle zu bringen? Worauf sollten Sie achten, wenn Sie eine Gruppe suchen oder gründen möchten, die Ihnen hilft, Ihrem Craving die Stirn zu bieten?

Meiner Meinung nach sollten Sie «alles Erdenkliche» tun, um zu genesen. Wenn Ihre Gruppe aber nicht zu Ihnen passt, werden Sie ganz besonders leicht Ausreden finden, um sich vor den Meetings zu drücken. Gut möglich, dass ausgerechnet die Gruppe, deren Treffpunkt sich ganz in der Nähe Ihrer Arbeitsstelle oder Wohnung befindet, tatsächlich nicht optimal für Sie geeignet ist und dass Sie sich mit den Mitgliedern einer Gruppe, die sich an einem weiter entfernten Ort oder zu ungünstigen Zeiten trifft, leichter identifizieren können. Dass Sie an einer Gruppe teilnehmen, ist das Wichtigste überhaupt, doch je besser die Mitglieder zu Ihnen passen, umso günstiger sind Ihre Chancen, durchzuhalten. Ich empfehle in der Regel, sich die Termine im Kalender zu notieren und andere Verpflichtungen gegebenenfalls zu verlegen, um für die Gruppe Zeit zu haben; von Vorteil ist auch, wenn Sie sich gegenüber einer Person Ihres Vertrauens zur Teilnehme an den Meetings verpflichten. Vielleicht reicht es schon, wenn Sie Ihrer besten Freundin sagen, dass Sie in den kommenden sechs Wochen an jedem Mittwochabend im Gemeindezentrum an der Nikotinentwöhnungsgruppe teilnehmen werden. Informieren Sie sich über die Termine und Treffpunkte der Gruppen, die für Sie in Frage kommen, und wählen Sie zunächst einmal ein Meeting aus, dessen Besuch den geringsten Aufwand erfordert. Es ist wichtig, dass Sie möglichst umstandslos an den Sitzungen teilnehmen können.

Wichtig ist aber auch, dass Neuankömmlinge in der Gruppe willkommen sind. Werden Sie an der Eingangstür in Empfang genommen? Begrüßen die Anwesenden Sie mit einem «Hallo», wenn Sie den Raum betreten? Nehmen sich einzelne vor und nach der Sitzung Zeit, um mit Ihnen persönlich zu sprechen? Gibt es gedrucktes Informationsmaterial, das Sie zwischen den Sitzungen studieren können? Gibt es eine Liste mit den Telefonnummern und/oder E-Mail-Adressen der Mitglieder, die bereit sind, Ihnen zu helfen? Können die Mitglieder dieser Gruppe weitere Gruppen empfehlen, die Ihnen vielleicht von Nutzen sind? Häufig ist die Mund-zu-Mund-Propaganda die beste Informationsquelle, um Gruppen zu finden, die Neuankömmlingen gegenüber aufgeschlossen sind und ihnen helfen möchten, abstinent zu werden und zu bleiben.

Wie schon erwähnt: Keine Gruppe ist perfekt, denn kein Mensch ist perfekt. Dass Sie eine Gruppe finden werden, die all Ihren Kriterien genügt, ist unwahrscheinlich. Vielleicht haben Sie gelegentlich das Gefühl, dass sich Ihre Einwände gegen die Gruppe und Ihre Gründe, die Meetings zu schwänzen, summieren. Gerade in einer solchen Situation aber ist es wichtig, durchzuhalten und «am Ball zu bleiben». An einer mittelmäßigen Gruppe teilzunehmen ist in den meisten Fällen immer noch besser, als ganz allein gegen den Suchtdruck ankämpfen zu wollen.

Wie können Sie Ihre Gruppe, nachdem Sie sie gefunden haben, am effektivsten für sich nutzen? Auch wenn Ihnen dabei vielleicht ein wenig mulmig zumute ist, empfehle ich Ihnen, früh zu kommen und spät zu gehen. Anders als auf einer Cocktail-Party, wo es sogar hilfreich sein kann, erst spät einzutreffen, wird es Ihnen in einer Gruppe schwerfallen, mit den anderen Teilnehmern in Kontakt zu kommen, wenn die Gruppe bereits «läuft». Viele erhellende Gespräche finden statt, bevor das Meeting offiziell beginnt; Sie finden Gelegenheit, Fragen, Bedenken oder sogar Vorbehalte gegen die Gruppe in Gesprächen unter vier Augen, also mit einem anderen Mitglied oder, im Falle einer professionell geleiteten Gruppe, mit dem Leiter oder der Leiterin zu erörtern. Wenn Sie zum Beispiel zum ersten Mal im Fitnessstudio an einem Spinning-Training teilnehmen möchten, sollten Sie rechtzeitig dort sein, um mit dem Übungsleiter oder einem anderen Teilnehmer zu prüfen, ob Ihr Rad auf Ihre Erfordernisse eingestellt ist.

Grundsätzlich empfehle ich Ihnen: «Machen Sie mit!» Es ist außerordentlich verführerisch, während der Gruppentreffen still dabeizusitzen, nichts zu sagen, am Ende der Sitzung unverzüglich aufzubrechen, mit niemandem zu reden und sich abzusondern. Doch wer sich so verhält, lässt einen Großteil der wirksamen, hilfreichen Komponenten der Gruppe ungenutzt. Bemühen Sie sich, ein Gespräch anzuregen, stellen Sie Fragen oder schließen Sie sich den Gruppenmitgliedern an, die im Gespräch zusammenstehen, hören Sie ihnen zu oder mischen Sie sich ein. Es mag zunächst schwierig sein, doch die Ergebnisse können sich sehen lassen. Die erfolgreichsten Gruppenmitglieder sind diejenigen, die sich *einbringen* und nicht lediglich die Zeit absitzen.

Wenn die Regeln, die für Ihre Gruppen gelten, es zulassen, sollten Sie auch zwischen den Sitzungen Kontakt zu ausgewählten Mitgliedern halten. In manchen Settings ist dies nicht angemessen. Wenn die Selbsthilfe- oder Unterstützungsgruppe eine Telefon- oder E-Mail-Adressenliste führt, bestehen gegen solche Kontakte zumeist keine Einwände. In einer professionell geleiteten Gruppe (zum Beispiel einer Therapiegruppe) können Sie sich beim Gruppenleiter nach der Regelung erkundigen. Versuchen Sie, sich die Kraft, die die Gruppe vermittelt, über die Dauer der Meetings hinaus zu erhalten. Halten Sie auch zwischen den Sitzungen Kontakt zu anderen Mitgliedern, sofern die Gruppenregeln dies zulassen.

Und schließlich sei Ihnen ans Herz gelegt: Folgen Sie den Empfehlungen von Menschen, die ähnliche Probleme, wie Sie selbst sie haben, bereits lösen konnten. Wenn Ihnen jemand empfiehlt, zwei Menschen von der Telefonliste anzurufen: Tun Sie es! Wenn Ihnen jemand empfiehlt, nach dem Meeting mit der gesamten Gruppe zum Italiener essen zu gehen: Tun Sie es! Wenn Ihnen jemand empfiehlt, sich einen persönlichen Ansprechpartner zu suchen oder ein bestimmtes Buch zu lesen: Tun Sie es! Wenn Ihnen jemand ein weiteres Meeting empfiehlt: Gehen Sie hin! Wenn Sie an einer Gruppe der Anonymen Essgestörten teilnehmen und man Ihnen dort empfiehlt, Ihre Supermarkteinkäufe mit vollem Magen zu erledigen und in Begleitung einer Freundin, gegenüber der Sie sich zur Rechenschaft verpflichten: Tun Sie's! Dass Sie Gebrauch von Ihrer Urteilsfähigkeit machen, keine Risiken eingehen und nichts Unbilliges tun, versteht sich von selbst; im Großen und Ganzen aber können Sie aus den Erfolgen anderer für sich selbst Nutzen ziehen. Eine wichtige

Möglichkeit besteht darin, sie zu fragen, wie es ihnen gelungen ist, ihre Schwierigkeiten zu meistern, und sich an ihren Empfehlungen zu orientieren.

Gruppen können abhängigen Menschen mit Suchtdruck außerordentlich erfolgreich helfen. In den meisten Fällen ist es effektiver, an einer Gruppe teilzunehmen, die auf Ihr spezifisches Craving spezialisiert ist, als zu versuchen, allein zurechtzukommen oder es mit Hilfe gelegentlicher Beratungsgespräche zu schaffen. Suchen Sie geeignete Gruppen, nehmen Sie an den Treffen teil und ziehen Sie Ihren Nutzen daraus.

8 Der naive Glaube an die eigene Immunität

> «Solange die Unwissenheit uns beherrscht,
> kann kein echter Frieden entstehen.»
>
> *Dalai Lama*

Eine leider häufig anzutreffende, traurige Situation, die jeder kennt, der einmal in einem Zentrum für Suchtbehandlung gearbeitet hat, ist der Therapieabbruch von Patienten, die überzeugt sind, geheilt zu sein und nie wieder zu trinken oder nie wieder Drogen zu konsumieren. Eines der besten Beispiele dafür lieferte mein Patient Jim, den ich vor etlichen Jahren behandelt habe. Jim war Arzt, knapp über sechzig, und hatte auf Drängen seiner beiden erwachsenen Kinder und seiner Enkel beschlossen, sich wegen seines Alkoholismus in stationäre Behandlung zu begeben. Jim war keineswegs der Typ Mann, der sich jedem Druck beugt, aber als ihm seine Enkelin einen Brief vorlas, in dem sie schilderte, wie sein Trinken ihrer beider Beziehung beeinträchtigte, begriff er, dass er Hilfe brauchte. Trotz seines anfänglichen Widerstrebens gegen jede Behandlung berichtete er bei seiner Ankunft in der Klinik, dass er schon lange eine Therapie haben machen wollen – er habe nur einen triftigen Grund gesucht, um sich die Zeit dafür zu nehmen. Für sein Gehirn war es dermaßen wichtig, das Gefühl der Kontrolle zu behalten, dass seine Erinnerung sich verzerrte und er die Geschichte erfand, sich aus freien Stücken in Behandlung begeben zu haben. Dies kommt ausgesprochen häufig vor und ist ein Beispiel für die kognitive Verzerrung, die als Rückschaufehler bezeichnet wird (siehe 3. Kapitel).

Nachdem Jim seine Mitpatienten, seinen Berater und mich ein wenig besser kennengelernt hatte, fasste er Vertrauen zu uns und bekannte, dass er in Wirklichkeit bereits zahllose Versuche unternommen habe, das Trinken einzustellen oder zumindest zu reduzieren. All diese Versuche seien nach wenigen Tagen oder Wochen gescheitert. Er hatte sich Strategien ausgedacht und sich selbst geschworen, nüchtern zu bleiben; um durchzuhalten, war er abends so lange in seiner Praxis geblieben, bis der Spirituosenladen geschlossen hatte, war auf alkoholfreies Bier umgestiegen und hatte sich sogar selbst Antabus verschrieben, ein Medikament, das in Verbindung mit Alkohol extreme Übelkeit erzeugt. (Sich als Arzt selbst zu behandeln ist zumeist *keine* gute Idee, schon gar nicht, wenn verschreibungspflichtige Medikamente ins Spiel kommen.) Er gestand mir, gewusst zu haben, dass er nicht aufhören konnte. Meine Mitarbeiter glaubten, dass er erste Fortschritte mache und ernsthaft nach Möglichkeiten suche, sein Rückfallrisiko zu reduzieren, als Jim plötzlich, scheinbar aus heiterem Himmel, in der Gruppe erklärte, seinen Alkoholismus nun begriffen zu haben! Er werde «nie wieder trinken»! Er berichtete von profunden Erkenntnissen über seinen Alkoholkonsum und über die Gründe, weshalb er trank. Jim war tatsächlich überzeugt, ein anderer Mensch geworden zu sein und für den Rest seines Lebens trocken zu bleiben. Die Erfahrungen seiner Mitpatienten, die in bestimmten Therapiephasen ebenfalls geglaubt hatten, den Suchtdruck kraft ihrer Einsicht überwunden zu haben, und sich dann gründlich getäuscht sahen, schlug er in den Wind.

Jim wollte die Klinik unverzüglich verlassen. Alle Bemühungen, ihn zum Bleiben zu überreden, stießen auf taube Ohren. Seine Familie kümmerte sich um seine Haustiere, ein Kollege vertrat ihn in der Praxis, aber Jim bestellte ein Taxi und ließ sich heimfahren. Er wollte keinen einzigen Tag länger bleiben und weigerte sich, über seinen Entschluss, den alle Mitpatienten und Therapeuten für eine impulsive Entscheidung hielten, nachzudenken. Seine Familie war bestürzt und fassungslos. Tatsächlich verging keine Woche, und Jim trank wieder. Als er vierzehn Tage später erneut in die Klinik kam, sagte er zu mir: «Ich kann nicht genau sagen, was passiert ist, aber diesmal werde ich wahr und wahrhaftig nie wieder einen Tropfen anrühren.» Eine knappe Woche hielt er durch, dann verschwand er abermals. Wie es weiterging, können Sie sich denken.

Ich habe auch mit zahllosen Menschen gearbeitet, die sich freiwillig Situationen aussetzten, die ihre Ziele untergruben, ihr Craving triggerten und sie zu Verhaltensweisen veranlassten, die sie eigentlich überwunden glaubten. Menschen mit Suchtdruck wollen oft nicht wahrhaben, dass riskante Situationen ihnen etwas anhaben können; sie sind überzeugt, den Gefahren allein kraft ihres Willens widerstehen zu können. Kurz: *Sie halten sich für immun.* Ob es die junge Frau ist, die gewissenhaft Diät hält und glaubt, mit leerem Magen gefahrlos durchs Einkaufszentrum bummeln zu können und in der Schlemmerecke landet, oder der Glücksspielsüchtige, der einen Trip nach Las Vegas bucht, «natürlich nur, um die Shows zu sehen» – sie scheitern trotz bester Absichten und wissen nicht, warum.

Diese drei Beispiele betreffen allesamt Situationen, die offenkundig riskant sind. Vielleicht überrascht es Sie, dass sich jemand so leicht täuschen lässt. In Wirklichkeit aber sitzt *jeder,* der unter den verschiedenen Formen des Cravings, die ich in diesem Buch beschrieben habe, leidet, solchen Täuschungen auf, auch wenn die Situationen bisweilen subtiler beschaffen sind. Das Gehirn verführt uns zu der Annahme, immun zu sein! Wir machen uns vor, dass wir nicht wieder abstürzen werden, dass diesmal wirklich alles anders ist, dass wir es endlich begriffen haben und uns nur ein bisschen mehr Mühe geben und fokussiert bleiben müssen. Unser Gehirn setzt alles daran, die Schwachstelle in unserer Strategie zu finden, und sobald ihm dies geglückt ist, konzentriert es sich ausschließlich darauf, und wir nehmen nichts anderes mehr zur Kenntnis. Es ist so, als ob man an dem Gebrauchtwagen, den man gekauft hat, einen Kupplungsschaden entdeckte und sich beim nächsten Gebrauchtwagenkauf *ausschließlich* über *den Zustand der Kupplung informierte.* Das heißt, man konzentriert sich auf Probleme und Unzulänglichkeiten der Vergangenheit und ignoriert die aktuellen oder künftig drohenden Rückfallrisiken. Leider lassen sich viele Menschen durch den ersten Misserfolg entmutigen; sie haben getan, was sie für nötig hielten, doch es hat nicht gereicht. Wer könnte ihnen ihre Resignation zum Vorwurf machen? Die Veränderungen, von denen hier die Rede ist, verlangen harte Arbeit und sind oft unbequem. Die meisten Menschen gehen solch unangenehmen Erfahrungen gern aus dem Weg.

Und als wäre all dies noch nicht genug, wissen die Betroffenen häufig gar nicht, was sie tun müssen, um den Teufelskreis von Craving und Sucht zu durchbrechen. Statt bewährte Empfehlungen, wie ich sie in diesem Buch formuliere, zu beherzigen und beispielsweise andere um Hilfe zu bitten, sich mit ihren Geheimnissen an eine Vertrauensperson zu wenden, einen spirituellen Weg zu suchen und

Hilfsbereitschaft und Altruismus zu praktizieren, investieren sie ihre gesamte Energie in Aktionen, die an ihrem Craving und dem Verhalten, zu dem es sie zwingt, nichts ändern. Ich habe unzählige Menschen mit Essstörungen kennengelernt, die den Kühlschrank bis zum Rand mit kalorienarmen Snacks füllten und irgendwann darüber herfielen. Ich habe mit vielen Menschen gearbeitet, die überzeugt waren, sich lediglich das neueste, im Fernsehen beworbene Fitnessgerät kaufen zu müssen, um fortan regelmäßig zu trainieren. Ich habe hunderte von Menschen kennengelernt, die mit dem Rauchen aufhören wollten und ihre Zigaretten in den Müll warfen, aber das Feuerzeug und den Aschenbecher behielten. Ich habe hunderten von Alkoholikern geholfen, die sich von den kostbaren Tropfen in ihrem Weinkeller nicht trennen mochten. In all diesen und zahllosen weiteren Fällen zog die fehlende Bereitschaft, den Blickwinkel zu wechseln, verheerende Folgen nach sich: Die Betroffenen wurden rückfällig und nahmen exakt jene Verhaltensweisen wieder auf, die sie so verzweifelt abzustellen versucht hatten.

Das Johari-Fenster

Wir können auf mancherlei Weise für entscheidende Dinge blind sein und uns in der trügerischen Gewissheit wiegen, dass wir das Craving überwunden haben und gegen Verlockungen immun sind. Um diesen wichtigen Punkt zu verstehen, müssen wir uns ein Konzept genauer ansehen, das als «Johari-Fenster» bezeichnet wird. Es wurde Mitte der 1950er-Jahre von den Psychologen Joseph Luft und Harry Ingram entwickelt und illustriert, wie wir uns selbst wahrnehmen – ausgehend von dem, was wir wissen, dem, was wir verbergen, dem, was wir nicht sehen können, und dem, was niemand sehen kann. Schauen Sie sich das Diagramm an und überlegen Sie, was auf Sie selbst zutrifft.

Lassen Sie all Ihre Charakterzüge, Interessen, Hobbys, Persönlichkeitseigenschaften, Schwierigkeiten, Stärken und Schwächen Revue passieren. Alles, was Sie über sich selbst wissen und was gleichzeitig auch andere über Sie wissen, gehört in den mit «Öffentliche Person» gekennzeichneten Quadranten. Diese Dinge müssen nicht all Ihren Verwandten und Freunden bekannt sein, aber zumindest einigen, denen sie besonders vertrauen oder die Ihnen sehr nahe stehen.

Manchmal bezeichne ich diesen Quadranten als den transparenten Quadranten, weil die entsprechenden Fakten anderen Personen leicht zugänglich sind.

	Mir bekannt	Mir selbst unbekannt
Anderen bekannt	1. Öffentliche Person	3. Blinder Fleck
Anderen unbekannt	2. Mein Geheimnis	4. Unbekannt

Dinge, die Sie über sich selbst wissen, andere jedoch nicht, gehören zum zweiten Quadranten, «Mein Geheimnis». Über diese Dinge zu sprechen kann Angst machen. Natürlich sind solche Selbstenthüllungen emotional riskant. Was verstehe ich unter «emotional riskant»? Wenn Sie mit anderen über Ihre Geheimnisse sprechen, gehen Sie das Risiko ein, kritisiert oder fortan gemieden zu werden; Sie setzen sich der Gefahr aus, dass derjenige, dem Sie sich anvertrauen, nichts mehr mit Ihnen zu tun haben will. Es ist nicht nur möglich, dass Ihre Gefühle verletzt werden – sie werden *auf jeden Fall* verletzt. Deshalb ist es so wichtig, dass Sie sich die richtigen Menschen aussuchen, um offen zu sprechen, und dass Sie diese Beziehungen fortwährend aufmerksam einzuschätzen versuchen, um sicher zu gehen, dass Sie sich gefahrlos öffnen können. Ich empfehle Ihnen also *nicht*, Ihre finstersten Geheimnisse in die Welt hinauszutragen. Zum rechten Zeitpunkt aber und im geeigneten Kontext und gegenüber den richtigen Personen kommt der Mut zum Risiko Ihrer Weiterentwicklung zugute. Lassen Sie sich Zeit und überstürzen Sie nichts. Hören Sie auf Ihre innere Stimme, die Ihnen sagen wird, wann der richtige Zeitpunkt gekommen ist, und lüften Sie nicht alle Geheimnisse auf einmal. Dieser Prozess lässt uns emotional wachsen und zu reiferen Reaktionen auf das Leben mit seinen Chancen und Schwierigkeiten finden.

Selbstenthüllungen dieser Art zeigen im Übrigen auch, wie abgeklärt Sie wirklich sind. Ganz gleich, was Film oder Fernsehen Ihnen vorgaukeln: Abgeklärt zu sein heißt *nicht*, dass man keine Gefühle äußert und auf andere wie eine undurchdringliche Wand wirkt. Ebendies ist alles andere als mutig, denn es kommt der totalen Vermeidung emotionaler Risiken gleich.

Abgeklärt zu sein heißt vielmehr, nach den richtigen Beziehungen zu suchen, nach Beziehungen, in denen man offen sein und zu seiner Verletzlichkeit stehen kann. Es bedeutet, bereit zu sein, auch psychischen Schmerz zu ertragen. Sich einzureden, dass man abgeklärt ist, wenn man seine Gefühle erfolgreich verbirgt, ist ein Irrtum, dem wir allerdings sehr leicht aufsitzen.

Weil Selbsttäuschungen dieser Art hochverführerisch und bemerkenswert durchschlagend sind, erzeugen sie im Zusammenhang mit dem Craving einen ständigen Konflikt. Sie machen Sie glauben, dass die Wahrheit, zu der Sie gefunden haben, weder hinreichend überzeugend noch so wichtig ist, dass es sich lohnt, mit jemand anderem darüber zu sprechen. Die Wahrheit aber ist hart im Nehmen. Das ist ihre Natur. Oliver Wendell Holmes Jr., Richter am Obersten Bundesgericht der Vereinigten Staaten von Amerika, brachte es auf den Punkt: «Die Wahrheit kann einiges einstecken. Anders als eine Blase zerplatzt sie nicht, wenn man sie berührt; nein, selbst wenn Sie den ganzen Tag lang auf sie eintreten wie auf einen Fußball, sie ist auch am Abend noch rund und prall.» Suchen Sie sich einen Platz, an dem Sie ungestört und sicher sind, und sprechen Sie mit einem Menschen, dem Sie vertrauen. Legen Sie die Karten auf den Tisch und sagen Sie die Wahrheit. Beleuchten Sie sie von mehreren Seiten. Die Ergebnisse werden Sie verblüffen.

Ein mitunter überraschendes und fast unausweichliches Nebenprodukt solcher Selbstenthüllungen im Rahmen einer sicheren Beziehung ist die wachsende Intimität. Im 6. Kapitel haben wir gesehen, dass Spiritualität und Verbundenheit (mit der Intimität als weiterentwickelter Form) eine wesentliche Voraussetzung dafür sind, sich vom Craving zu befreien. Dies ist der Grund, weshalb der zweite Quadrant in Bezug auf den Umgang mit Craving-Attacken eine so wichtige Rolle spielt. Interessanterweise bilden gerade diejenigen Informationen, die Sie aus Angst, andere zu vertreiben, am liebsten für sich behalten möchten, den Zement, der Freundschaften festigt und genuine Intimität und Verbundenheit wachsen lässt. Dies ist der Heilungsprozess, in dem Ihre Wunden vernarben.

Sodann gibt es Wahrheiten, die Sie persönlich betreffen, ohne dass Sie sich ihrer bewusst sind. Niemand kann sich selbst in sämtlichen Aspekten seiner Persönlichkeit erfassen, und ohne den Blickwinkel anderer Menschen (selbst wenn auch sie sich mitunter irren) wären wir zweifellos blind. Dinge, die andere über Sie wissen und die Sie selbst nicht sehen können oder nicht sehen, gehören in den dritten Quadranten – sie fallen in den «blinden Fleck». Weitere Persönlichkeitsanteile bleiben sowohl Ihren Mitmenschen als auch Ihnen selbst verborgen; sie gehören in den vierten Quadranten.

Seit Joseph Luft und Harry Ingram das Johari-Fenster ausgearbeitet haben, um zu untersuchen, was uns selbst und anderen bekannt bzw. unbekannt ist, wird diese Methode in praktisch allen Suchtbehandlungen, ganz gleich, in welchem Rahmen sie stattfinden, eingesetzt. Die Gründe dafür sind ganz einfach. Da erstens jeder von uns kognitive Verzerrungen aufweist (siehe 3. Kapitel), zeigt uns das Johari-Fenster, dass wir selbst viele Eigenanteile nicht wahrnehmen, die von anderen sehr wohl gesehen werden. Wir bekommen eine erste Ahnung von der Seite unserer Persönlichkeit, für die wir noch blind sind, indem wir andere bitten, uns ihre Erkenntnisse oder Sichtweisen mitzuteilen, und uns aufmerksam anhören, was sie zu sagen haben. Freilich können Sie nicht alles, was Sie zu hören bekommen, für bare Münze nehmen; wenn aber mehrere Menschen, denen sie vertrauen, einhellig bestimmte Beobachtungen formulieren, sollten Sie hellhörig werden, *vor allem, wenn Ihnen diese Dinge nicht behagen.* In Suchtbehandlungen hört man häufig:

> «Wenn eine Person zu dir sagt, du seist eine Ente, kannst du getrost weghören. Wenn eine weitere Person das gleiche sagt, solltest du aufmerken. Wenn eine dritte Person sagt, du seist eine Ente, beginnst du am besten zu quaken.»

Freilich, auch Entenküken brauchen nach dem Schlüpfen einige Wochen, bis sie zu quaken beginnen. Zuerst müssen sie ein wenig wachsen. Herauszufinden, was andere über Sie wissen, Sie selbst aber nicht wahrnehmen, und sich damit auseinanderzusetzen ist ein wichtiger Bestandteil der emotionalen Reifung. Wie schon erwähnt: Endgültig lösen können wir die Grundprobleme des Lebens nie, aber wir können über sie hinauswachsen.

Freunde und andere Menschen, mit denen Sie sprechen, können natürlich nur sehr begrenzte Einsicht in Ihre Persönlichkeit gewinnen, wenn Sie wichtige Dinge vor ihnen geheim halten. Vielleicht haben Sie triftige Gründe dafür oder auch allzu große Angst, sich zu offenbaren. Wie dem auch sei – wenn Sie den Menschen, denen Sie wirklich vertrauen, von diesen Dingen nichts erzählen, können sie

Ihnen nicht helfen. Noch wichtiger ist vielleicht, dass die Heimlichtuerei eine Quelle und ein Symptom geradezu toxischer Schamgefühle sein kann, die das Craving verstärken. Um es noch einmal zu
betonen: Ich rate Ihnen nicht, jedem Menschen von Ihren finstersten Geheimnissen zu erzählen. Doch wenn es bislang keine vorurteilsfreie, vertrauenswürdige Person in Ihrem Leben gibt, auf die Sie
sich verlassen und gegenüber der Sie sich öffnen können, ist es vielleicht an der Zeit, nach einem Menschen zu suchen, mit dem Sie
eine solche Beziehung aufbauen können. Der Pate oder Sponsor in
Zwölf-Schritte-Programmen kommt dabei ebenso in Frage wie ein
Pfarrer oder spiritueller Führer, ein Coach oder auch der Friseur.
Entscheidend ist, dass Sie jemanden in Ihrem Leben brauchen, dem
Sie vertrauen können; jemanden, der auch auf die Gefahr hin, Sie zu
kränken, ehrlich zu Ihnen ist; jemanden, der Sie weder beschämt
noch verurteilt, Sie weder kritisiert noch mit Vorwürfen überhäuft,
sondern Ihnen geradeheraus sagt, wie er Ihre Situation einschätzt.
Wenn Sie einen solchen Menschen (oder mehrere) finden und den
Eindruck haben, sich ihm anvertrauen zu können, müssen Sie ihm
die Wahrheit über sich selbst sagen. Zu dieser Wahrheit zählen auch
Ihre Geheimnisse, die dunklen Flecken, deren Sie sich abgrundtief
schämen, oder Dinge, in die Sie eigentlich niemals irgendjemandem
Einblick gewähren wollten. In manchen Religionen besitzen Beichtrituale einen hohen Stellenwert; desgleichen haben Psychologen,
Psychoanalytiker, Therapeuten und Psychiater ein ums andere Mal
betont, dass Weiterentwicklung voraussetzt, sich der Wahrheit zu
stellen. In Zwölf-Schritte-Gruppen werden Sie häufig hören: «Solange du Geheimnisse hast, kannst du nicht gesund werden.» Meiner Erfahrung nach trifft dies zu. Je heller Sie diese verborgenen
Selbstanteile in einer sicheren, vertrauensvollen Beziehung beleuchten können, desto leichter fällt es Ihnen, der Wahrheit ins Gesicht zu
sehen und aus dem Craving-Kreislauf auszusteigen.

Ohne Veränderung und Weiterentwicklung ist es nicht möglich,
sich vom Craving zu befreien. Bestimmte Aspekte Ihres Wesens und
Ihrer Persönlichkeit werden Ihnen und auch Ihren Freunden und
geliebten Angehörigen auf immer verborgen bleiben oder vielleicht
nach und nach zutage treten, wenn Sie sich weiterentwickeln und
sich selbst gründlicher kennenlernen. Dies sind die Dinge, die zum
vierten Quadranten gehören, die «unbekannten» Aspekte. Das
Johari-Fenster ist auch eine Einladung, sich auf eine Entdeckungs-

reise zu begeben, zu forschen, sich selbst zu verändern und Reifungsprozesse zu durchlaufen. Aus meiner Arbeit mit Suchtkranken weiß ich, dass Sie dabei Dinge über sich selbst erfahren werden, die Sie sich zu Beginn der Reise niemals hätten vorstellen können. Sie werden sich emotional weiterentwickeln und lernen, dem Leben mit einer reiferen Haltung zu begegnen und sich zufriedener zu fühlen.

Die vielleicht wichtigste Funktion des Johari-Fensters besteht darin, Ihnen bewusst zu machen, dass Sie über sich selbst und Ihr Craving in Wirklichkeit weit weniger wissen, als Sie angenommen haben, und deshalb Gefahr laufen, dem Suchtdruck nachzugeben. Kurz, das Johari-Fenster kann Ihren naiven Glauben an die eigene Immunität erschüttern. Mir geht es nicht darum, Pessimismus zu verbreiten oder Ihnen die Hoffnung zu nehmen; aber ich weiß aus Erfahrung, dass Suchtkranke just in dem Moment, in dem sie meinen, «alles begriffen» zu haben, am stärksten rückfallgefährdet sind. Wenn es Ihnen gelingt, Ihren Blickwinkel genügend zu erweitern, um zu sehen, dass Sie die Hilfe anderer Menschen brauchen, können Sie beginnen, nach und nach die Widerstandskraft aufzubauen, die nötig ist, um dem Craving die Stirn zu bieten.

Auch der Erfolg birgt Risiken

Es lohnt sich, noch einmal zu betonen, dass Ihr Risiko, sich für immun zu halten und Vorsichtsmaßnahmen in den Wind zu schlagen, gerade dann am größten ist, wenn alles gut zu laufen scheint. Denken Sie zum Beispiel an die Alkoholikerin, die seit drei Monaten trocken ist. Sie fühlt sich großartig, es ging ihr nie besser. Sie ist grenzenlos glücklich darüber, das Alkoholproblem endlich überwunden zu haben. Ihr alter Arbeitgeber hat sie wieder eingestellt, und auch in ihrer Ehe und im Familienleben hat sich einiges zum Guten gewandelt. Finanziell geht es wieder bergauf. Jeder Arzt, der sie untersuchte, würde ihr eine Topform bescheinigen. Ihr Blutdruck hat sich vollkommen normalisiert, und der Alkomat würde genauso wie an jedem einzelnen der vorangegangenen neunzig Tage 0,000 anzeigen. Sie ist nüchtern und macht ihre Sache allem Anschein nach großartig.

Wenn Sie aber Ihre Gedanken lesen könnten, erhielten Sie einen ganz anderen Eindruck. Ihr schwirren mannigfaltige Vorstellungen und Ideen durch den Kopf, die sie einem extremen Risiko aussetzen, sich einen Schluck (dem unweigerlich weitere folgen werden) zu genehmigen und ihrer Abstinenz ein Ende zu bereiten. Sie könnte beispielsweise denken: «Endlich geht es mir gut. Ich habe bewiesen, dass ich den Alkohol nicht *brauche*.» Oder: «Jetzt lasse ich mal fünf gerade sein, ich habe mir einen Drink verdient.» Unter dem Suchtdruck kann Ihr Gehirn Ihnen vorgaukeln, dass Sie sich ein Glas leisten können, weil Sie etwas zu feiern haben, über etwas traurig sind, sich beruhigen müssen, «beweisen» wollen, dass Sie nie ein Alkoholproblem hatten, oder erkannt haben, dass Ihr Entschluss, keinen Tropfen mehr zu trinken, eindeutig eine Überreaktion war. Diese Lügen können alle erdenklichen Formen annehmen. Häufig stellen sie sich während einer besonders erfolgreichen Phase ein oder wenn die Dinge in ruhigen Bahnen laufen. Dann wiederum tauchen sie in Reaktion auf Stress auf. Diese Gedanken können sich dermaßen subtil einschleichen, dass Sie sie gar nicht bemerken. Eines aber haben sie gemeinsam: Sie sollen Sie zum ersten Glas (zur ersten Zigarette, zum ersten Stück Käsekuchen oder wonach immer es Sie gelüstet) überreden. Und Sie glauben, immun zu sein?

Besonders gefährlich ist die Vorstellung, dass Sie sich lediglich umfassend informieren müssten, um Ihr Craving-Problem lösen zu können oder dem Suchtdruck zu widerstehen oder sich auf etwas anderes als das Objekt Ihrer süchtigen Begierde zu konzentrieren. Manche Suchtkranke bilden sich ein, ihr Problem im Griff zu haben, wenn sie nur lang und intensiv genug darüber nachdenken oder darüber sprechen. Dass einschlägige Informationen und Kenntnisse wichtig sind, steht außer Frage. Sie müssen lernen, welche Maßnahmen Ihnen helfen, das Craving zu überwinden und dem wiederkehrenden Suchtdruck zu widerstehen. Die Vorstellung jedoch, Ihr Problem durch Faktenwissen lösen zu können, statt Ihr Verhalten zu ändern, ist der Inbegriff von Naivität. Sie grenzt geradezu an Vermessenheit. Theodosius Dobzhansky, ein bekannter ukrainischer Genetiker, sagte einmal: «Wissenschaftler hängen oft dem naiven Glauben an, dass sie nur genügend Fakten über ein Problem sammeln müssen und diese Fakten sich dann automatisch zu einer überzeugenden und wahrheitsgemäßen Lösung arrangieren werden.» Die einzige Lösung in Ihrem Fall besteht darin, aktiv an Ihrem Problem zu arbeiten.

Offenbar ist die Gefahr, sich für immun zu halten, dann am größten, wenn alles gut läuft. Bedeutet dies, dass Sie ständig vor Ihren eigenen Erfolgen auf der Hut sein müssen, statt sich über sie zu freuen? Bedeutet es, dass Sie sich nie wieder zuversichtlich fühlen dürfen? Nein, im Gegenteil. Das Geheimnis liegt in dem Unterschied zwischen Zuversicht und Vermessenheit.

Auf den ersten Blick könnte man die Vermessenheit für übertriebene Zuversicht halten. Doch Zuversicht und Vermessenheit weisen mehr Unterschiede als Ähnlichkeiten auf. Das Gefühl, auf gesunde Gewohnheiten verzichten, dem Craving aus eigener Kraft widerstehen und gefahrlos in alte Verhaltensmuster zurückfallen zu können, ist ein Ausdruck von Vermessenheit. Die Vorstellung, dass Ihr Craving lediglich eine Phase war, ein vorübergehendes Problem, das Sie künftig nicht mehr belästigen wird, ist ebenso ein Ausdruck von Vermessenheit. Die Überzeugung: «Ich muss mich nur gründlich genug über das Craving informieren, dann bin ich gefeit», ist ein Ausdruck von Vermessenheit. Vermessenheit ist naiv. Und ebendiese Vermessenheit gaukelt Ihnen die naive Vorstellung vor, immun zu sein. Vermessenheit ist auch deshalb extrem gefährlich, weil ihr jeder zum Opfer fallen kann. Ihre extremste Ausprägung ist die Hybris. Dieser falsche Stolz spielt eine entscheidende Rolle für den Rückfall in die zwanghaften Verhaltensweisen, die mit Craving und Suchtbefriedigung einhergehen.

Doch wie sieht eine gesunde Zuversicht aus? Welche Eigenschaften sind für einen zuversichtlichen Menschen charakteristisch? Erstens ist es wichtig, das Suchtverhalten einigermaßen erfolgreich kontrollieren zu können – und zwar nicht nur einige Tage oder Wochen lang. Wenn Sie Ihrem Craving vor zwei Wochen das letzte Mal nachgegeben haben, ist die Abstinenz ein Anlass zu feiern, stolz auf sich zu sein und den eingeschlagenen Weg weiterzuverfolgen. Eine zweiwöchige Abstinenz ist aber keine hinreichende Grundlage für realistische, gesunde Zuversicht.

Wie lange ein neues Verhaltensmuster befolgt werden muss, damit es zu gesunder Zuversicht berechtigen kann, ist nicht eindeutig definiert. Nach meiner Erfahrung aber bemisst sich der Zeitraum mitnichten nach wenigen Monaten oder gar Wochen. In der Regel (wenngleich nicht immer) nimmt der Prozess viele Monate oder Jahre in Anspruch. Entscheidend ist, so lange abstinent zu bleiben oder dem Suchtverhalten zu widerstehen, dass eine gewisse Zuversicht gerechtfertigt ist, und dabei nicht zu vergessen, dass man sich in jedem Augenblick vor Vermessenheit hüten muss. Ein anderer Aspekt der gesunden Zuversicht besteht darin, dass man die gesunden Verhaltensweisen und Gewohnheiten, die man angenommen hat, nicht länger als beschwerliche Pflicht empfindet, sondern Spaß daran hat und sich an ihnen erfreut. Vielleicht beobachten Sie an sich selbst, dass Ihnen die Maßnahmen, die zum Erfolg führen, genauso viel Freude bereiten wie der Erfolg an sich. Im 10. Kapitel, das der Freude, Hoffnung und Genesung gewidmet ist, erfahren Sie mehr darüber. Um Ihnen aber einen Eindruck von dem zu vermitteln, worauf Sie sich freuen können: Sie dürfen darauf vertrauen, dass Ihre Zuversicht keine Vermessenheit ist, sobald Sie die Maßnahmen, die Sie ergriffen haben, um Ihr Verhalten zu ändern und den Suchtdruck zu dämpfen – die Maßnahmen also, die zu diesen erfreulichen Resultaten geführt haben – , an sich als grundsätzlich erfreulich und angenehm erleben. Wenn Sie es so weit gebracht haben, sind Sie in der «Zuversichtszone», wie ich es nenne, angelangt.

Wenn Sie sich auf Ihre Gruppenmeetings freuen und sie als Highlight der Woche empfinden, haben Sie die Zuversichtszone vielleicht erreicht. Wenn es Ihnen nicht mehr peinlich ist, sondern sie erleichtert, einen anderen Menschen um Hilfe zu bitten, haben Sie die Zuversichtszone vielleicht erreicht. Wenn Ihnen das auf eine spirituelle Dimension angelegte Verhalten, das ich im 6. Kapitel beschrieben habe, zunehmend wichtig wird und Sie es lieber intensivieren als einschränken wollen, haben Sie die Zuversichtszone vielleicht erreicht. Weil Sie dieses Verhalten nicht immer gleichermaßen gern praktizieren, spreche ich von einer «Zone». Es ist völlig normal, zwischen dem Wunsch, zu genesen, und einem Widerstreben gegen gesunde Verhaltensweisen zu schwanken. Sich vom Craving zu befreien ist ein Prozess. Wenn Sie sich aber häufiger für die konstruktive als für die destruktive Verhaltensalternative entscheiden, sind Sie in der Zone angelangt. Das ist der Grund, weshalb Zuversicht keine Veränderung Ihrer Aktivitäten oder dessen, was Sie sich zutrauen, darstellt. Genuine Zuversicht ist eine Veränderung dessen, was Sie tun *wollen*, und das Bemerkenswerteste daran ist, dass diese Veränderung sich als Resultat ebenjener Aktivitäten ergibt, die ich in diesem Buch beschrieben habe. Was sich verändert, ist Ihre Einstellung, und zwar nicht gegenüber dem Objekt Ihrer Sucht, sondern zu denjenigen Verhaltensweisen, die Ihnen helfen, mit dem Craving umzugehen – Tag für Tag, oder, wie die AA-Mitglieder es formulieren: «Nur ein Tag nach dem anderen.»

Viele Neuankömmlinge in Gruppen fragen: «Wie lange muss ich diese Meetings besuchen?» Alte Hasen, die schon ein beträchtliches Stück des Weges zur Genesung zurückgelegt haben (das heißt, seit Jahren oder Jahrzehnten trocken oder clean sind), geben dann meistens zur Antwort: «Gehen Sie hin, solange Sie Lust haben, und dann noch ein wenig länger.» Diese Empfehlung zielt auf nichts anderes als auf die oben erläuterte Veränderung der persönlichen Einstellung. Darin liegt das Geheimnis. Für das Gefühl, immun zu sein, das Sie immer dann überkommen wird, wenn Sie Ihre Sache besonders gut machen, gibt es nur eine Lösung: *Die Maßnahmen, die Sie ergreifen, um von der Sucht zu genesen, werden irgendwann genauso begehrenswert für Sie sein, wie es ursprünglich der Alkohol, die Droge etc. gewesen ist.* Mir ist bewusst, dass dies in Ihren Ohren wahrscheinlich völlig verrückt oder unrealistisch klingt. Die Erfahrung tausender Menschen bestätigt, dass Sie vom Craving frei sind, wenn sich Ihre Wünsche grundlegend geändert haben, und diese Veränderung wird durch das, was Sie tun, herbeigeführt – *nicht* umgekehrt. Ebendies ist so verblüffend: Der Prozess erhält und nährt sich selbst. Ein einfaches Beispiel dafür sind all die Menschen, die etwas für ihre Fitness und Gesundheit tun wollen und deshalb anfangen zu joggen. Anfangs ist das Laufen mühsam, doch nach und nach beginnt es, Spaß zu machen, und die Menschen laufen nicht mehr, weil sie laufen müssen, sondern weil sie laufen wollen. Die Aktivität selbst ist zur Antriebskraft geworden. Das Beispiel zeigt, dass Aktivitäten und Maßnahmen unsere Bedürfnisse verändern, dass Heilung weitere Heilung produziert. Verbundenheit und Spiritualität sind sowohl die Antriebskräfte als auch die Ergebnisse Ihrer Genesung. Wesentlich mehr über diesen entscheidenden Kreislauf erfahren Sie im 10. Kapitel.

∗∗∗

In diesem Buch habe ich von zahlreichen Menschen berichtet, die ihrem Craving allen Bemühungen zum Trotz nicht widerstehen konnten. Das Paradoxe an der Sache ist, dass sich jede Craving-Attacke so anfühlt, als nähme sie nie ein Ende. Und sobald der Druck nachlässt, fühlt es sich an, als sei er ein für alle Mal verschwunden.

Immer und immer wieder lassen sich Suchtkranke in diesen Teufelskreis hineinziehen. In diesem Kapitel habe ich einen besonders verheerenden Aspekt erläutert: Das Gefühl, immun zu sein. Der Glaube an die Immunität stellt sich vor allem dann ein, wenn Sie entdeckt zu haben glauben, dass Ihnen das Craving nichts mehr anhaben kann. Nichts bringt sie dem Rückfall näher als ebendiese heimtückische Überzeugung. Indem Sie Maßnahmen ergreifen, um sich Ihrer blinden Flecken bewusst zu werden, statt lediglich Ihrem Bauchgefühl zu vertrauen, können Sie sich langsam, Schritt für Schritt, aus diesem Teufelskreis befreien.

9 Scheinbar irrelevante Entscheidungen

Wie einfache Aktionen das Craving lindern können

> «Wenn du deine Richtung nicht änderst,
> kommst du wahrscheinlich genau an dem Punkt an,
> auf den du zusteuerst.»

LAO TSE

Was Sie glauben, beeinflusst Ihre Wünsche. Mehr noch: Was Sie tun, beeinflusst Ihre Wünsche. Im 3. Kapitel haben wir gesehen, dass Ihr Wunsch, etwas Bestimmtes zu bekommen, in manchen Fällen – und entgegen der landläufigen Überzeugung – *nachlässt*, wenn das Objekt der Begierde für Sie unerreichbar ist. In diesem Kapitel werden wir einfache Aktivitäten und Maßnahmen kennenlernen, die das Craving trotz ihrer scheinbaren Harmlosigkeit tiefgreifend beeinflussen können. Zahlreiche meiner Empfehlungen wirken auf den ersten Blick keineswegs einleuchtend, sind aber wissenschaftlich abgesichert. Vergessen Sie nicht, dass die intuitiven Reaktionen, zu denen das Craving Sie veranlasst, den Suchtdruck tatsächlich aufrechterhalten und verstärken; um ihn zu überwinden, kann es deshalb notwendig sein, Dinge zu tun, die Sie zunächst für nicht plausibel halten.

Scheinbar irrelevante Entscheidungen

Der «Vater» der Craving-Forschung, Dr. Alan Malatt, prägte die Formulierung «scheinbar irrelevante Entscheidungen» (apparently irrelevant decisions, AIDs) zur Beschreibung bestimmter Aktivitäten suchtkranker Menschen, denen die Betroffenen selbst jede Relevanz für ihr Craving absprechen, obwohl ebendiese Aktivitäten den Rückfall herbeiführen. Der Fachbegriff dafür lautet «verdeckter Vorläufer». Marlatt illustrierte das Konzept ursprünglich am Beispiel des trockenen Alkoholikers, der «für den Fall, dass Besuch kommt», eine Flasche Wein kauft. Anhand scheinbar irrelevanter Entscheidungen beschrieb Marlatt die Aktivitäten oder Verhaltensweisen, die schließlich in den Rückfall einmünden. Ich gehe noch einige Schritte weiter und behaupte, dass zahlreiche Maßnahmen und Aktivitäten, die den Suchtdruck *lindern*, ebenfalls «scheinbar irrelevant» sind. Sehen wir uns dies genauer an.

Vor allem zu Beginn Ihres Genesungsprozesses ist es natürlich von entscheidender Bedeutung, dass Sie keinen Zugang zum Objekt Ihres Suchtverlangens haben. Hätten Sie dieses Buch nicht gelesen, wären Sie vermutlich der Meinung, dass Ihr Craving sich verschlimmert, sobald die begehrte Substanz außer Reichweite gerät. Die Forschung beweist jedoch, dass das Gegenteil zutrifft.

Wenn Sie abnehmen möchten, ist es wahrscheinlich keine gute Idee, einen Job in einer Bäckerei anzunehmen (Ausnahmen bestätigen die Regel). Wenn Sie aufhören möchten zu trinken, ist ein Job als Barkeeper nicht die beste Option. Und wenn Sie aufhören wollen zu spielen, sollten Sie möglichst weit von Las Vegas entfernt leben und arbeiten. Sich bewusst zu machen, dass das selbstdestruktive Verhalten wirklich tabu ist, kann den Umgang mit Craving-Attacken wesentlich erleichtern. In einer mittlerweile klassischen Studie wies Roger Meyer nach, dass der Anblick, der Geruch und sogar die Berührung ihres bevorzugten Getränks in lediglich 50 Prozent der teilnehmenden Alkoholiker einen Suchtdruck triggerte, *wenn sie genau wussten, dass sie es nicht würden trinken können.* Der bloße Umstand, dass der Alkohol absolut tabu war, reduzierte das Craving.[107] Die ökonomische Verhaltensforschung verweist darauf, dass die drastische Erhöhung der Preise für alkoholhaltige Getränke ähnliche Auswirkungen nach sich ziehen würde; das heißt, allein die Schwierigkeit, sich die begehrte Droge zu beschaffen, kann das Craving dämpfen. Natürlich gibt es Situationen, in denen die Einschränkung des Zugriffs auf die Substanz das Verlangen intensiviert, im Großen und Ganzen aber scheint zu gelten: «Aus den Augen, aus dem Sinn.»

Eine andere Studie untersuchte, wie sich das Craving nikotinabhängiger Flugbegleiter während eines langen Non-stop-Flugs und während eines Flugs gleicher Dauer, aber mit Zwischenlandung, unterschied. Das Verlangen nach einer Zigarette stieg vor jeder Landung, das heißt, auch vor der Zwischenlandung; es stieg aber nicht nach der Hälfte des Non-stop-Flugs. Dies legt die Vermutung nahe, dass die Dauer der Abstinenz an sich für den Suchtdruck eine geringere Rolle spielt als das Wissen um die bevorstehende Landung. Der Effekt der Antizipation der «Zigarette nach der Landung» erwies sich in jener Studie als hochsignifikant.[108] Auf der Grundlage dieser und mehrerer anderer Studien dürfen wir den Schluss ziehen, dass der Kontext extrem wichtig ist und dass die Planung, die Antizipation und die Zugänglichkeit der begehrten Substanz den Suchtdruck steigern können.

Auch Ihre eigenen Vorstellungen über Ihr Suchtverlangen können vorhersagen, ob Sie dem Craving widerstehen werden oder nicht. Die australische Forscherin Nicole Lee und ihre Kollegen führten im Jahr 2010 eine Studie mit 214 Metamphetamin-Konsumenten durch und untersuchten dabei gezielt, wie die Probanden selbst über ihren Suchtdruck dachten. Lee erklärte mir vor einiger Zeit, als ich sie nach ihrer Forschung fragte, dass die Auswertung des von den Probanden ausgefüllten «Craving Beliefs Questionnaire» einen Zusammenhang zwischen deren Ansichten über die Sucht und ihrer Rückfallwahrscheinlichkeit aufgedeckt habe.[109] Bei Suchtkranken, die der Auffassung sind, dass das Craving an sich schädliche Folgen für sie hat oder ihr Rückfallrisiko erhöht, ist die Wahrscheinlichkeit eines erneuten Drogenkonsums tatsächlich erhöht. Meiner Erfahrung nach hilft allein das Wissen, dass Craving-Attacken *ernst genommen werden müssen, aber auf jeden Fall kontrollierbar sind,* sich andere, der Abstinenz zuträgliche Strategien zuzulegen. Ich hoffe sehr, dass auch Sie zu dieser bewussten Einsicht finden werden, denn ebendiese Überzeugung (die obendrein der Wahrheit entspricht) kann Ihnen helfen, sich vom Objekt Ihres süchtigen Verlangens fernzuhalten.

Auch wenn Sie glauben, dass Ihr Craving intensiver wird, sobald Ihr Suchtmittel nicht mehr verfügbar ist – die Forschung beweist das Gegenteil: Je länger Sie abstinent bleiben können, ganz gleich, wie Sie es schaffen, desto schwächer wird das Craving. Ein Studie, an der 865 Methamphetaminsüchtige während einer viermonatigen Abstinenzphase teilnahmen, ergab eindeutig, dass der Suchtdruck im Laufe dieser Zeit drastisch nachließ.[110]

Freilich ist die Abstinenz allein nicht gleichbedeutend mit Heilung; dies erklärt zum Beispiel, weshalb so viele Suchtkranke, die nach einem langen Gefängnisaufenthalt entlassen werden, bereits wieder konsumieren, noch bevor sie zu Hause angekommen sind. Eine Studie über ehemalige Raucher, von denen einige seit zehn Jahren abstinent waren, ergab, dass etwa 10 Prozent von ihnen noch immer Craving-Attacken erlebten.[111] Diese Personen litten unter besonders schwerer Nikotinabhängigkeit und wiesen eine größere Zahl psychischer Probleme auf als die Probanden, die frei von Craving-Attacken waren. Abstinenz ist ungemein hilfreich, reicht aber nicht aus! Andere Studien zeigen, dass das von Hinweisreizen unabhängige Craving allmählich zurückgeht, das durch einschlägige Reize getriggerte hingegen erst nach sehr langer Zeit nachlässt. Das Zigarettenregal in der Tankstelle «spricht» noch lange zu Nikotinabhängigen, die sich das Rauchen abgewöhnen.[112] Aus diesem Grund betone ich stets, dass Sie es sich zweimal überlegen sollten, ob Sie sich absichtlich einem Hinweisreiz oder Trigger aussetzen wollen. Das Leben wird sie oft genug auf die Probe stellen – Selbsttests sind nicht gar nicht nötig.

Es gibt nicht «die» Lösung für jeden Suchtdruck und jede Craving-Attacke; allerdings sind zahlreiche effektive Maßnahmen derart unkompliziert, dass Sie sich wahrscheinlich kaum vorstellen können, von ihnen zu profitieren. Sie helfen trotzdem. Wenn Sie sich zum Beispiel Ihre Lieblingsaktivität möglichst intensiv vergegenwärtigen, können allein diese inneren Bilder Ihr Verlangen, zu rauchen oder sich mit Nahrung vollzustopfen, drastisch reduzieren.[113] In den vergangenen Jahren haben mehrere Studien nachgewiesen, dass auch der Geruch von Pfefferminze das Verlangen, zu essen oder zu rauchen, reduzieren kann. Achtsamkeitsübungen helfen ebenfalls, das Craving zu lindern und den Substanzkonsum einzuschränken.[114] Darüber hinaus wissen wir seit langem, dass Stress den Suchtdruck verstärkt (und zwar nicht nur infolge hormoneller Auswirkungen). Sämtliche Strategien, die den Stress abbauen, reduzieren also gleichzeitig auch das Craving.

Ich bin der festen Überzeugung, dass viele Suchtkranke nicht in der Lage sind, Craving-Anfälle allein durch kognitive Methoden (also durch Reflexion) vollständig zu unterdrücken. Gleichwohl können diese Techniken außerordentlich hilfreich sei. Offenbar üben sie Einfluss auf jene Hirnregionen aus, die für die Belohnungssysteme zuständig sind (siehe 2. Kapitel). Eine fMRI-Studie über Kokainabhängige wies eine reduzierte Aktivität im Nucleus accumbens sowie im orbito-präfrontalen Kortex nach, wenn die Probanden ihren Suchtdruck mit Hilfe kognitiver therapeutischer Techniken unterdrückten.[115] Ein fürwahr raffinierter Nachweis, dass die Unterdrückung des Cravings durch Gedankenaktivität jene Hirnregionen beeinflusst, die für Suchtverlangen und Belohnung zuständig sind!

Wenn Sie selbst keinen Sport treiben, schlagen Sie wahrscheinlich einen großen Bogen um Experten, die in höchsten Tönen die Vorteile körperlicher Bewegung preisen. Sie müssen auch mich auf die Liste dieser Experten setzen. Mehrere Studien belegen, dass sportliche Aktivitäten den Suchtdruck lindern. Meine eigenen Erfahrungen bestätigen dies. Neulich wies eine kleine Untersuchung nach, dass körperliche Bewegung das Verlangen nach Marihuana dämpft, und zwar sogar bei Personen, die nicht um Behandlung ihrer Abhängigkeit nachsuchten.[116] Eine andere, ebenfalls kleine, aber streng plazebo-kontrollierte Doppelblind-Studie belegte eine positive Beeinflussung des Alkoholdrucks durch ein Gramm Acetyl-L-Carnitin, täglich oral verabreicht, sowie eine höhere Abstinenzrate nach neunzig Tagen.[117] Man vermutet, dass diese chemische Zusammensetzung irgendwie mit den positiven Wirkungen sportlicher Betätigung zusammenhängt. (Verstehen Sie mich bitte nicht falsch: Keine Pille kann den Sport ersetzen!)

Jahrzehntelange klinische Erfahrung bestätigt, dass Craving-Attacken in ihrer Intensität gedrosselt und zeitlich verkürzt werden können, indem man über sie spricht. Im Laufe der Jahre habe ich mit vielen Menschen zusammengearbeitet, die es große Überwindung kostete, über ihr Craving zu sprechen – mit dem Ergebnis, dass ihre geheim gehaltenen Attacken sich über immer längere Zeit hinzogen und immer intensiver wurden. Damit einhergehend stieg das Rückfallrisiko. Diese Menschen waren zumeist überzeugt, dass das Reden über Craving sinnlos sei oder die Sache womöglich noch schlimmer mache. In dieser Überzeugung fühlten sie sich dadurch bestärkt, dass sie in den wenigen Situationen, in denen sie ihr Craving widerstrebend zur Sprache brachten, mitunter tatsächlich einen verstärkten Suchtdruck verspürten. Wahrscheinlich hing die Verschlimmerung aber mit einem Faktor zusammen, der ihrem Gedächtnis entfallen war oder einer kognitiven Verzerrung (siehe 3. Kapitel) unterlag.

Das extreme Beispiel dafür ist der Alkoholiker, der mir erklärte, keine Meetings der Anonymen Alkoholiker zu besuchen, weil er «durch das Reden über den Alkohol Lust bekomme, etwas zu trinken». Zweifellos unterscheiden sich AA-Gruppen in ihrer Konzentration auf Krankheit bzw. Genesung; ich pflege Alkoholikern genesungsorientierte Gruppen zu empfehlen. In den meisten Fällen aber ist jedes AA-Treffen besser als kein Treffen (Ausnahmen bestätigen auch hier die Regel). Ich frage Sie zudem: Wenn AA-Gruppen Ihr Verlangen nach Alkohol wecken, welche Chance haben Sie dann in der realen Welt? Einer Welt mit Kneipen an jeder Ecke, mit Freunden, die trinken, mit Alkohol in Nahrungsmitteln, Alkoholwerbung in Zeitschriften und im Fernsehen, mit Sportveranstaltungen und Hochzeiten, auf denen Alkohol in Strömen fließt? Für die Mehrheit der Alkoholiker, die vom AA-Programm profitieren, war es wichtig, sich über ihre Skepsis hinwegzusetzen und an den Meetings teilzunehmen.

Über Craving-Attacken zu sprechen ist ungemein wichtig. Sie in der falschen Umgebung zur Sprache zu bringen kann indes mehr schaden als nutzen. Einer der schlimmsten Fehler, den Abhängige machen können, besteht darin, über ihren Suchtdruck mit jemandem zu sprechen, der sie mit Kritik überhäuft, sie beschämt oder verurteilt. Ich habe oft erlebt, dass Menschen sich jemandem öffnen, der mit Abscheu, Gleichgültigkeit oder Verachtung reagiert. Ich halte dies nicht für zufällig, sondern nehme an, dass Suchtkranke durch starke unbewusste Kräfte veranlasst werden können, sich ausgerechnet jemandem anzuvertrauen, der den Stab über sie bricht und sie beschämt. Wie bereits erläutert, spielt die Scham bei Suchtstörungen eine entscheidende Rolle; Gespräche mit dem falschen Adressaten können Schamgefühle wecken und verstärken und intensivieren infolgedessen auch das Craving. Von diesen Vorbehalten abgesehen, ist es eine gute Idee, Ihr Craving mit jemandem zu besprechen, der Sie versteht und weiß, wovon die Rede ist.

Manchmal kann der scheinbar einfache Entschluss, laut auszusprechen, dass Sie unter Suchtdruck leiden, für den erfolgreichen Widerstand gegen das Craving ausschlaggebend sein. Seit Jahrzehnten wissen die Mitglieder von Zwölf-Schritte-Gruppen aber auch, dass der Telefonhörer mitunter zwei Zentner wiegt. Anders formuliert: Wenn das Craving Sie im Griff hat, kostet Sie der Anruf bei einem verständnisvollen Freund wahrscheinlich große Überwindung.

Dafür kann auch die im 2. Kapitel beschriebene Aktivität des präfrontalen Kortex mitverantwortlich sein.

Die althergebrachte Redewendung: «Das Dach repariert man, wenn es nicht regnet», trifft in abgewandelter Form auch auf das Craving zu. Wenn Sie sich angewöhnen, täglich über Ihre Ziele, Erfolge und Schwierigkeiten mit jemandem zu sprechen (ganz gleich, ob Sie gerade unter Suchtdruck leiden oder nicht), wird es Ihnen in einer Krisensituation wesentlich leichter fallen, jemanden anzurufen. Auch die Stärke einer Gruppe kann zur erfolgreichen Unterdrückung des Cravings beitragen, wie wir im 7. Kapitel erfahren haben. Zahlreiche Mitglieder von Selbsthilfe- und Unterstützungsgruppen haben diese Erfahrung gemacht. Deshalb legen die Gruppen großen Wert darauf, dass man untereinander die Telefonnummern austauscht und Mitglieder, die eine schwere Zeit durchmachen, regelmäßig anruft. Die Angst, dass solche Gespräche eine Craving-Attacke auslösen können (was tatsächlich möglich ist), wird durch die Vorteile, die diese Art persönlicher Verbundenheit und die außerordentliche, die Fähigkeiten des Einzelnen bei weitem übertreffende Effektivität der Gruppe mit sich bringen, mehr als wettgemacht.

Eine weitere kognitive Verzerrung, die Ihnen die an sich einfache, aber effektive Aufgabe, über Ihren Suchtdruck zu sprechen, erschweren kann, ist die Überzeugung: «Wenn ich nicht daran denke, verschwindet das Verlangen von selbst.» Diese folgenreiche und gefährliche Annahme führt immer wieder zu Rückfällen, denn die Idee, sich das selbstzerstörerische Verhalten «einfach aus dem Kopf schlagen» zu müssen, drängt die vernünftige Einstellung, Craving-Attacken durch relativ einfache Maßnahmen und Aktivitäten zu verhindern oder einzudämmen, in den Hintergrund.

Maßnahmen zur Verhinderung und Handhabung von Craving-Attacken

Helfen Sie anderen!

Die allesentscheidende «Wiederentdeckung», die einigen frühen AA-Mitgliedern gelang, war die Erkenntnis, dass das Verlangen zu trinken nachlässt, wenn man anderen aktiv hilft. Auf den ersten Blick gibt sich zwischen Altruismus und Suchtverlangen kein Zu-

sammenhang zu erkennen. Natürlich ist es lobenswert, anderen beizustehen, doch was hat Hilfsbereitschaft mit dem Craving zu tun?
Weshalb es für Suchtkranke wichtig ist, anderen zu helfen, ist
noch nicht restlos erforscht. Trotzdem stütze ich meine nächste
Empfehlung einer scheinbar irrelevanten Aktivität, die es Ihnen erleichtert, Ihr Craving zu unterdrücken, auf diesen Zusammenhang
und rate Ihnen: Helfen Sie jemand anderem. Eine Studie, an der 195
suchtkranke Jugendliche in stationärer Behandlung teilnahmen, gelangte zu dem Ergebnis, dass die Jugendlichen, die anderen Betroffenen aktiv halfen, ihren Drogenkonsum drastisch einschränkten.[118]
Dr. Bob Smith, einer der beiden Mitbegründer der Anonymen Alkoholiker, hielt vor seinem Tod eine Abschiedsrede, in der er u. a. sagte:
«Unser Programm ist simpel. Die Essenz unserer Zwölf Schritte sind
die Liebe und der Dienst am Nächsten.» Im 3. Kapitel haben wir
gesehen, dass die Liebe unsere Schamgefühle neutralisiert und der
Dienst am Nächsten (die Hilfsbereitschaft) das zwanghafte Verlangen und Craving reduziert. Eigentlich aber hat man schon sehr lange
vor Gründung der Anonymen Alkoholiker erkannt, dass aktive
Nächstenliebe das Suchtverlangen dämpfen kann. Deshalb spreche
ich in diesem Zusammenhang von einer *Wieder*entdeckung. Lao Tse
schrieb im *Tao Te King*:

«Der Meister hat keinen Besitz.
Je mehr er für andere tut,
desto glücklicher ist er.
Je mehr er anderen gibt,
desto reicher ist er.»

Jede dieser Aktivitäten und Strategien kann für Ihren erfolgreichen
Umgang mit dem Craving ausschlaggebend sein; zu glauben, Ihr
Problem durch den Dienst am Nächsten ein für alle Mal lösen zu
können, wäre aber ein grober Irrtum. Allzu häufig haben Menschen,
die anderen halfen, um ihr eigenes Suchtverlangen zu unterdrücken,
Rückfälle erlitten – Rückfälle, die nicht notwendig waren. Ich habe
zahlreiche trockene Alkoholiker kennengelernt, die als Berater arbeiteten oder Therapiezentren und Rehabilitationseinrichtungen
leiteten und trotzdem gegen Rückfälle nicht gefeit waren. Häufig
tranken sie das erste Glas in Situationen großer Erschöpfung. Sie
hatten sich verausgabt und wunderten sich über die Maßen, dass der

Dienst am Nächsten sie nicht von ihrem Suchtdruck befreit und vor dem Rückfall bewahrt hatte.

Viele der professionellen Helfer hatten in der Vergangenheit selbst aktiv an Entzugsprogrammen teilgenommen, den Besuch von Gruppen oder die Teilnahme an Aktivitäten außerhalb ihres Arbeitsplatzes aber irgendwann eingestellt. Sie nahmen irrtümlich an, dass der Dienst am Nächsten, den sie beruflich praktizierten, ausreiche, um nüchtern zu bleiben. In Gesprächen mit Dutzenden solcher Menschen habe ich wiederholt die Erfahrung gemacht, dass sie glaubten, sich von den Menschen, denen sie halfen, grundlegend zu unterscheiden. Das Behandlungsprinzip der therapeutischen Distanz (der Aufrechterhaltung professioneller Grenzen zu den Menschen, denen wir helfen) bestärkte sie in dieser Ansicht. Nicht selten erfasste sie ein so tiefes Unbehagen, wenn sie AA-Meetings besuchten und in der Gruppe auf eigene Patienten trafen, dass sie die Termine aus ihrem Kalender strichen. Bis zum Rückfall war es dann nur noch eine Frage der Zeit. Mittlerweile hat sich dies herumgesprochen. Realistisch denkende Arbeitgeber von trockenen Beratern betrachten deren Tätigkeit geradezu als Berufsrisiko; die Gemeinschaft der Anonymen Alkoholiker hat sogar entsprechende Leitlinien publiziert und empfiehlt ihren Mitgliedern, ihr privates, persönliches Engagement in AA-Gruppen außerhalb ihres beruflichen Umfeldes fortzusetzen.[119]

Man kann den Stellenwert der Hilfsbereitschaft und des Dienstes am Nächsten in Genesungsgemeinschaften gar nicht hoch genug veranschlagen. Langjährig abstinente Mitglieder wissen, welch wichtigen Beitrag simple Tätigkeiten wie die Kaffeezubereitung vor einem Meeting, das Aufstellen der Stühle, die Moderation der Gruppe, das anschließende Aufräumen und so weiter zu ihrem Erfolg geleistet haben.

Eine weitere hilfreiche Maßnahme zur Reduzierung des Cravings ergibt sich aus der Redewendung: «Du kann dich selbst achten, wenn dein Verhalten Achtung gebietet.» Dies trifft in besonderem Maß auf Menschen mit Craving zu. Weil Süchtige fast immer auch unter intensiven Schamgefühlen leiden, müssen diese bearbeitet werden, um das Verlangen zu dämpfen und einem Rückfall vorzubeugen. Auch dies ist ein Grund, weshalb die «moralische Inventur» und die Wiedergutmachung in den Zwölf-Schritte-Programmen eine zentrale Rolle spielen (Schritte 4, 5, 8 und 9 des Zwölf-Schritte-

Programms der Anonymen Alkoholiker). Der Groll sowie die
Schuld- und Schamgefühle, die aus jahrelanger Selbstdestruktivität
erwachsen, treten in Form von Zwang und Craving zutage und ge-
fährden den Genesungserfolg. («Selbstdestruktives Verhalten» ist im
Übrigen eine schreckliche Formulierung, denn sie bagatellisiert die
zerstörerischen Folgen, die ebendieses Verhalten des Süchtigen für
seine Umwelt mit sich bringt.)

Im Allgemeinen muss jeder Versuch zu erklären, wie eine einzelne
Komponente der Zwölf-Schritte-Programme zu dauerhafter Abstinenz beiträgt, missverständlich, unvollständig oder unzulässig vereinfacht bleiben. Dies spiegelt sich in der ein wenig sarkastischen
Antwort wider, die AA-Mitglieder gelegentlich auf die Frage: «Aber
wie funktioniert das?», geben. Sie sagen schlicht: «Einfach gut.»

Gleichwohl weisen Zwölf-Schritte-Programme Kernbestandteile
auf, von denen nach meiner Erfahrung jeder profitieren kann, der
unter Craving leidet.

Meiden Sie gefährliche Situationen!

Eine hilfreiche Empfehlung zum Umgang mit dem Suchtverlangen
lautet: «Meiden Sie gefährliche Situationen!» Schwierig ist dabei vor
allem, dass Sie nicht immer wissen, ob eine Situation gefährlich für
Sie werden könnte oder nicht. Wenn Sie sich auf Ihr Bauchgefühl
verlassen, werden Sie womöglich hochriskante Situationen als
harmlos empfinden, weil Sie Ihnen vertraut sind. Zudem kann Ihr
Gehirn Ihnen einen Streich spielen und Sie zu dem Entschluss überreden, sich selbst «auf die Probe stellen» zu müssen, um herauszufinden, wie gut sie gefährlichen Situationen gewachsen sind. Solche
Tests sind häufig kontraproduktiv. Dies ist einer der Gründe, weshalb so viele Genesungsprogramme Ihnen ans Herz legen, über Ihre
Ideen und Pläne mit anderen zu sprechen und sich einen Partner zu
suchen, dem Sie Rechenschaft ablegen. Um zu klären, was für Sie
gefährlich ist, müssen Sie Ihre Rückfälle analysieren: Was passierte,
bevor Sie dem Suchtdruck nachgaben? In welcher psychischen Verfassung waren Sie? Welche äußeren Umstände waren im Spiel?

Ich gebe meinen Patienten stets den Rat, sich folgende Frage zu
stellen: «Bin ich ängstlich, schreckhaft, von einem Problem in Anspruch genommen, hungrig, zornig, einsam oder müde?» Haben Sie
negativ über sich selbst gedacht? Oder wollten Sie vielleicht etwas

feiern? Sämtliche Umstände, die den Rückfall begünstigt haben könnten, müssen geprüft werden, und dabei benötigen Sie die Hilfe eines Menschen, der Sie nicht verurteilt, sondern Ihnen mitfühlend zuhört und mutig genug ist, Ihnen die Wahrheit zu sagen.

Manchen Menschen fällt es sehr schwer, jemanden zu finden, dem sie sich anvertrauen und dem sie Rechenschaft ablegen können. Sie sind im Laufe der Jahre zu der Überzeugung gelangt, dass es gefährlich sein kann, sich zu öffnen, denn sie haben sich unbedacht wiederholt in Situationen hineinmanövriert, in denen ihr Vertrauen ausgenutzt oder missbraucht wurde. Wenn Sie selbst glauben, dass man Sie häufig verraten hat und dass es besser ist, niemandem zu trauen, sollten Sie sich an einen professionellen Therapeuten wenden, um offen sprechen zu können.

Entwickeln Sie gesunde Gewohnheiten!

Eine weitere wichtige Maßnahme, die den Umgang mit Craving-Attacken erleichtern kann, besteht darin, sich neue Gewohnheiten und Routineabläufe zuzulegen. Sie haben in diesem Buch ein ums andere Mal gelesen, dass alte Gewohnheiten Craving-Attacken auslösen und Sie auf sehr subtile Weise verleiten können, dem Druck nachzugeben. Grundsätzlich gilt: Ihr Gehirn kann alte Gewohnheiten nicht vergessen, aber Sie können sie durch neue ersetzen. Erinnern Sie sich noch an die Tonaufzeichnungen auf Magnetbändern? Die einzige Möglichkeit, eine Aufzeichnung zu entfernen, bestand darin, sie zu überschreiben. Sie können sich Gewohnheiten auch wie eingeritzte Furchen oder Rillen vorstellen. Damit sie erhalten bleiben, müssen sie regelmäßig nachgezogen werden. Wenn Sie festgestellt haben, dass eine bestimmte Aktivität Ihnen dabei hilft, von Craving-Attacken verschont zu bleiben, setzen Sie sie auf Ihre Agenda. Gehen Sie Woche für Woche zu denselben Meetings, rufen Sie Ihre Unterstützungsperson jede Woche zur selben Zeit an und so weiter. Diese Gewohnheiten stärken Ihre Widerstandskraft gegen Stress und Impulsivität. Auch wenn Sie glauben, dass solche Rituale mit ihren Suchtattacken gar nichts zu tun haben – pflegen Sie Ihre neuen Gewohnheiten! Sobald Ihnen harte Zeiten ins Haus stehen, helfen sie Ihnen, die Gefahrenzone zu umgehen!

Zahlreiche der Vorschläge und Empfehlungen, die ich hier formuliert habe, mögen Ihnen irrelevant erscheinen. Auf den ersten

Blick ist nicht ersichtlich, was die Überwindung des Cravings mit dem Besuch von Meetings zu tun haben sollte oder mit der Beziehung zu jemandem, dem man Rechenschaft ablegt, oder mit der Hilfsbereitschaft. Dennoch sind die Zusammenhänge zweifelsfrei belegt.

Suchen Sie sich eine Aufgabe!

Auch mein nächster Vorschlag kann Ihnen dabei helfen, das Suchtverlangen zu dämpfen und das Risiko, ihm nachzugeben, zu mindern: Suchen Sie sich eine Aufgabe! Ein klares Ziel, das Sie verfolgen, oder eine gute Sache, für die Sie sich einsetzen, können Sie motivieren und erden. Die Fokussierung auf eine solche Mission erleichtert den Umgang mit Craving-Attacken und stärkt Ihre innere Verbundenheit mit dem Genesungsprogramm. Als einschlägige Beispiele können auch hier die Anonymen Alkoholiker und andere Gruppen, die mit dem Zwölf-Schritte-Programm arbeiten, dienen. Das vornehmste Ziel der Mitglieder der AA-Gemeinschaft besteht darin, trocken zu bleiben und anderen Alkoholikern zu helfen, trocken zu werden. Im *Blauen Buch* heißt es: «Unsere eigentliche Aufgabe ist, uns dazu fähig zu machen, Gott und unseren Mitmenschen in höchstem Maße dienlich zu sein.»[120] Auch säkulare genesungsorientierte Organisationen formulieren spezifische eigene Aufgaben. Wenn Ihnen dasselbe gelingt, wird es sich auf Ihrem Weg zur Überwindung Ihres Suchtverlangens als ungemein hilfreich erweisen.

Befriedigen Sie Ihre Bedürfnisse auf gesunde Weise!

Ich habe in diesem Buch konsequent betont, dass häufig ausgerechnet Dinge, die mit dem Craving scheinbar nichts zu tun haben, von Ihnen geprüft oder beachtet werden müssen. Der Suchtdruck steigt unter anderem deshalb an, weil Ihr Hirn gelernt hat, die Dinge, die ihn aufrechterhalten, zu ignorieren. Zahlreiche Maßnahmen, die Sie ergreifen müssen, um zu genesen, wirken «scheinbar irrelevant». Wir können dieses bedeutsame Phänomen auch unter einem anderen, sehr hilfreichen Blickwinkel betrachten: Wer seine Bedürfnisse nicht auf gesunde Weise befriedigt, muss sie *zwangsläufig* auf künstliche Weise befriedigen. In der Regel bedeutet dies, dass Sie ein Verlangen nach selbstdestruktiven Formen der Bedürfnisbefriedigung entwickeln. Der Löwenanteil meiner Empfehlungen zur Überwindung des Cravings zielt auf nichts anderes als auf neue, gesunde Methoden, um den eigenen Bedürfnissen gerecht zu werden.

Betrachten wir dies ein wenig genauer. Im Großen und Ganzen kann man all die Dinge, die der Mensch braucht, um ein zufriedenes, erfülltes Leben zu führen, an dem er Freude hat, in zwanzig Kategorien einteilen.

Wenn Sie sich diese Tabelle anschauen, denken Sie vielleicht: «Das klingt interessant, aber brauche ich all diese Dinge *wirklich*? Ich war doch immer der Meinung, nicht mehr zu brauchen als Nahrung, Wohnung, Kleidung, Wasser und Liebe. Brauche ich emotionale Kreativität oder geistiges Abenteuer? Brauche ich körperliches Abenteuer und spirituelle Identität?» Dass Sie sich solche Frage stellen, sollte Sie nicht überraschen. Die Chancen stehen gut, dass Sie diese Bedürfnisse bislang nicht befriedigen, weil Sie überzeugt sind, all diese Dinge nicht zu brauchen – und ebendies schürt Ihr Suchtverlangen, selbst wenn Ihnen die Zusammenhänge nicht unmittelbar einleuchten.

	Körperlich	Emotional	Geistig	Spirituell
Sicherheit	Körperliche Sicherheit	Emotionale Sicherheit	Geistige Sicherheit	Spirituelle Sicherheit
Identität	Körperliche Identität	Emotionale Identität	Geistige Identität	Spirituelle Identität
Intimität	Körperliche Intimität	Emotionale Intimität	Geistige Intimität	Spirituelle Intimität
Kreativität	Körperliche Kreativität	Emotionale Kreativität	Geistige Kreativität	Spirituelle Kreativität
Abenteuer	Körperliches Abenteuer	Emotionales Abenteuer	Geistiges Abenteuer	Spirituelles Abenteuer

Wofür stehen die Kategorien? Ich möchte dies an einigen Beispielen illustrieren. Wir wissen, dass jeder Mensch darauf angewiesen ist, in der Beziehung zu anderen auch eine geistige Nähe und Vertrautheit zu entwickeln. Sie brauchen andere Menschen, mit denen Sie über Ihre Gedanken sprechen können. Wenn Sie Ideen haben, die Ihnen helfen könnten, besser auf sich achtzugeben, anderen Menschen beizustehen oder am Leben mehr Freude zu haben, müssen Sie diese Ideen mit anderen besprechen. Wenn Sie sie für sich behalten (was mitunter passiert, vor allem, wenn man glaubt, dass die eigenen Gedanken nichts taugen und die eigenen Ideen niemanden interessieren), bleibt Ihr Grundbedürfnis nach geistiger Intimität unbefriedigt.

Ganz ähnlich verhält es sich mit dem Bedürfnis nach emotionalem Abenteuer. Wenn Sie ein Leben auf emotionaler Sparflamme führen, ihre Emotionen streng kontrollieren und sich nie erlauben, emotionale Risiken einzugehen und die ganze Bandbreite der Gefühle zu durchleben, werden Sie Ihrem Grundbedürfnis nach emotionalem Abenteuer nicht gerecht.

Unter diesem Blickwinkel können Sie auch all die übrigen Grundbedürfnisse überprüfen. Ich kann Ihnen versichern, dass Sie gravierende Probleme bekommen werden, sobald Sie einen dieser Bereiche (oder, wie es die Mehrheit der Menschen tut, die meisten von ihnen) ignorieren. Schwierig daran ist, dass diese Probleme mit der spezifischen Bedürfniskategorie scheinbar überhaupt nichts zu tun haben. Grundsätzlich gilt: Wenn Sie Ihren Bedürfnissen nicht auf gesunde Weise Genüge tun, müssen Sie sie *zwangsläufig* auf ungesunde, unnatürliche Weise befriedigen. Das bedeutet, dass Sie mitten in der Nacht ein Pfund Eiscreme verschlingen, dass Sie ins Kasino gehen, eine weitere Zigarette rauchen, die Sie eigentlich nicht rauchen wollten, oder anderen gesundheitsschädlichen Begierden nachgeben. Jeder hat schon einmal die Formulierung «emotionales Essen» gehört; nach meiner Erfahrung ist diese Art des Essens indes selten eine rein «emotionale» Angelegenheit. Das sogenannte emotionale Essen ist vielmehr ein Verhalten, zu dem Sie Ihre unbefriedigten Grundbedürfnisse zwingen.

Wenn Sie sich fragen, wie gut Sie jedes dieser zwanzig Bedürfnisse zurzeit befriedigen (geschätzt auf einer Skala von 1 = überhaupt nicht bis 4 = extrem gut), ahnen Sie wahrscheinlich, welchen Bereichen Sie sich vordringlich widmen sollten. Schauen Sie sich die

Kategorien an, in denen Sie weniger als 3 Punkte erreicht haben. Überlegen Sie, was Sie tun, um diese Grundbedürfnissen zu befriedigen, und was Sie tun könnten.

Aus meiner klinischen Arbeit kenne ich Menschen, die spezifische Maßnahmen ergriffen haben, um ihren vernachlässigten Bedürfnissen Genüge zu tun. So entschloss sich ein Patient, einen Malkurs zu besuchen, weil er sich vor dem Malen immer gefürchtet hatte (er hatte seine körperliche Kreativität mit 2 bewertet). Eine andere Patientin beschloss, das Fallschirmspringen zu erlernen, nachdem sie sich in der Kategorie «körperliches Abenteuer» sehr wenig Punkte gegeben hatte. Ein junger Mann fasste all seinen Mut zusammen, um eine Frau zum Abendessen einzuladen (emotionale Intimität), und eine andere Patientin meldete sich zum Casting für «Big Brother», eine Reality-TV-Show, an. Für Sie persönlich mögen andere Aktivitäten geeignet sein; doch indem diese Menschen ihre ganze Aufmerksamkeit darauf konzentrierten, ihren Grundbedürfnissen gerecht zu werden, gelang es ihnen, für sich selbst auf einem extrem hohen Niveau Sorge zu tragen. Weil sie sich ihrer Bedürfnisse auf eine gesunde Weise annahmen, mussten Gehirn und Körper nicht länger nach ungesunden Befriedigungsmöglichkeiten (zum Beispiel in Form von Essattacken) suchen. Ihre Scham verlor an Intensität, und das Craving ließ nach oder verschwand vollständig. Die meisten der Empfehlungen, die ich in diesem Buch formuliert habe, sollen Ihnen helfen, für diese Grundbedürfnisse Sorge zu tragen. Erleichtert wird Ihnen dies auch durch die Teilnahme an Zwölf-Schritte-Programmen und den Besuch von Selbsthilfegruppen. Einen allgemeinverbindlichen Genesungsplan kann es freilich nicht geben.

Verblüffend an all diesen Strategien zur Bewältigung des Suchtverlangens ist, dass sie mit dem Problem an sich auf den ersten Blick nichts zu tun haben. Sieht man genauer hin, werden indes durchaus Zusammenhänge erkennbar. Glücklicherweise ist ein detailliertes Verständnis der zugrundeliegenden Prozesse keine Voraussetzung für den Erfolg solcher Maßnahmen; notwendig ist allein, dass Sie persönlich aktiv werden. Trotzdem ist es mitunter motivierend, zu begreifen, *weshalb* etwas funktioniert. Kurz: Ihre Grundbedürfnisse werden nicht wahlweise bedient, sondern ihre Befriedigung ist unumgänglich. Wenn Sie ihnen nicht auf gesunde Weise gerecht werden, werden Sie ihnen auf andere und letztlich nicht hilfreiche Weise Genüge tun, denn so viel ist sicher: Grundbedürfnisse lassen sich nicht ignorieren. Im Laufe meiner Arbeit mit Suchtkranken bin ich der lächerlich einfachen und offensichtlichen Wahrheit auf die Spur gekommen, dass ihre Befriedigung unverzichtbar ist. Wenn Sie keine gesunde emotionale Intimität entwickeln können, verlangt ihr Gehirn nach künstlicher Befriedigung (zum Beispiel durch ein Bier, eine weitere Zigarette, einen Ausflug zum einarmigen Banditen). Vielleicht können Sie dem Verlangen noch eine Weile widerstehen, doch am Ende bleibt Ihnen keine Wahl. Das Bedürfnis fordert seine Befriedigung ein. Deshalb sollte Sie nichts daran hindern, den Weg zur Genesung einzuschlagen, indem Sie Ihren Bedürfnissen nachspüren und sie auf produktive, erfüllende und gesunde Weise befriedigen.

10 Freude, Hoffnung und Genesung

«Du wurdest mit Flügeln geboren –
warum kriechst du durchs Leben?»

JALAL AD-DIN RUMI

Sie wissen mittlerweile, dass eine Kombination aus Natur (Genetik) und Erziehung (Umwelteinflüsse) für das Craving verantwortlich ist und dass Veränderungen Ihres Gehirns das Suchtverhalten antreiben. Sie haben erfahren, dass Ihr Gehirn Sie austrickst und Ihnen Dinge einredet, die nicht zutreffen – über sich selbst, über Ihren Suchtdruck und über das, was Sie brauchen, um sich wohlzufühlen. Sie wissen nun auch, dass Ihr Gehirn zahllose Möglichkeiten ersinnt, um Ihren Erfolg im Umgang mit dem Craving zu untergraben.

Doch Sie haben auch etwas anderes erfahren: Sie können Ihr Gehirn durch spezifische Maßnahmen so verändern, dass Ihre Widerstandskraft gegen Craving-Attacken wächst und ein bislang nahezu unbekanntes Gefühl der Freude und Hoffnung in Ihnen aufzutauchen beginnt. Freilich, viele dieser spezifischen Maßnahmen wirken auf den ersten Blick überflüssig oder sogar kontra-intuitiv, doch ebendieses Gefühl, dass die Strategien sinnlos seien oder dass Sie persönlich darauf verzichten könnten, hat Sie bislang daran gehindert, die Veränderungen vorzunehmen, die nötig sind, um sich von selbstdestruktiven Craving-Anfällen zu befreien.

Jeder von uns hat schon einmal einen «trocken Besoffenen» kennengelernt oder jemanden, der «auf die harte Tour» (allein durch seine Willenskraft) von der Droge loszukommen versucht. Diese Menschen sind häufig verbittert und zornig, voller Verachtung und Groll. Nicht selten waren sie ihren Freunden und Angehörigen sympathischer, als sie noch tranken! Ihre Verfassung hat nichts mit Genesung und Freisein vom Suchtdruck zu tun. Abzuwarten, bis das

Craving verschwindet, und ihm so lange Widerstand zu leisten, reicht nicht aus. Der Genesungsprozess verlangt mehr als den Verzicht auf bestimmte Verhaltensweisen. Menschen, die ihren Suchtdruck und ihr Suchtverhalten seit langen Jahren überwunden haben, berichten sehr häufig, dass die Genesung zu etwa 5 Prozent aus dem, was man unterlasse, bestehe und zu 95 Prozent aus den Aktivitäten, die man in Angriff nehme.

Manche Menschen verdanken ihre Genesung der Religion, andere einer Erfahrung, die sie von Grund auf verändert hat, und wieder andere schaffen es mit Hilfe von Gruppen, zum Beispiel in den Zwölf-Schritte-Programmen. Leider verschwenden die verschiedenen Organisationen viel kostbare Energie darauf, über die vermeintlich besten Methoden zu streiten. Für Neulinge ist dies verwirrend, denn sie wissen nicht, welchem Lager sie glauben sollen, wenn sich die Mitglieder der jeweiligen Gruppen gegenseitig schlechtmachen. Eine Untersuchung, die mein Kollege Mark Willenbring, einer der weltweit renommiertesten Experten für Alkoholismus, vor einiger Zeit durchgeführt hat, kam zu dem Ergebnis, dass aktuell mehr als 20 Millionen US-Amerikaner ihre Alkohol- und/oder Drogensucht überwunden haben und an ihrer Genesung arbeiten. Eines steht fest: Von diesen 20 Millionnen hat jeder Einzelne seinen eigenen, persönlichen Weg gefunden.

Ich habe Menschen kennengelernt, die unter einem süchtigen Verlangen nach Alkohol, Drogen, Tabak, Glücksspiel, Essen, Sport und sogar selbstdestruktiven sexuellen Aktivitäten litten und trotzdem auf je unterschiedliche Weise den Weg zu einer befriedigenden, Freude spendenden Genesung fanden. Für einen Hammer sieht alles wie ein Nagel aus. In diesem Sinn sind die Mitglieder der unterschiedlichen Selbsthilfe- und Unterstützungsorganisationen offenbar häufig der Meinung, die einzige vernünftige Methode für sich gepachtet zu haben, auch wenn sie offiziell natürlich bestreiten, sich im Besitz der «wahren Lösung» zu glauben.

Den Schlüssel zu einem hoffnungsvollen, zufriedenen, Freude spendenden Leben ohne Craving und Sucht halten Sie in der Hand, wenn Sie sich über diese Streitigkeiten hinwegsetzen und nach der Methode suchen, die für Sie persönlich machbar und erfolgversprechend ist. Dies muss *nicht* zwangsläufig der Weg sein, der Ihnen spontan zusagt. Häufig lässt gerade die Methode, die Ihnen besonders zusagt, Bereiche unangetastet, in denen Sie unbedingt etwas ändern müssen. Deshalb rate ich meinen Patienten stets, sich nicht auf Strategien zu verlegen, die ihnen auf Anhieb gefallen, sondern auf solche, die tatsächlich etwas bewirken. Dies gilt vor allem zu Beginn der Genesung, wenn das mit jeder Veränderung einhergehende Unbehagen absolut unvermeidlich ist. Suchen Sie Kontakt zu Menschen, die dabei sind, einen erfolgreichen Genesungsweg zu beschreiten und denen Sie vertrauen können. An ihnen sollten Sie sich orientieren. Damit erleichtern Sie es sich zugleich, die Rückmeldungen auch anderer Vertrauenspersonen offen anzunehmen.

Die Mitglieder der Anonymen Alkoholiker haben eine wichtige Erfahrung gemacht: Wenn Sie nach Ihrer Entgiftung aufschreiben, was Sie von Ihrem neuen Leben als trockener Alkoholiker erwarten, diese Notizen in einem verschlossenen Umschlag aufbewahren und ihn Jahre später öffnen, werden Sie wahrscheinlich entdecken, dass Sie sich «unter Preis» verkauft haben. Ein ums andere Mal haben mir Menschen, die seit vielen Jahren trocken oder clean waren, berichtet, dass sie sich nie hätten vorstellen können, ihr Leben jemals zu genießen. Sie gaben ihrem Leben eine Wende zum Guten, indem sie offen für Veränderungen waren und indem sie anderen halfen. Diese Entwicklung ist mir von so vielen Genesenden geschildert worden, dass ich geneigt bin, sie tatsächlich als Regel zu betrachten und jeden geringeren persönlichen Gewinn als Ausnahme.

Oft stehen wir uns selbst im Weg. Wir reden uns ein, wie die Dinge sein *sollten*, glauben, kein besseres Leben verdient zu haben, und trauen uns nichts zu. Diese Selbstunterschätzung geht an der Realität vorbei, denn unser wahres Selbst vermag weit mehr zu leisten, als wir uns vorstellen können.

Wir haben bereits gesehen, dass dem süchtigen Verlangen nach der Droge Schamgefühle zugrunde liegen. Die Überzeugung, «ganz unten» zu sein, nichts wert zu sein, hat verheerende Konsequenzen. Sie zerstört Ihre Freude, Ihren inneren Frieden und Ihre Ausgeglichenheit. Sie macht Sie krank – schlimmer noch: Sie raubt Ihnen die Fähigkeit, sich auch nur vorzustellen, dass sich etwas ändern könnte. Anders formuliert: Ihre Scham beraubt Sie der Hoffnung.

Die Menschen, denen es gelungen ist, ihr Leben, das durch ihre Schamgefühle zerstört schien, wiederaufzubauen, haben mir eines klar gemacht: Von der Scham zu genesen verlangt großen Mut. Manche Menschen schaffen es, indem sie sich selbst eingestehen, dass ihre Scham auf einer Lüge beruht. Viele Menschen konnten sich durch ein solches Eingeständnis aus dem schwarzen Loch der Scham befreien. Doch manchmal reicht das Selbstgespräch, so hilfreich es sein mag, nicht aus, um dem Scham-Craving-Scham-Kreislauf zu entkommen.

Schamgefühle zerstören die Freude; Schamgefühle zerstören die Hoffnung; Schamgefühle zerstören den Frieden. Schamgefühle zerstören Verbundenheit und verstärken Isolation und Einsamkeit. Es gibt jedoch eine Kraft, die der Scham zuverlässig entgegenwirkt und sie neutralisiert.

Was überwindet die Scham? Die Antwort ist scheinbar einfach, wenngleich nicht unmittelbar einleuchtend: Die Liebe. Die Liebe ist die Kraft, die es Menschen ermöglicht, ihre Scham zu überwinden und sich zu verändern. Die Liebe lässt die Hoffnung wiedererwachen und erzeugt die Ausgeglichenheit und Zufriedenheit, die als Voraussetzung für eine dauerhafte, glückliche Genesung unabdingbar sind. Doch wie sieht dies in der Realität aus?

Empfehle ich eine Rückkehr in die 1960er-Jahre, eine Rückkehr zur freien Liebe, zum Kommunenleben, zur Verunglimpfung von Organisationen und Strukturen? Rufe ich zur Verherrlichung der Hippie-Kultur auf? Halt, warten Sie noch einen Augenblick, bevor Sie Ihr Business-Kostüm oder Ihren Anzug bunt einfärben!

Altruismus

Die großen Bewegungen, die Menschen geholfen haben, sich von ihrem Craving zu befreien, rücken die Hilfsbereitschaft gegenüber anderen und den Altruismus in den Mittelpunkt. Selbst Gruppen, die der Konzentration auf das Selbst und der Selbstbestimmtheit größte Bedeutung für die Überwindung von zwanghaftem und süchtigem Verhalten zuschreiben, werden in erster Linie von Menschen getragen, denen es Freude bereitet, anderen zu helfen. Das Gefühl der Selbstgenügsamkeit ist in Wirklichkeit eine Selbsttäuschung. Die Liebe zu unseren Mitmenschen und das aufrichtige Bedürfnis, ihnen beizustehen, ist für die Genesung, für die Befreiung vom Craving und für die Neutralisierung der Schamgefühle von ausschlaggebender Bedeutung. Die meisten Versuche, Spiritualität zu definieren, offenbaren zwar lediglich *unsere eigene* Begrenztheit, statt profunde Aussagen über die Spiritualität zu treffen, doch viele Menschen, die dauerhaft genesen konnten, setzten Spiritualität aufgrund ihrer persönlichen Erfahrung mit dem Gefühl der *Verbundenheit* gleich.

Ich habe zahlreiche Suchtkranke kennengelernt, die mir erzählt haben, dass sie sich sogar im Kreis ihrer Freunde allein und einsam fühlen. Die Isolation, die ihr Craving und ihre Sucht erzeugen, wirkt mitunter wie eine äußerliche Isolation, ist aber in Wirklichkeit eine spirituelle und emotionale Einsamkeit. Ich halte das alte Wortspiel «Intimacy is really ‹into-me-see›» für absolut zutreffend. Zuzulassen, dass man gesehen wird – düstere, toxische Geheimnisse aufzudecken, so wie man eine Wunde reinigt –, ist für Intimität, Bezogenheit und letztlich auch für die Genesung unabdingbar. Genesende Drogensüchtige bezeichnen sich selbst als «clean», wörtlich «sauber». Dieses Gefühl der Sauberkeit leitet sich auch aus dem Freisein von toxischen, beschämenden Geheimnissen her. Die Nähe zwischen Freunden, die einander vertrauen, kann auf Menschen mit einer Suchtstörung zunächst angsterregend wirken, bevor sie schließlich nicht nur toleriert, sondern als ein erstrebenswertes Gut empfunden wird.

In diesem Prozess finden Genesende in der Regel über das Gefühl der Verbundenheit hinaus zum Mitgefühl. Die Freude an der Genesung geht häufig mit einem «brennenden Verlangen» einher, anderen, die nach wie vor gegen den Suchtdruck kämpfen, von der eigenen persönlichen Veränderung und dem neuen, erfüllteren Leben zu berichten. Altruismus und Hilfsbereitschaft tragen bekanntlich zur Linderung des Cravings und zur besseren Kontrolle des Suchtverhaltens bei. Unter diesem Blickwinkel betrachtet, sind sie nicht nur genesungsfördernd, sondern zugleich ein Geschenk, das uns die Genesung beschert, denn die Fähigkeit, jemand anderem zu helfen, erzeugt inneren Frieden und weckt eine Freude ganz besonderer Art. Authentisches Mitgefühl, Mitleid und ein tief empfundener, persönlicher Wunsch, das Elend anderer zu lindern, sind natürliche Folgen einer genesungsorientierten Lebensweise.

Zum authentischen Selbst finden

Wenn ich über das Mitgefühl und das Gespräch mit anderen nachdenke, kommt mir die Geschichte des Kaufmannes John Woolmans in den Sinn. Woolman war ein Quäker, der im 18. Jahrhundert in New Jersey lebte und zu dem Schluss gelangt war, dass die Sklaverei moralisch verwerflich sei. Bei dieser Überzeugung ließ er es nicht bewenden; vielmehr entschloss er sich, fortan weder mit Sklaven zu handeln noch mit Erzeugnissen, die durch Sklavenarbeit gewonnen oder hergestellt worden waren, etwa Zucker, Rum oder Textilien – keine einfache Aufgabe im Amerika des 18. Jahrhunderts.

Woolman fühlte sich innerlich gedrängt, auch andere Quäker für seine Sache zu gewinnen. Er versuchte nicht, sie zu bekehren, und ließ sich auch nicht auf Auseinandersetzungen ein; er enthielt sich jeder Kritik oder Verurteilung. Stattdessen wanderte John Woolman zwanzig Jahre lang an der ostamerikanischen Küste von Farm zu Farm und stellte den Quäkern, die er dort antraf, einfache Fragen: «Was bedeutet es, ein moralisches Wesen zu sein?» Oder: «Was bedeutet es, einen Sklaven zu besitzen?» Mit dieser freundlichen, aufrichtigen Befragung begann Woolman Mitte des 18. Jahrhunderts. Im Jahre 1770 gab es in den Quäker-Haushalten fast keine Sklaven mehr. Bis die Sklaverei in ganz Nordamerika abgeschafft wurde, sollte es aber noch einhundert Jahre dauern.

John Woolmans Authentizität, sein Mitgefühl, sein Mut und seine Freude hingen unmittelbar miteinander zusammen. Sich selbst treu zu sein bedeutete für ihn, ein Leben zu führen, in dem Mitgefühl, Mut und Freude untrennbar miteinander verflochten waren. Er hatte die Selbstsucht in solch hohem Maß überwunden, dass ihm das, was andere über ihn dachten, keine Sorge bereitete. Weder Gier, Egoismus noch Furcht hinderten ihn daran, zu tun, was er für richtig hielt. Als John Woolman am 7. Oktober 1772 starb, war die Sklaverei in Amerika noch immer verbreitet. Trotzdem ist überliefert, dass seine letzten Augenblicke erfüllt waren «von der Glückseligkeit, Geborgenheit und Schönheit eines Lebens, das er dem Himmlischen Hirten gewidmet hatte».

Genesungsgemeinschaften haben sich Shakespeares Leitsatz «Sei dir selbst treu» zu eigen gemacht und in seiner Bedeutung vollständig transformiert. Sich selbst treu, also authentisch zu sein ist nicht nur ein Weg zur Genesung, sondern auch ein Ergebnis derselben. Authentisch zu sein ist das Geschenk, frei von dem ständigen Bedürfnis nach Zustimmung zu sein. Im *Tao Te King* schreibt Lao Tse:

«Fülle deine Schale bis zum Rand,
und sie läuft über.
Schärfe ständig dein Messer,
und es wird stumpf.
Jage nach Geld und Sicherheit,
und dein Herz wird sich nie öffnen.
Hungere nach der Zustimmung der Leute,
und du bleibst ihr Gefangener.»

Wenn Sie Ihr authentisches Selbst gefunden haben, werden Sie überrascht entdecken, dass Sie sich als einen wertvollen, würdevollen Menschen empfinden können und dass Ihr Mitgefühl, Ihre Verbundenheit mit anderen, Ihre Authentizität und Liebe diese Würde widerspiegeln.

Mut

Was müssen Sie tun, um dorthin zu gelangen? Anaïs Nin sagte einst, das Leben schrumpfe oder erweitere sich je nach persönlichem Mut. Teilnehmer an Zwölf-Schritte-Programmen sprechen häufig von dem «Mut, sich zu verändern». Der Mut ist tatsächlich ein wesentliches Merkmal der Genesung, denn wer mutlos ist, wird vor jedem erforderlichen Schritt, vor jeder notwendigen Maßnahme verzagen. Ohne Mut kann niemand authentisch sein. Allerdings sind die meisten Menschen ungemein mutig, ohne sich dessen je bewusst zu sein. Dies gilt zweifellos für all diejenigen, die mit einer Suchterkrankung kämpfen. Sie nehmen wahr, dass andere Menschen mutig sind, sprechen sich selbst aber diese Eigenschaft ab. In meiner Arbeit mit Patienten, die unter Suchterkrankungen und Craving litten, wurde mir immer und immer wieder klar, dass diese Menschen für ihre eigene Tapferkeit blind sind. Schon die Entscheidung, dieses Buch zu lesen, ist ein Beweis für Ihren Mut! Wenn Sie nun denken: «Wer hält die Lektüre eines Buches schon für mutig», sollten Sie hellhörig werden. Nichts anderes nämlich als diese Stimme, die Ihnen den

Mut abspricht und Ihnen einredet, durchschnittlich und gewöhnlich zu sein, hindert Sie daran, Ihren Mut zu erkennen, ihn anzuerkennen und von ihm zu profitieren. Sie ist Ausdruck der Trägheit des suchtgesteuerten Denkens.

Suchtstörungen werden durch Starrheit und Trägheit aufrechterhalten. Den meisten Suchtkranken bereitet jede Veränderung große Angst. Sie wollen weder ihre Umwelt noch ihre Routineabläufe und Gewohnheiten verändern und erst recht nicht ihr Weltbild. Natürlich würden Sie gern an ihrer Verzweiflung, ihrer Einsamkeit und Qual und an ihren Schamgefühlen etwas ändern, doch dies gelingt ihnen bestenfalls vorübergehend. Menschen mit Craving-Attacken fürchten sich vor Veränderungen, ironischerweise aber ziehen ihre Verhaltensweisen und ihre Krankheit pausenlos ebensolche Veränderungen nach sich, die besonders schmerzvoll sind. Ihre Unbeweglichkeit leistet ihrem selbstdestruktiven Verhalten Vorschub – sei es dem maßlosen Essen, das zur weiteren Gewichtszunahme führt, sei es dem Glücksspiel, das den Süchtigen in den Bankrott treibt. Ihr Widerstand gegen Flexibilität und das Festhalten an der Routine produzieren Veränderungen, die schlimmer sind als diejenigen, die sie vermeiden wollten.

Genesung setzt Flexibilität voraus. Genesende passen sich an. Sie öffnen sich, sind bereit, Dinge auf andere Weise anzugehen, und lernen dadurch, andere Perspektiven einzunehmen und auch das eigene Leben auf neue Weise zu sehen. Sie begreifen, dass Kontexte von Belang sind, und sind aufgeschlossen und bereit, sich selbst zu hinterfragen. Sie strukturieren ihr Leben so, dass sie sich auf ihren Lorbeeren nicht ausruhen können. Sie verweigern sich der trügerischen Idee, «jetzt alles verstanden» zu haben, und versuchen unablässig, sich selbst und ihre Mitmenschen besser kennenzulernen. Bildlich gesprochen: Sie gestalten ihr Leben so, als stiegen sie eine nach unten fahrende Rolltreppe hinauf. Blieben sie stehen, ginge es augenblicklich bergab. Viele Genesende beschreiben ihre Gesundung als einen Prozess, als Reise ohne Endpunkt, weil sie in allem, was ihnen begegnet, selbst wenn es scheinbar vertraut und gewöhnlich ist, stets Neues entdecken.

Der amerikanische Lyriker Walt Whitman schrieb im 19. Jahrhundert in seinem Gedicht «Lied auf mich selbst»: «Ich widerspreche mir selbst? / Nun gut, dann widerspreche ich mir selbst (ich bin weiträumig, ich enthalte Vielheiten).» Menschen, die ihr Craving überwinden und von ihrem selbstdestruktiven Verhalten ablassen, können widersprüchliche Ansichten in sich vereinen, ohne sich zerrissen zu fühlen. Sie sind imstande zu sagen: «Ich habe etwas getan, das ich nicht tun wollte, aber das macht mich nicht zu einem schlechten Menschen.» Sie erkennen an, dass viele Dinge weit erstaunlicher und komplexer sind, als sie zuvor dachten, und sind gleichzeitig offen für Einfachheit. Sie werden sich der Unendlichkeit ihrer eigenen inneren Welt und ihrer Beziehungen bewusst und erkennen, dass jeder Tag die Gelegenheit mit sich bringt, das Leben auf eine neue, bereichernde Weise zu sehen, selbst wenn diese neue Erfahrung dem, was sie gestern noch sicher zu wissen glaubten, widerspricht.

Ich habe das Gefühl der Verbundenheit als einen wesentlichen Aspekt von Spiritualität hervorgehoben. Wie stellen wir Verbundenheit her? Nehmen Sie sich einen Moment Zeit und denken Sie über jemanden nach, den Sie als Erwachsenen kennengelernt haben und dem sie sehr nahe stehen, jemand, dem Sie vertrauen und dem Sie sich verbunden fühlen. Überlegen Sie nun: Was hat Sie zusammengeführt? Haben Sie sich gesagt: «Ich möchte mit ihr befreundet sein, weil sie nie etwas falsch macht?» Natürlich nicht. Zuallermeist führen unsere Mängel, unsere Unvollkommenheiten, unsere Verwundbarkeit uns zusammen oder eine gemeinsame Abneigung, eine gemeinsame schwierige Aufgabe, vielleicht auch nur ein außergewöhnlicher Moment. Unsere Verwundbarkeit und Unvollkommenheit veranlassen uns, aufeinander zuzugehen. Unser Leid und unseren Schmerz zu verleugnen ist nicht nur inauthentisch – es ist tragisch. Tragisch insofern, als durch diese Verleugnung uns ebenjene Freude verwehrt wird, die wir durch das Ignorieren unserer Wunden eigentlich zu finden hofften. Ernest Kurtz schreibt in seinem Buch *Die Spiritualität der Unvollkommenheit: In unseren Wunden wartet die Heilung*:

«Eine *Spiritualität der Unvollkommenheit* begreift als ersten Schritt, sich selbst ehrlich gegenüberzutreten. Sich also so zu sehen und zu akzeptieren, wie man ist: zwiespältig, paradox, widersprüchlich, unvollständig und unvollkommen. Mit Fehlern behaftet und zu Mängeln neigend zu sein, ist das Hauptcharakteristikum des menschlichen Wesens. Und paradoxerweise finden wir in diesem unvollkommenen Fundament nicht Verzweiflung, sondern Freude. Denn nur

innerhalb der Realität unserer Unvollkommenheit, wenn wir diese
zulassen und annehmen, können wir den Frieden und die Gelassenheit erlangen, nach der wir uns sehnen.»[121]

Die eigene Unvollkommenheit zuzulassen, sie anzunehmen, ja, zu
feiern, ist ein wichtiger Aspekt der Freude an der Genesung. Diese
Überlegungen sind keineswegs neu; vor zweieinhalbtausend Jahren
sagte Lao Tse: «Wenn du ganz werden willst, nimm deine Unvoll-
ständigkeit an. Wenn du gerade werden willst, nimmt deine Ge-
krümmtheit an.» Die Überwindung des Bedürfnisses, perfekt sein
und alles richtig machen zu müssen, schenkt uns eine Freiheit, die
anders nicht zu finden ist.

Loslassen

Der Genesungsprozess ist also ein Prozess des Loslassens. Mitglieder
von Zwölf-Schritte-Programmen werden Ihnen häufig sagen: «Lass
los und lass Gott machen!» Freilich, spontan einleuchtend ist das
Loslassen nicht; vielmehr tendieren wir offenbar von Natur aus
dazu, uns an Dinge zu klammern, die unserer Weiterentwicklung im
Weg stehen. In diesem Zusammenhang erinnere ich mich an eine
Geschichte – genau genommen sind es zwei nahezu identische Geschichten, obgleich zwischen den Ereignissen fünfundvierzig Jahre
liegen. Die erste Geschichte handelt von einem Großflächenbrand in
Mann Gulch, Montana, im Jahre 1949, die zweite von einem Großflächenbrand in South Canyon, Colorado, im Jahre 1994. Bei dem
ersten Feuer verloren dreizehn Feuerwehrleute ihr Leben, bei dem
zweiten Brand vierzehn. In beiden Fällen ergab die Untersuchung
des Hergangs, dass diese Männer starben, *weil sie sich weigerten, ihr
Gerät zurückzulassen*, als sich die Feuerwand immer schneller auf sie
zuwälzte und sie den Rückzug antreten mussten. Sie weigerten sich,
loszulassen. Ähnliche Geschichten erzählt man sich von Kampffflie-
gern. Die Unfähigkeit, Vertrautes loszulassen, wird seither zur Erklärung von Misserfolgen in allen erdenklichen Bereichen, vom Sport
bis zum Geschäftsleben, herangezogen.

Eine meiner Mentorinnen, Lynn Isabella, Associate Professor of
Business Administration an der University of Virginia, nannte zehn
Gründe, weshalb die Feuerwehrleute ihre Werkzeuge nicht losließen.
Ich kann hier lediglich einige wenige erläutern. Erstens waren diese

überzeugt, mit ihrem Gerät gleichzeitig auch die Kontrolle in der Hand zu haben. Wir haben in diesem Buch bereits einiges über kognitive Verzerrungen und insbesondere über das Kontrollgefühl erfahren, das für manche Menschen so wichtig ist, dass sie sich lieber zerstören, als auf die vermeintliche Kontrolle zu verzichten.

Zweitens wussten die Feuerwehrleute nicht, was sie tun sollten, wenn sie ihr Gerät aus der Hand geben würden: «Was soll ich machen, wenn ich mein Werkzeug fallen lasse?» Das, woran sich Menschen klammern, ist häufig das Einzige in ihrem Leben, das ihnen vertraut ist. Wenn sie keine Alternative kennengelernt haben, klammern sie sich zum Beispiel auch an selbstdestruktive Verhaltensweisen. Drittens teilten viele jener Feuerwehrleute die tiefe Überzeugung: «Wir sind unser Gerät!» Menschen in den frühen Genesungsstadien berichten oft, dass ihre Angst vor Veränderung eigentlich eine Angst sei, sich selbst zu verlieren. Sie sind der furchterregenden Überzeugung: «Mein selbstdestruktives Verhalten, *das bin ich.*» Freilich ist diese Überzeugung unrealistisch, denn wir alle sind viel mehr, als wir uns je vorstellen können. Was jene tapferen Frauen und Männer, die im Feuer ihr Leben ließen, und ihre Beweggründe betrifft: Sie vertrauten auch ihren Vorgesetzten nicht, die ihnen befahlen, das Gerät loszulassen, und wollten einfach nicht anerkennen, dass sie gescheitert waren.

Wichtiger als alle übrigen Beweggründe aber war die Überzeugung, dass die kleinen, durch das Fallenlassen der Werkzeuge bewirkten Vorteile allzu trivial seien, als dass sie etwas ausrichten könnten. Später hat man ausgerechnet, dass die Feuerwehrleute, die 1949 umkamen, ohne das schwere Gerät pro Sekunde mehr als 20 Zentimeter gutgemacht hätten. 20 Zentimeter pro Sekunde – nicht eben viel, oder? Am Ende gelang es ihnen, 79 Meter weit zu fliehen. Dann holte das Feuer sie ein. Einen Meter weiter, und sie wären in Sicherheit gewesen!

Das gleiche Phänomen ist zu beobachten, wann immer Menschen sich vom Craving loskämpfen wollen. Unzählige Male haben Suchtkranke mir voller Überzeugung gesagt: «Eine solche Kleinigkeit richtet doch nichts aus. Durch solche Kinkerlitzchen kann ich doch nichts ändern!» Oder: «Soll ich wirklich jeden Tag jemanden anrufen?» Oder: «Ist es wirklich nötig, dass ich jemandem *alle* meine Geheimnisse erzähle?» Viele Menschen mit Suchtdruck weigern sich, die Dinge, die sie am Weiterkommen hindern, loszulassen, und machen einen Meter vor Erreichen der Sicherheitszone halt – «zehn Minuten, bevor das Wunder geschieht», wie die Anonymen Alkoholiker es beschreiben.

Unterschätzen Sie die Wirkung des Loslassens nicht! Auf Ihrer neuen Reise, dem Weg zur Genesung, werden Sie das Bedürfnis, stets alles richtig zu machen, Ihr Kontrollbedürfnis und Ihr Bedürfnis, anderen zu gefallen, überwinden lernen. Es wird Ihnen nicht mehr wichtig sein, auf alles eine Antwort zu haben. Die alten Gewohnheiten, die eingefahrenen Wege werden durch neue ersetzt, durch Aktivitäten, die Ihre Weiterentwicklung fördern und Sie von der Toxizität genesen lassen, die das Suchtverlangen und das Suchtverhalten in Ihrem Leben produzierten.

∗∗∗

Meine Arbeit mit tausenden Patienten hat mich gelehrt, dass das, was zwischen Ihnen und Ihrer Überwindung des Cravings steht, vor allem mit Ihren Gedanken zusammenhängt. Um aber zu verändern, was Sie denken, müssen Sie verändern, was Sie tun. Ihre Genesung ist eine lebenslange Reise, auf der Sie genau dies machen.

Ich wünsche Ihnen viel Glück auf Ihrem Weg! Wenn Sie etwas entdecken, das auch anderen helfen könnte, freue ich mich, von Ihnen zu hören.

11 Anhang

Hilfe bei Alkoholismus oder Drogensucht

Bereiten Ihr Alkohol- oder Drogenkonsum Ihnen Sorgen? Beeinträchtigen Ihr Alkohol- oder Drogenkonsum andere Lebensbereiche? Haben Sie beschlossen, mit dem Trinken aufzuhören oder auf Drogen zu verzichten, es aber nicht geschafft, weil Sie nicht wissen, wie? Die folgende Liste enthält Tipps und Empfehlungen, die Ihnen weiterhelfen können.

- Suchen Sie im Internet unter *www.anonyme-alkoholiker.de* nach Meetings und Online-Meetings der Anonymen Alkoholiker (AA) und nach AA-Gruppen in Ihrer Nähe. An offenen Meetings kann jeder teilnehmen. Geschlossene Meetings sind beschränkt auf Personen, die aufhören wollen zu trinken oder zu konsumieren. Sie entscheiden selbst, welche Meetings für Sie die richtigen sind.
- Familienangehörige und Freude von Alkoholikern und Drogenabhängigen können Al-Anon- oder Narcotics-Anon-Meetings besuchen. Termine und Veranstaltungsorte finden Sie im Internet unter *www.al-anon.de* und *www.narcotics-anonymous.de.*
- Jugendliche mit alkoholkranken oder drogensüchtigen Verwandten können von Alateen profitieren. Weitere Informationen finden Sie unter *http://al-anon.de/subdomains/alateen/www/.*
- Hilfreich für Alkoholiker und Drogensüchtige, die Interesse an christlich orientierten Programmen haben, ist die Webseite «Celebrate Recovery». Siehe *www.celebraterecoveryglobal.com.*
- Über Alkoholismus und Drogensucht, über die gesundheitlichen Beeinträchtigungen durch Alkohol und Drogen oder über die Folgen des Trinkens im Jugendalter sowie in der Schwangerschaft informieren die Broschüren und Videos des National Institute on Alcohol Abuse and Alcoholism (NIAAA) unter *www.niaaa.nih. gov/publications* oder des National Institute on Drug Abuse

(NIDA) unter *www.drugabuse.gov.* Diese Publikationen sind im Allgemeinen von sehr hoher Qualität und evidenzgestützt.

■ Leser, die wegen Alkohol- oder Drogenabhängigkeit nach einem Behandlungsplatz suchen, finden Hilfe auf der Webseite der Substance Abuse and Mental Health Services Administration (SAMHSA) unter *www.findtreatment.samhsa.gov.*

Der AUDIT-Fragebogen

AUDIT steht für «Alcohol Use Disorders Identification Test». Das bedeutet: «Test zur Identifizierung von Störungen, die mit dem Alkoholkonsum zusammenhängen.» Der Test wurde von der Weltgesundheitsorganisation entwickelt und ist so angelegt, dass Sie ihn selbst auswerten können, um Ihr Alkoholismusrisiko zu beurteilen. Online finden Sie den Test zum Beispiel unter *http://www.bundesaerztekammer.de/downloads/AlkAuditFragebogen.pdf.*

Ein Wert von 8 oder mehr verweist auf gefährliches oder problematisches Trinkverhalten.

Ein Wert von 15 bis 19 lässt darauf schließen, dass Sie von einer Kurzberatung profitieren würden.

Werte von 20 oder mehr verweisen im Allgemeinen auf die Notwendigkeit einer Behandlung.

Über mein Trinkverhalten

Ungemein informativ und hilfreich ist auch die englischsprachige Webseite *www.AboutMyDrinking.org* von der Hazelden Foundation. Anhand des von Ihnen ausgefüllten Fragebogens vergleicht dieses Screening-Instrument Ihren Alkohol- oder Drogenkonsum mit dem zurzeit als gesundheitlich unbedenklich eingestuften Konsum. Auf der Seite finden Sie darüber hinaus Links zu weiteren (US-amerikanischen) Beratungseinrichtungen, Behandlungsangeboten und so weiter.

Tipps für den Umgang mit spezifischem Suchtverlangen

Im Folgenden finden Sie Tipps und Informationen zum Umgang mit spezifischem Suchtverlangen, das heißt, mit dem Craving nach Zigaretten, Alkohol, Schmerzmitteln (insbesondere im Falle chronischer Schmerzen), Zucker oder Schokolade, sowie mit der Glücksspiel- und Internetsucht. Versuchen Sie, einige der Empfehlungen zu beherzigen, und hören Sie erst auf zu probieren, wenn Sie eine Technik gefunden haben, die Ihnen hilft. Manche der beschriebenen Strategien werden nicht von heute auf morgen zur Routine, deshalb müssen Sie Geduld haben. Und natürlich können Sie sich durch die Empfehlungen inspirieren lassen, Ihre eigenen, gesunden Möglichkeiten zum Umgang mit Craving-Attacken zu finden.

Rauchen

Sie wollen aufhören zu rauchen? In der folgenden Liste finden Sie pro-aktive Maßnahmen, die Ihr Verlangen nach Zigaretten dämpfen oder verschwinden lassen.

- **Legen Sie ein Datum fest.** Achtung: Was du heute kannst besorgen, das verschiebe nicht auf morgen!
- **Informieren Sie Freunde, Arbeitskollegen und Angehörige darüber, an welchem Tag Sie Ihre letzte Zigarette rauchen werden.** Auch wenn Sie die Bemerkungen Ihrer Vertrauenspersonen im Falle eines Rückfalls vermutlich lästig finden, sollten Sie nicht vergessen: Ihre wahren Freunde verurteilen Sie nicht, sondern unterstützen Sie.
- **Entfernen Sie sämtliche Utensilien, die mit dem Rauchen zu tun haben, aus Ihrer Wohnung, aus dem Büro, aus dem Auto und so weiter.** Aschenbecher, Zigaretten, Feuerzeuge, Streichhölzer, sogar Kleidungsstücke mit Zigarettenlogos haben in Ihrer Umgebung nichts mehr verloren. Waschen Sie Ihre Garderobe, damit Sie nicht länger nach Zigaretten riecht. Reinigen Sie auch Ihr Auto. Vergessen Sie nicht: Sie sind Nichtraucher, und Nichtraucher tragen keinen Zigarettengeruch mit sich herum.
- **Nehmen Sie Medikamente, die das Aufhören erleichtern.** Es gibt mittlerweile zahlreiche nicht-verschreibungspflichtige Produkte,

zum Beispiel Nikotinkaugummis, -lutschtabletten oder -pflaster, sowie verschreibungspflichtige Medikamente wie Zyban und Champix. Diese Entwöhnungshilfen sind nicht ohne Risiko, deshalb empfehle ich Ihnen, mit Ihrem Arzt darüber zu sprechen. Vergessen Sie aber nicht, dass Menschen, die vorübergehend zu solchen Produkten greifen, wesentlich bessere Erfolgsaussichten haben als Raucher, die ohne jede Hilfe aufhören wollen. Und diese Mittel sind *kein* Selbstbetrug!

- Ändern Sie Ihre Gewohnheiten. Wenn Sie zusammen mit Ihren Arbeitskollegen rauchen, sagen Sie ihnen, dass Sie sich ihnen in der Pause nicht anschließen werden und auch nicht aufgefordert werden möchte, sich zu ihnen zu gesellen. Meiden Sie öffentliche Orte, an denen das Rauchen erlaubt ist. In den ersten Tagen und Wochen Ihres Entzugs sollten Sie versuchen, nicht allzu viel Zeit allein zu verbringen. Wenn Ihr Partner / Ihre Partnerin Sie unterstützen kann, ist auch dies eine bedeutende Hilfe.

- **Suchen Sie sich jemanden, dem Sie Rechenschaft ablegen.** Nach Möglichkeit sollte dies ein vertrauenswürdiger Mensch sein, der bereit ist, Ihnen auch in schweren Zeiten emotional zur Seite zu stehen. Vielleicht kennen Sie sogar einen ehemaligen Raucher mit solchen Eigenschaften? Fragen Sie ihn, ob er bereit ist, regelmäßig mit Ihnen über den Entzug, Ihre Erfolge und Ihre Schwierigkeiten zu sprechen, und ob Sie ihn in heiklen Situationen auch anrufen dürfen.

Wenn das Verlangen nach einer Zigarette Sie packt, geben Sie ihm nicht nach! Probieren Sie stattdessen die folgenden Strategien aus:

- **Wechseln Sie die Umgebung.** Wenn Sie gerade in einer Bar sitzen, treten Sie den Heimweg an. Wenn Sie sich an einem Ort oder in einer Situation mit hohem Stresspegel befinden, gehen Sie fort.

- **Bitten Sie um Hilfe.** Rufen Sie Ihren Partner oder Freund / Partnerin oder Freundin an, gegenüber dem/der Sie sich zur Rechenschaft verpflichtet haben. Bedenken Sie: Ihr Freund / Ihre Freundin muss das Problem nicht für Sie lösen können – allein die Chance, mit jemandem über Ihr Craving sprechen zu können, dämpft den Suchtdruck.

- **Lenken Sie sich mit anderen Tätigkeiten ab.** Nach Möglichkeit sollten Sie etwas Produktives tun, zum Beispiel einen Spaziergang machen oder Sport treiben, die Wohnung putzen oder lesen. Doch selbst eine so triviale Aktivität wie kaugummikauen oder fernsehen ist besser als rauchen.

■ **Schreiben Sie auf, wie es Ihnen geht.** Wenn Sie aufschreiben, wie Sie sich fühlen, was Sie unternehmen und was mit Ihnen passiert, sobald das Verlangen nach einer Zigarette Sie packt, werden Sie nach und nach bestimmte Muster erkennen. Vielleicht ist der Druck nach dem Sex besonders stark oder wenn Sie aus dem Kino kommen; vielleicht auch vor dem Abendessen oder in stressreichen Situationen am Arbeitsplatz. Wenn Sie Ihre persönlichen Hochrisiko-Szenarien identifizieren, können Sie einen Plan ausarbeiten, um ihnen beim nächsten Mal besser gewachsen zu sein.

■ **Rufen Sie sich in Erinnerung, dass Craving-Attacken irgendwann aufhören, und zwar meistens nach nur wenigen Minuten.** Manchen ehemaligen Rauchern hilft es, sich ein Karteikärtchen mit einschlägigen Tipps in die Brieftasche zu stecken.

■ **Greifen Sie nach diesem Buch und lesen Sie noch einmal das 10. Kapitel; es weckt Hoffnung und kann Sie auf konstruktive Ideen bringen.** Vielleicht finden Sie noch ein anderes anregendes Buch. Durch Konzentration auf das Positive können Sie Ihr Craving reduzieren.

■ **Praktizieren Sie Achtsamkeitsmeditation oder andere Formen der Entspannung.** Immer wieder hat sich gezeigt, dass stresslindernde Techniken die Dauer und die Intensität des Cravings reduzieren. Suchen Sie nach der Methode, die Ihnen zusagt und Ihnen hilft, und *machen Sie Ihre Übungen!*

Alkohol

Wenn Sie einen Alkoholentzug hinter sich haben oder aus persönlichen oder gesundheitlichen Gründen keinen Alkohol mehr trinken oder Ihren Konsum reduzieren wollen, können Ihnen die folgenden Techniken den Umgang mit dem Craving erleichtern und einem Rückfall vorbeugen.

■ **Verlassen Sie die Situation.** Ganz gleich, ob Sie sich gerade in einer Bar aufhalten, im Haus einer Freundin, bei einer Betriebsfeier oder auch in Ihrer eigenen Wohnung: In der Regel können Sie nichts Gesünderes tun, als fortzugehen. Mitunter ist schwer zu sagen, wodurch eine Craving-Attacke ausgelöst wurde. Deshalb ist es zumeist besser, wenn Sie das Umfeld unverzüglich verlassen. Sie können dann später versuchen, herauszufinden, was Ihren Suchtdruck getriggert hat. Manchmal findet sich kein direkter Auslöser; Craving-Attacken sind in den frühen Abstinenzphasen häufig.

- **Sprechen Sie mit jemandem oder rufen Sie jemanden an.** Gespräche über das Craving reduzieren die Häufigkeit und Intensität der Attacken. Sprechen Sie offen darüber, statt zu versuchen, das Problem mit sich allein auszumachen. Und vergessen Sie nicht: Es ist nicht erforderlich, dass Ihre Gesprächspartner eine Lösung parat haben – sie sollen Ihnen lediglich zuhören. Speichern Sie in Ihrem Handy die Nummern möglichst vieler Menschen, die bereit sind, Ihnen beizustehen, wenn der Suchtdruck Sie quält.
- **Besuchen Sie ein Meeting.** Wenn Sie sich für ein Zwölf-Schritte-Programm entschieden haben, gehen Sie zu einem AA-Meeting. Wenn Sie von einer anderen Gruppe unterstützt werden, gehen Sie dorthin. Setzen Sie sich möglichst rasch mit Gleichgesinnten in Verbindung.
- **Essen. Trinken. Eine Ruhepause einlegen. Kontakt aufnehmen.** Als sicheres Katastrophenszenarium habe ich Angst, die innere Beschäftigung mit Problemen, Hunger, Wut, Einsamkeit und Müdigkeit beschrieben. Wirken Sie diesen bekannten Craving-Triggern entgegen, indem Sie ausreichend essen und (alkoholfrei) trinken, sich genügend Ruhe gönnen und möglichst häufig mit gesunden, hilfreichen Menschen in Kontakt kommen. Sie können sich während einer Craving-Attacke nicht auf die Signale Ihres Körpers verlassen. Essen Sie eine gesunde Kleinigkeit und sorgen Sie für hinreichende Zufuhr von (alkoholfreier) Flüssigkeit, selbst wenn Sie glauben, weder hungrig noch durstig zu sein.
- **Notieren Sie die Gründe, weshalb Sie nicht mehr trinken wollen, auf einem Zettel und stecken Sie ihn in Ihre Brieftasche.** Machen Sie es sich zur Gewohnheit, ihn durchzulesen, nicht nur wenn die Sucht Sie packt.
- **Wechseln Sie die Umgebung.** Wenn Sie gerade in einer Bar sitzen, treten Sie den Heimweg an. Wenn Sie sich an einem Ort oder in einer Situation mit hohem Stresspegel befinden, gehen Sie fort.

- **Lenken Sie sich mit anderen Tätigkeiten ab.** Nach Möglichkeit sollten Sie etwas Produktives tun, zum Beispiel einen Spaziergang machen oder Sport treiben, die Wohnung putzen oder lesen. Doch selbst eine so triviale Aktivität wie kaugummikauen oder fernsehen ist besser als der Griff zur Flasche.
- **Schreiben Sie auf, wie es Ihnen geht.** Wenn Sie aufschreiben, wie Sie sich fühlen, was Sie unternehmen und was mit Ihnen passiert, sobald das Verlangen nach einem Drink Sie packt, werden Sie nach und nach bestimmte Muster erkennen. Vielleicht ist der Druck nach dem Sex besonders stark oder wenn Sie aus dem Kino kommen; vielleicht auch vor dem Abendessen oder in stressreichen Situationen am Arbeitsplatz. Wenn Sie Ihre persönlichen Hochrisiko-Szenarien identifizieren, können Sie einen Plan ausarbeiten, um ihnen beim nächsten Mal besser gewachsen zu sein.
- **Rufen Sie sich in Erinnerung, dass Craving-Attacken irgendwann aufhören, und zwar meistens nach nur wenigen Minuten.** Manchen trockenen Alkoholikern hilft es, sich ein Karteikärtchen mit einschlägigen Tipps in die Brieftasche zu stecken.
- **Greifen Sie nach diesem Buch und lesen Sie noch einmal das 10. Kapitel; es weckt Hoffnung und kann Sie auf konstruktive Ideen bringen.** Vielleicht finden Sie noch ein anderes anregendes Buch. Durch Konzentration auf das Positive können Sie Ihr Craving reduzieren.
- **Praktizieren Sie Achtsamkeitsmeditation oder andere Formen der Entspannung.** Immer wieder hat sich gezeigt, dass stresslindernde Techniken die Dauer und die Intensität des Cravings reduzieren. Suchen Sie nach der Methode, die Ihnen zusagt und Ihnen hilft, und *machen Sie Ihre Übungen!*
- **Bedenken Sie, dass diese Tipps nicht zwangsläufig auf der Stelle zum Erfolg führen.** Es ist typisch für den Alkoholismus, Sie zur Untätigkeit zu verleiten. Sobald das Craving nachlässt (falls Sie es schaffen, schon vorher), müssen Sie die eigentliche Arbeit an der Genesung in Angriff nehmen. Das heißt, Sie tun alles dafür, dass Ihr Suchtdruck nachlässt und schließlich völlig verschwindet. Ihnen dabei zu helfen ist das Ziel dieses Buches.

Opioide (für Menschen mit chronischen Schmerzen)

Die folgenden Tipps sind für Menschen mit chronischen Schmerzen bestimmt, die ihre Tabletteneinnahme reduzieren oder stoppen wollen, um ihren Schmerzen auf andere Weise zu begegnen.

- **Bewegen Sie sich.** Das größte Risiko für eine Verschlimmerung chronischer Schmerzen ist das Stillsitzen. Rosten Sie nicht ein! Auch wenn Sie die Angst überkommt, ist es absolut notwendig, dass Sie (innerhalb der von Ihrem Arzt empfohlenen sicheren Grenzen) aktiv werden. Es leuchtet Ihnen wahrscheinlich nicht unmittelbar ein – trotzdem steht fest, dass der chronische Schmerz bei Menschen, die in Bewegung bleiben, stärker zurückgeht als bei Menschen, die still sitzen. Sie wissen nicht, welche Aktivitäten für Sie in Frage kommen? Sprechen Sie mit Ihrem Arzt!
- **Sorgen Sie für genug Schlaf.** Die Forschung zeigt eindeutig: Schlafentzug verschlimmert chronische Schmerzen. Wenn Sie nicht sicher sind, ob Sie nachts gut schlafen, probieren Sie die Tipps der Mayo Clinic aus: *www.mayoclinic.com/health/sleep/HQ01398*. Die Forschung lässt auch keinen Zweifel daran, dass einfache Maßnahmen gegen Schlaflosigkeit besser wirken als Schlaftabletten. Klingt zu gut, um wahr zu sein? Mitnichten: Kognitiv-verhaltenstherapeutische Techniken zur Verbesserung des Schlafes sind genauso effektiv wie Pillen und langfristig vielleicht sogar effektiver.
- **Bedenken Sie, dass Opioide Sie langfristig schmerzempfindlicher machen.** Die Ärzte haben sich für dieses Phänomen eine phantasievolle Bezeichnung ausgedacht: opioidinduzierte Hyperalgesie. Sie müssen wissen, dass *Ihre persönliche Schmerzschwelle* sinken kann, wenn Sie über einen längeren Zeitraum Opioide einnehmen. Wenn Sie mit Billigung und Unterstützung Ihres Arztes versuchen, Ihre Opioidabhängigkeit zu überwinden, werden Sie feststellen, dass Ihre Schmerzschwelle im Laufe der Zeit wieder ansteigt.
- **Bauen Sie Stress ab.** Immer wieder hat sich gezeigt, dass chronische Schmerzen sich bei Stress verschlimmern. Patienten mit hohem Stress nehmen entsprechend höhere Medikamentendosen ein. Indem Sie Ihren Stress reduzieren, können Sie sich das Aus-

schleichen der Opioide erheblich erleichtern (selbstverständlich sollten Sie Ihre Medikamente unter ärztlicher Aufsicht reduzieren).

■ **Pflegen Sie Ihre Beziehungen.** Ganz erheblich profitieren können Sie von Selbsthilfe- und Unterstützungsgruppen für chronische Schmerzpatienten. Im 7. Kapitel dieses Buches haben wir die Stärke der Gruppen kennengelernt, die auch Menschen mit chronischen Schmerzen zugutekommt. Anlaufstellen finden Sie zum Beispiel im Internet.

■ **Beschäftigen Sie sich mit Dingen, die Ihnen Freude machen.** Pflegen Sie Ihre Hobbys und Interessen (solange sie ungefährlich sind), denn Freude wirkt schmerzlindernd (besprechen Sie Ihre Aktivitäten gegebenenfalls mit Ihrem Arzt).

■ **Reduzieren Sie Ihren Alkoholkonsum oder stellen Sie ihn gänzlich ein.** Alkohol kann chronischen Schmerz, vor allem in Kombination mit Schmerzmedikamenten, verstärken. Außerdem beeinträchtigt der Alkohol Ihren Schlaf – und ein guter Schlaf ist für den Umgang mit chronischem Schmerz von ausschlaggebender Bedeutung. Und schließlich kann der Alkoholkonsum die Entwöhnung von Opioiden erschweren.

■ **Fragen Sie Ihren Arzt, ob Sie die Opioide langsam ausschleichen dürfen.** Die ärztliche Zustimmung vorausgesetzt, können die Entgiftung von diesen Medikamenten und die Befolgung der Ratschläge, die Sie in diesem Buch finden, das Verlangen nach suchterzeugenden Schmerzmitteln reduzieren oder gänzlich verschwinden lassen.

Zucker

Allzu viel Zucker verursacht zahlreiche Gesundheitsprobleme, unter anderem Gewichtszunahme, Herzerkrankungen, Diabetes, Karies und Depressionen. Wenn Sie unter einer gesundheitlichen Beeinträchtigung leiden oder krank sind, besprechen Sie die folgenden Tipps zur Zuckerreduzierung und zum Umgang mit dem Zucker-Craving bitte mit Ihrem Arzt oder Ihrer Ernährungsberaterin.

■ **Streichen Sie Zucker und raffinierte Kohlenhydrate von Ihrem Speiseplan.** Diese Empfehlung zu befolgen ist eine der schwierigsten Aufgaben. Sie müssen mit regelrechten Entzugserscheinungen rechnen, und es kann mehrere Wochen dauern, bis die Craving-Attacken spürbar seltener werden. Die einzelnen Attacken gehen aber nach wenigen Minuten vorbei. Eines ist klar: Wenn es irgend geht, sollten Sie einen Entzug machen. Auch auf Weißmehl sollten sie um jeden Preis verzichten. Um Zweifeln zuvorzukommen: Gegen den Zucker in natürlichen Nahrungsmitteln, zum Beispiel im Obst, ist nichts einzuwenden. Das weiße Pulver jedoch, das wie Kokain aussieht, ist auf jeden Fall zu meiden – es ist für Zuckersüchtige ebenso gefährlich wie das Kokain für den Kokser.

- **Essen Sie nur gesunden Zucker, meiden Sie industriell verarbeitete Nahrungsmittel.** Das heißt: Es ist besser, eine Orange zu essen, als ein Glas Orangensaft zu trinken. Die Fasern des Obstes wirken auch sättigend.

- **Essen Sie viel Gemüse.** Sechs bis zwölf Portionen täglich! Das klingt nach viel, nicht wahr? Es ist auch viel. Sie haben in diesem Buch ein ums andere Mal gelesen, dass es beim Umgang mit Craving-Attacken mehr auf das ankommt, was Sie zu tun *beginnen*, als auf das, was Sie *nicht mehr* tun. Wenn Sie täglich sechs bis zwölf Portionen Gemüse zu sich nehmen, lässt Ihr Zucker-Craving nach (versuchen Sie, Gemüse in möglichst vielen Farben zu essen, also orangefarbenes, rotes, gelbes, grünes und so weiter).

- **Essen Sie komplexe, ballaststoffreiche statt raffinierter Kohlenhydrate.** Vollkorngetreide wie Quinoa, kernige Haferflocken, Vollkornweizen oder Kamut sind einem ausgewogenen Insulinspiegel wesentlich zuträglicher als ausgemahlenes, weißes Mehl. Wenn Sie unter einer Glutenunverträglichkeit leiden, sollten Sie eine Ernährungsberatung aufsuchen.

- **Essen Sie fünf oder sechs kleine Mahlzeiten am Tag.** Für Zuckersüchtige ist es gesünder zu «grasen», als täglich drei üppige Mahlzeiten zu sich zu nehmen.

- **Meiden Sie ungesunde Fette, essen Sie gesunde.** Keine Angst vor Fetten! Olivenöl, Nüsse, Mandeln und Avocados sind großartige Lieferanten gesunder Fette. Bedenken Sie: Erdnüsse sind keine Nüsse, sondern Hülsenfrüchte. Wenn Sie abnehmen wollen, ist es wichtig, pro Tag nicht mehr als eine kleine Handvoll Nüsse zu essen.

- **Keine Mahlzeit ohne Proteine!** Proteine, insbesondere «schlanke Proteine», dämpfen das Verlangen nach Zucker.

■ **Planen Sie Ihre Mahlzeiten und planen Sie Ihre Einkäufe.** Wenn Sie Ihre Ziele und Pläne schriftlich festhalten, steigern Sie Ihre Chance, sie zu verwirklichen. Gehen Sie nie auf leeren Magen in den Supermarkt! Und wenn Sie einkaufen gehen, bleiben Sie in den Randbereichen des Marktes, meiden Sie Gänge und Sonderverkaufsflächen. Die besten Produkte finden Sie in den Randbereichen.

■ **Bauen Sie Beziehungen auf.** Es gibt zahlreiche Gruppen (Zwölf-Schritte-Programme und andere Selbsthilfeorganisationen), in denen Zuckersüchtige Hilfe finden. Ein Beispiel ist die Gemeinschaft der Anonymen Essgestörten. Weitere Informationen finden Sie auf der deutschsprachigen Webseite *www.overeatersanonymous.de.*

■ **Lernen Sie von anderen!** Großartige Tipps für eine gesunde Ernährung findet man auf *www.fitnessandfuel-la.com/blog.* Die Betreiber der (englischsprachigen) Webseite haben hervorragende Ideen, wenn es zum Beispiel darum geht, ungesunde Nahrungsmittel durch ähnliche, aber gesunde zu ersetzen. Der Blog ist phantastisch, und die Rezepte gegen Zucker-Craving sind besonders gut.

Schokolade

Das Verlangen nach Schokolade ist komplizierter als das Zucker-Craving. Die Forschung lässt vermuten, dass es sich um ein sehr spezifisches Craving handelt, das unter Frauen weiter als unter Männern verbreitet ist und für das weder die Süße noch der Zuckergehalt der Produkte eine zufriedenstellende Erklärung liefert. Grundsätzlich aber dürfen wir davon ausgehen, dass die Tipps gegen das Zucker-Craving auch im Falle der Sucht nach Schokolade helfen. Beachten Sie zusätzlich die folgenden Empfehlungen:

■ **Treffen Sie Vorkehrungen für die prämenstruelle Phase.** Dieser Tipp ist natürlich nur für Frauen relevant. Frauen sind wesentlich häufiger schokoladensüchtig als Männer; etliche Studien zeigen, dass das Schokoladen-Craving unmittelbar vor der Menstruation und während der ersten Menstruationstage einen Höhepunkt erreicht.[122] Sorgen Sie dafür, dass Sie weder zu Hause noch am Arbeitsplatz an Schokolade herankommen und halten Sie gesunde Nahrungsmittel in großzügigen Mengen bereit.

- **Bedenken Sie, dass Ihr Verlangen nach Schokolade nicht etwa auf eine physiologische Wirkung zielt, sondern auf den Lustgewinn durch die sensorischen Empfindungen beim Verzehr von Schokolade.** Die Forschung hat gezeigt, dass die Gier nach Schokolade in erster Linie auf die sensorischen Reize (Geschmack, Struktur, Duft) zielt und weniger auf die Wirkungen der in der Schokolade enthaltenen chemischen Stoffe, zum Beispiel Theobromin. Das bedeutet, dass Sie Ihre Craving-Attacke dämpfen können, indem Sie den in diesem Buch erläuterten Empfehlungen folgen und in extrem schwierigen Situationen ein kleines Stückchen zuckerfreie, *dunkle* Schokolade essen. Dies sollte aber nur der letzte Ausweg sein!

- **Wie für jedes Craving gilt auch für die Gier nach Schokolade: Warten Sie, bis der Anfall vorbei ist.** Schokoladen-Cravings dauern zumeist nur wenige Minuten, auch wenn sie sich wie eine Ewigkeit anfühlen mögen. Lenken Sie sich ab, rufen Sie jemanden an, essen Sie ein wenig Obst oder Gemüse und beherzigen Sie die Tipps, die Sie in diesem Buch finden, statt Ihrem Verlangen nachzugeben.

- **Bauen Sie Stress ab.** Stress und Craving-Attacken hängen eng miteinander zusammen. Das gilt auch für die Sucht nach Schokolade. Bekommen Sie Ihren Stress in den Griff, bevor er Sie zu packen bekommt!

- **Nehmen Sie Magnesium ein.** Fragen Sie Ihren Arzt, ob die Einnahme von Magnesium für Sie unbedenklich ist. Einige Studien lassen darauf schließen, dass die in der prämenstruellen Phase verstärkte Schokoladengier mit einem Magnesiumdefizit zusammenhängt. Magnesiumpräparate können Ihnen helfen. Fragen Sie Ihren Arzt nach der geeigneten Dosierung. Das sogenannte «unbeanstandete Östrogen» kann Ihre Sucht nach Schokolade verschlimmern. Sprechen Sie mit Ihrem Arzt, ob eine Progesteron-Einnahme zur Behandlung Ihrer Schokoladensucht in Frage kommt.

- **Schokoladen-Cravings bringen Sie nicht um.** Sofern Sie nicht esssüchtig sind und nicht dazu neigen, sich vollzustopfen, ist Schokolade in geringen Mengen, die Ihre Gesundheits- und Fitnessziele nicht untergraben, unschädlich.

Glücksspielsucht

Wenn Sie exzessiv spielen, können die folgenden Tipps Ihnen helfen, aufzuhören und die Craving-Attacken in den Griff zu bekommen.

- **Hören Sie auf zu rauchen.** Überrascht? Die Forschung zeigt, dass Spielsucht und Rauchen Hand in Hand gehen. Belegt ist allerdings auch, dass eine Nikotinersatztherapie, zum Beispiel mit Nikotinlutschtabletten oder -pflastern, unbedenklich ist und die Spielsucht *nicht* verschlimmert.[123]
- **Meiden Sie Hinweisreize und Trigger.** Natürlich können Sie nicht alles, was Sie an Ihr Craving erinnert, aus der Welt schaffen. Vor allem in der frühen Genesungsphase ist es aber wichtig, sich von Triggern fernzuhalten. Aktuelle Studien über die Spielsucht belegen, dass Ihre Augen und Ihre Aufmerksamkeit von allem, was mit dem Spielen zusammenhängt, gleichsam magisch angezogen werden und dass diese automatischen (und unbewussten) Reaktionen Ihr Craving verschlimmern. Damit steigt auch das Risiko, dass Sie ihm nachgeben.
- **Ziehen Sie eine medikamentöse Behandlung in Betracht.** Naltrexon und Acamprosat (Wirkstoffe, die zur Behandlung von Drogen- und Alkoholsucht eingesetzt werden) sind von den US-amerikanischen Gesundheitsbehörden zur Therapie der Glücksspielsucht nicht zugelassen, obwohl immer mehr Studien positive Wirkungen – insbesondere von Naltrexon – belegen. Fragen Sie Ihren Arzt, ob eine medikamentöse Behandlung für Sie in Frage kommt.
- **Nutzen Sie die Stärke der Gruppe.** Im 7. Kapitel sahen wir, dass Gruppen gegen das Craving wirklich helfen können. Die Gemeinschaft der Anonymen Spieler (GA) befolgt ein Zwölf-Schritte-Programm, das schon vielen Menschen den Ausstieg aus dem zwanghaften Spielen erleichtert hat. Ich empfehle jedem, dem seine Glücksspielgewohnheiten Sorge bereiten, die zwanzig Fragen des GA-Fragebogens zu beantworten, um sich darüber klar zu werden, wie das Glücksspiel sein Leben beeinflusst. Sie finden den Fragebogen auf der Webseite der Anonymen Spieler unter *www.anonyme-spieler.org*. Die Anonymen Spieler bieten auch an, Sie bei der Planung Ihrer Schuldenrückzahlung zu unterstützen.

- **Informieren Sie Ihre Angehörigen über die Angehörigen-Gruppen der Anonymen Spieler.** Einschlägige Informationen finden Sie unter *www.gamanon.de.*
- **Wechseln Sie die Umgebung.** Bei Spielsüchtigen werden Craving-Attacken genauso wie bei anderen Suchtkranken häufig durch subtile Umweltreize herbeigeführt. Wenn Sie spüren, dass eine Attacke droht, sollten Sie in Erwägung ziehen, den Ort zu wechseln, und sich mit einer Unterstützungsperson in Verbindung setzen.
- **Führen Sie nie mehr Geld mit sich, als Sie für den täglichen Grundbedarf brauchen. Kreditkarten sind tabu.** Es ist in jedem Fall hilfreich, den Zugang zu sämtlichen Geldquellen zu erschweren.
- **Verpflichten Sie sich zur Rechenschaft.** Manchen Spielsüchtigen hilft es, einer Person ihres Vertrauens vorübergehend die Verwaltung ihrer Finanzen zu überlassen und/oder sämtliche finanziellen Transaktionen von ihr überwachen zu lassen. Wenn Sie diese Vertrauensperson um Geld bitten oder wenn Sie selbst Geld vom Konto abheben, ohne eine triftige Erklärung für Ihren Bedarf zu haben, weiß diese/dieser Vertraute, dass Sie vermutlich in Schwierigkeiten sind.
- **Bauen Sie Stress ab.** Die Empfehlungen, die ich für andere Suchtstörungen formuliert habe, helfen auch Spielsüchtigen. Schlaf, Stress und psychische Verfassung beeinflussen Ihr Craving. Suchen Sie gegebenenfalls professionelle Hilfe.
- **Treffen Sie Schutzmaßnahmen.** Bitten Sie eine Person Ihres Vertrauens, die Spielseiten auf Ihrem Computer zu sperren und Ihre Online-Spielkonten zu schließen. Aktivieren Sie E-Mail-Filter, um Post von Spielebetreibern zu blockieren. Besser noch: Ändern Sie Ihre E-Mail-Adresse. Wenn sie zusammen mit einem Partner / einer Partnerin spielen, informieren Sie ihn / sie über Ihren Ausstieg. Wenn dieser Mensch Sie unter Druck zu setzen versucht, ist er kein wirklicher Freund. Kündigen Sie Ihre Kreditkartenverträge und lassen Sie in Ihrer elektronischen Kreditakte eine Betrugswarnung einrichten, die Ihnen die Bargeldbeschaffung zusätzlich erschwert.
- **Schieben Sie das nächste Spiel auf.** Denken Sie immer daran, dass Craving-Attacken nie von langer Dauer sind. Indem Sie sich ablenken, eine Freundin anrufen, etwas für Ihre Gesundheit tun,

sich etwas Interessantes anschauen oder etwas unternehmen, das Sie aufheitert, können Sie einen Rückfall verhindern.

Internetsucht

Das Internet ist eine wunderbare Sache, und die meisten Menschen nutzen es, ohne Probleme damit zu bekommen. Wenn Sie aber merken, dass Sie, auf Ihre Internetgebrauch angesprochen, zu lügen beginnen, dass Sie heimlich ins Internet gehen, Ihre Aufgaben und Pflichten vernachlässigen, um zu surfen, sich wegen Ihrer Online-Aktivitäten schämen oder sich wie in einer «Blase» fühlen, stundenlang online sind, ohne zu essen, zu trinken oder mit einem lebendigen Menschen zu sprechen, sind Sie wahrscheinlich internetsüchtig. Wenn Ihre Beziehungen oder Ihre schulischen bzw. beruflichen Leistungen durch Ihren Internetgebrauch in Mitleidenschaft gezogen werden, haben Sie mit sehr hoher Wahrscheinlichkeit eine Internetsucht. Internetsüchtige können Toleranz entwickeln, leiden unter Entzugserscheinungen und Craving und weisen all die übrigen Eigenschaften auf, die auch für andere Suchterkrankungen typisch sind.

Internetabhängigkeit ist (bislang) keine offizielle Diagnose, aber ich habe Süchtige kennengelernt, die sehr, sehr krank waren. Genauso wie bei einer Drogen- oder Alkoholabhängigkeit ist es mitunter notwendig, zuerst vollständig zu entgiften. Sobald Sie es geschafft haben, «offline zu gehen», und lernen wollen, das Internet auf gesunde Weise zu nutzen, lege ich Ihnen die folgenden Tipps ans Herz. Sollten Sie allerdings merken, dass Sie erneut die Kontrolle verlieren, sind eine längere Abstinenzphase und eine intensivere Form der Unterstützung erforderlich. Manche Internetabhängige können nur genesen, wenn Sie konsequent offline bleiben; andere müssen bestimmte Anwendungen, Geräte oder Webseiten meiden. Zu welcher Gruppe Sie gehören, können Sie nur mit Hilfe eines Partners herausfinden, dem Sie sich zur Rechenschaft verpflichten.

Für Studierende, die zum ersten Mal ohne ihre Eltern leben, über lange, unstrukturierte Zeiträume hin unbeaufsichtigt sind und praktisch unbegrenzten Internetzugang besitzen, ist das Risiko, abhängig zu werden, besonders hoch. Für diese jungen Leute haben die Universitäten mittlerweile spezielle Beratungsstellen eingerichtet. Im Folgenden finden Sie eine Reihe von Tipps, die Ihnen helfen können, wenn Sie Ihren Internetkonsum für problematisch erachten. Falls es Ihnen nicht gelingt, deutlich weniger Zeit online zu verbringen, sollten Sie um professionelle Hilfe nachsuchen und das Internet vollständig meiden.

- **Geben Sie Rechenschaft.** Wenn Sie einer Person Ihres Vertrauens gestatten, direkt an Ihrem Computer Ihre Online-Aktivitäten zu kontrollieren, senken Sie das Risiko, in der seelenlosen Welt des Internets unterzugehen. Hilfreich ist auch jemand, der das WLAN-Passwort immer wieder ändert. Ich kenne eine Mutter, die das Passwort täglich ändert und es ihren Kindern erst verrät, *nachdem* sie ihre Hausaufgaben und andere Pflichten erledigt haben.
- **Unterwerfen Sie sich der Kontrolle.** Wenn der Internetzwang zu einem ernsten Problem geworden ist, bitten Sie Ihre Partnerin / Ihren Partner, Ihren Computer oder das Passwort unter Verschluss zu halten und Sie nur in ihrer/seiner Gegenwart ins Internet zu lassen.
- **Laden Sie die Laptop-Batterie nicht auf.** Wenn Sie Ihren Laptop nicht ans Netz anschließen, setzt die Batterie Ihren Online-Aktivitäten quasi ein natürliches Ende.
- **Vermeiden Sie Hinweisreize und Trigger.** In diesem Buch habe ich wiederholt erwähnt, dass Sie unmöglich allem, was Sie an Ihr Craving erinnert, aus dem Weg gehen können. Den Computer im Schrank einzuschließen ist aber ein guter Anfang.
- **Trennen Sie sich von Ihrem Smartphone.** Auch wenn es heutzutage schwierig ist, ein einfaches Handy ohne Internet-Zugang aufzutreiben – glauben Sie mir, es gibt sie noch! Besorgen Sie sich eines.
- **Pflegen Sie Ihre Offline-Beziehungen.** Genauso wie bei anderen Suchtstörungen kommt es auch beim Umgang mit dem Internet-Craving weniger auf das an, was Sie *nicht mehr* tun, sondern vor allem auf das, was Sie zu tun *beginnen*. Konzentrieren Sie sich darauf, mit Freunden im realen Leben etwas zu unternehmen, zusammen einen Kaffee zu trinken, einen Spaziergang zu machen oder wenigstens miteinander zu telefonieren. Nehmen Sie Kontakt zu anderen Menschen auf, ohne den Computer zu benutzen; nur so kann Ihr Gehirn die Verbindung, die es zwischen Beziehungen und Online-Aktivität hergestellt hat, rückgängig machen.

- **Besinnen Sie sich wieder auf Ihre Hobbys.** Wenn Sie keine Hobbys haben, fragen Sie Ihre Freunde oder Angehörigen, was ihnen Freude bereitet.
- **Probieren Sie aus, inwieweit die übrigen Empfehlungen in diesem Buch für Sie geeignet sind.** Besuchen Sie zum Beispiel eine Unterstützungsgruppe für Menschen mit ähnlichen Problemen. Beginnen Sie, anderen zu helfen. Werden Sie körperlich aktiv. Sprechen Sie mit anderen über Ihr Problem. Fertigen Sie schriftliche Notizen über Ihre Verhaltensweisen an. Sie werden rasch erkennen, dass die Vorschläge, die Sie in diesem Buch finden, Ihnen auch bei Ihrer Internetsucht entscheidend helfen können.

Noch ein Punkt: Internet- und Computersucht gehören mehrheitlich zu einer der folgenden Kategorien. Weil sich diese Zwänge aber voneinander unterscheiden, erfordern sie eine je spezifische Behandlung. Wenn Sie zum Beispiel süchtig nach Online-Glücksspielen sind, profitieren Sie wahrscheinlich von einer Therapie für Spielsüchtige. Wenn Sie unter einem Internet-Kaufzwang leiden, gibt es kaum eine größere Hilfe für Sie, als Ihre Kreditkartenverträge zu kündigen. Internet-Zockern empfehle ich, ihr Profil zu deaktivieren. Hier einige Beispiele für Internet-/Computersucht:

- Pornographie, Online-Dating, Sexting/Online-Flirting, Chatrooms/Webcams und andere Formen einer – sexualisierten oder nicht-sexualisierten – Pseudointimität.
- Glücksspiele wie Poker, Sportwetten und Daytrading.
- Kaufsucht, eBay und so weiter.
- Zwanghaftes Web-Surfen oder zwanghafte Online-Arbeit.
- Zwanghafte Aktivitäten auf Facebook, Twitter, Pinterest und in anderen sozialen Netzwerken.
- Spiele (angefangen von Online-Rollenspielen wie World of Warcraft über Multiplayer-Spieler wie Call of Duty bis zu rudimentär sozialen Spielen, etwa Words with Friends oder Farmville, oder Solospielen wie Solitaire und Minesweeper).

Unvereinbar? – Die Diskrepanz zwischen kognitiven Therapien und Zwölf-Schritte-Programmen

Das kognitive Verständnis der Sucht beruht im Wesentlichen auf einem mittlerweile zum Klassiker avancierten Beitrag von Albert Bandura, der 1977 die These vertrat, dass die Selbstwirksamkeitserwartung eines Menschen voraussagt, ob der Betreffende Coping-Strategien zur Problemlösung einzusetzen vermag, wie viel Energie er in seine Bemühungen investiert und wie flexibel er diese Bemühungen angesichts von Stress und anderen Herausforderungen anpassen kann.[124] Dies leuchtet ein, denn wie hoch Sie die Wahrscheinlichkeit, dass Sie etwas Bestimmtes tun werden, einschätzen, hängt natürlich davon ab, wie Sie die Erfolgsaussichten Ihres Handelns bewerten.

Der im Jahr 2011 verstorbene Alan Marlatt, der vielen als «Vater» der Craving-Forschung gilt, widmete sein Berufsleben der Prüfung und Weiterentwicklung dieser Überlegung. Marlatt vertrat folgende Ansicht: Ob ein Alkoholiker in einer Hochrisikosituation trinken wird oder nicht, hängt davon ab, mit welchen Konsequenzen er rechnet. Die für den Alkoholismus typischen kognitiven Verzerrungen bewirken, dass er falsche Schlussfolgerungen über die Beziehung zwischen seinen Entscheidungen und ihren Folgen zieht. Therapien können also darauf zielen, die Verhaltensweisen zu verändern, durch die sich Alkoholiker in Hochrisikosituationen hineinmanövrieren, und insbesondere auf die falschen Schlussfolgerungen fokussieren, die sie über die Beziehung zwischen bestimmten Entscheidungen und deren Folgen ziehen. Diese Therapien können auch bei den Reaktionen des Trinkers auf Hochrisikosituationen wirken und ihm helfen, Strategien für einen besseren Umgang mit solchen Stressoren zu entwickeln. Dies stärkt sein Vertrauen in die Effektivität seiner Strategien – mit dem Ergebnis, dass er künftig mit höherer Wahrscheinlichkeit das Nötige tun wird, um nüchtern zu bleiben. Marlatt maß den «verdeckten Vorläufern» und den «direkten Determinanten» eines Alkoholrückfalls besondere Bedeutung bei und betonte, dass viele Entscheidungen, die für das Trinken völlig irrelevant zu sein scheinen und vermeintlich in keinem Zusammenhang zu der Sucht stehen, sehr häufig unmittelbar für einen Rückfall verantwortlich sind. Die Forschung bestätigt, dass dieser Verständnisansatz vielen Alkoholkranken helfen kann, selbstdestruktive Verhaltensweisen vor allem kurzfristig zu vermeiden, indem sie ihren Entscheidungsfindungsprozess unterbrechen und korrigieren.

Marlatt zufolge wird das Selbstvertrauen von Alkoholikern, die einer Hochrisikosituation nicht standhalten, durch jeden neuerlichen Rückfall geschwächt; sobald sie trinken, bemächtigt sich eine kognitive Verzerrung ihres Denkens, die als Abstinenzverstoß-Effekt bezeichnet wird und die Wahrscheinlichkeit, dass sie weitertrinken, erhöht. Die Therapien, die Marlatt und seine Schüler entwickelt haben, zielen auf die Unterbrechung sämtlicher Aspekte dieser Kaskade und auf die Wiederherstellung des Vertrauens in die Selbstwirksamkeit sowie in ihre kognitiven und behavioralen Ressourcen.

Das Diagramm illustriert diese Entwicklung sehr überzeugend.[125] Craving-Forscher haben einzelne Komponenten des Modells getestet und festgestellt, dass es ausgezeichnet erklärt, was geschieht,

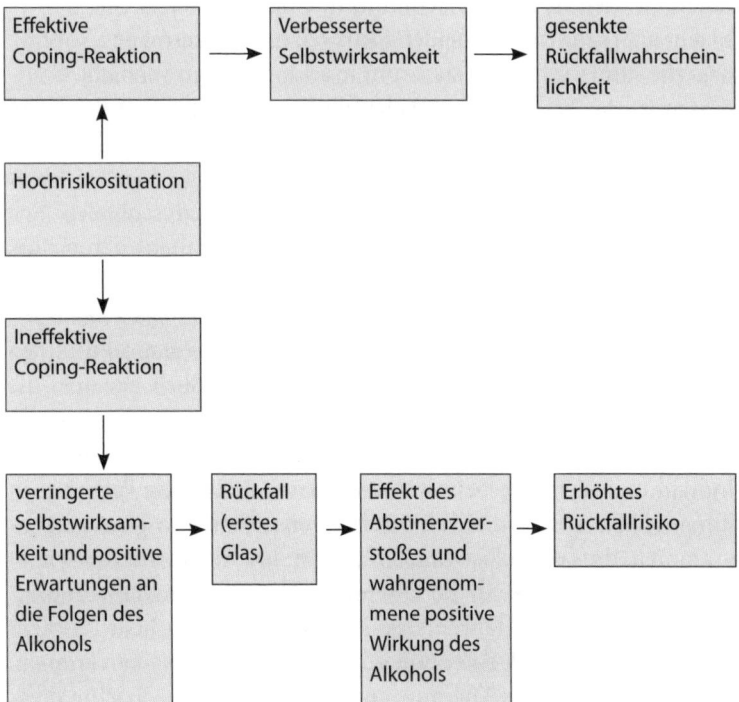

wenn Alkoholiker erfolgreich auf Risikosituationen reagieren bzw. an ihnen scheitern. Diesem Modell zufolge ist die Selbstwirksamkeit der Schlüssel zur Reduzierung der Rückfallwahrscheinlichkeit.

Mit den Philosophien rund um die Zwölf-Schritte-Programme ist dieser Ansatz schwerlich vereinbar. Das wäre weiter auch kein Problem, wenn die Zwölf-Schritte-Programme nicht so vielen Abhängigen erfolgreich geholfen hätten, nüchtern oder clean zu werden und zu bleiben. Doch diese Programme *sind* effektiv, und einer ihrer zentralen Grundsätze lautet, dass der Erfolg sich von einer höheren Macht herleite und die Ursache des Problems letztlich das Selbst (präziser: das *Ego*) sei. Zwölf-Schritte-Programme sprechen dem Selbst seine Bedeutsamkeit ab und propagieren, dass der Einzelne nicht imstande ist, kraft seines Denkens den Rauschmittelkonsum zu verhindern.[126]

Wie können wir diese offensichtliche Diskrepanz lösen? Welches Lager hat recht? Bleiben Alkoholiker nüchtern, weil sie gelernt haben, ihrer Selbstwirksamkeit zu vertrauen und auf Hochrisikosituationen anders zu reagieren, wie Marlatt meint? Oder bleiben sie nüchtern, weil sie sich ihre Ohnmacht eingestehen und eine höhere Macht anerkennen? Die beiden Sichtweisen sind dermaßen konträr, dass die klinische Praxis sie kaum je zu integrieren versucht. Stattdessen ist das Feld der Suchtbehandlung polarisiert: Auf der einen Seite die Befürworter der Zwölf-Schritte-Programme, auf der anderen die Vertreter der kognitiven Verhaltenstherapie. Werden Sie je zueinander finden? Trotz zahlreicher Ausnahmen schließen sich Akademiker eher dem Lager der kognitiven Verhaltenstherapie an, Nicht-Akademiker hingegen den Zwölf-Schritte-Gemeinschaften.

Das Problem ist beileibe kein rein theoretisches oder akademisches. Patienten haben unter der Unklarheit der Situation und den widersprüchlichen Botschaften zu leiden. Schließlich beruhen die AA-Philosophie und andere Zwölf-Schritte-Programme auf der Überlegung, dass eine höhere Macht zu leisten vermag, was dem Individuum nicht gegeben ist. Andererseits lernen viele Patienten in ihren an Marlatts Verständnis orientierten stationären Therapieprogrammen, dass die Selbstwirksamkeit für ihre Abstinenz von oberster Bedeutung ist; wenn sie anschließend Zwölf-Schritte-Meetings besuchen und dort erfahren, dass ihr Selbst das eigentliche Problem ist und sie allein dank einer höheren Macht trocken bleiben können, steht der Erfolg ihrer Therapie auf dem Spiel. Ich beobachte diese

Dynamik seit über einem Jahrzehnt und weiß, dass sie die Betroffenen in Verwirrung stürzen, ihnen seelische Qualen bereiten und sogar einen Rückfall begünstigen kann.

Die Verwirrung ist zum Teil auf den Begriff «Selbstwirksamkeit» zurückzuführen. Im Grunde ist der Wortbestandteil «Selbst» überflüssig. Wenn wir statt von «Selbstwirksamkeit» von «Wirksamkeit» sprechen, erübrigt sich die Diskussion weitgehend. Mitglieder der Anonymen Alkoholiker, die seit langen Jahren trocken sind, beschreiben ihre unerschütterliche Überzeugung, dass sie ihre Genesung der Teilnahme an den Zwölf-Schritte-Gruppen verdanken. Sie wissen, dass das Zwölf-Schritte-Programm funktioniert. Dieses Gewahrsein der Wirksamkeit (das der *Selbst*-Wirksamkeit nicht exakt entspricht) steht – genauso, wie Bandura und Marlatt es prophezeiten – als Schubkraft hinter ihren Ergebnissen. Freilich führen sie ihren Erfolg auf eine Macht zurück, die stärker ist als sie selbst. Die meisten Mitglieder von Zwölf-Schritte-Programmen erkennen indes an, dass diese höhere Macht in ihrem eigenen tiefen Inneren geborgen, wiewohl nicht mit ihnen identisch ist.[127] So gesehen, besteht zwischen Marlatts Diagramm und der Philosophie der Zwölf Schritte eine hohe Übereinstimmung, die auch die Erfahrung betrifft, dass eine Aufeinanderfolge von Maßnahmen (die Schritte) den Leidenden in die Lage versetzen kann, effektiv mit hochriskanten Situationen umzugehen.

Abgesehen davon, dass Zwölf-Schritte-Programme kein Therapieverfahren sind (auch wenn es Therapien gibt, die speziell darauf zielen, die Teilnahme an Zwölf-Schritte-Gruppen zu unterstützen), besteht ein weiterer Unterschied zwischen Gesprächstherapien für Suchtstörungen und Zwölf-Schritte-Programmen darin, dass letztere im Allgemeinen jenen Menschen helfen wollen, die keinen Alkohol mehr trinken (bzw. ihren Drogenkonsum oder anderes Problemverhalten einstellen) wollen. Natürlich besuchen viele Menschen Zwölf-Schritte-Meetings, bevor sie wirklich bereit sind, aufzuhören (auch für ambivalente Betroffene sind diese Besuche oft hilfreich), im Großen und Ganzen aber lassen die Programme an ihrer Zielgruppe keinen Zweifel – sie wollen denen helfen, die sich helfen lassen wollen. So heißt es im *Blauen Buch* der Anonymen Alkoholiker:

> «Wir nehmen selbstverständlich an, dass der betroffene Leser mit dem Trinken aufhören will.» (S. 40)

«Wenn Sie sich darüber klargeworden sind, dass Sie das haben wollen, was wir heute besitzen – und wenn Sie willens sind, den ganzen Weg zu gehen, um es zu bekommen – dann sind Sie auch bereit, dafür gewisse Schritte zu tun.» (S. 67)

Kognitive Therapien und ähnliche Verfahren (einschließlich der Motivational Enhancement Therapie, MET) sind zur Behandlung von Menschen geeignet, die noch nicht bereit sind, mit dem Alkohol oder den Drogen Schluss zu machen. Einfach ausgedrückt: Die Therapie zielt auf die Motivierung zur Genesung. Infolgedessen richten sich die kognitiven Therapiemethoden einerseits und die Zwölf-Schritte-Programme andererseits an je unterschiedliche Zielgruppen.

Eine weitere Quelle der Meinungsverschiedenheiten (oder der Konfusion) hängt mit der Rolle zusammen, die man dem Denken zumisst. In Zwölf-Schritte-Programmen lernt man, dass es eben keine alleinige Frage der Gedankenkraft ist, ob man auf das nächste Glas (die Droge, das Glücksspiel und so weiter) verzichten kann. Kognitive Methoden hingegen, zum Beispiel Marlatts Ansatz, betonen das Denken (sowie die Verbesserung der Denkprozesse durch spezifische Therapien) als entscheidenden Ausweg aus Hochrisikosituationen. Können Sie durch Gedankenarbeit nüchtern werden? Welche Rolle spielt das Denken? Welche Partei hat recht? In Wirklichkeit sind die Ansichten, auch wenn es vielen schwerfällt, die Sache klar zu sehen, keineswegs völlig konträr. Zwölf-Schritte-Programme betonen durchaus die wichtige Rolle des Denkens, allerdings erst, wenn die dysfunktionalen Denkmuster über die Zwölf Schritte erfolgreich bearbeitet wurden. So heißt es im *Blauen Buch*:

«Beim Erwachen wollen wir über die 24 Stunden nachdenken, die vor uns liegen. Sorgfältig planen wir den Tag. Vorher bitten wir Gott, unsere Gedanken zu leiten. Besonders bitten wir darum, dass unser Denken frei bleibt von Selbstmitleid, Unehrlichkeit und selbstsüchtigen Motiven. Unter diesen Voraussetzungen können wir unsere geistigen Fähigkeiten zuversichtlich einsetzen; denn schließlich gab uns Gott den Verstand, damit wir ihn nutzen. Unser Denken bewegt sich auf einer höheren Ebene, wenn es frei von falschen Absichten ist.» (S. 100)

Mit anderen Worten: Sowohl kognitive Therapieverfahren für Suchterkrankungen als auch die Zwölf-Schritte-Programme betonen, dass das dysfunktionale Denken (im *Blauen Buch* als psychischer Zwang oder als Wahn bezeichnet) das Verhalten des Alkoholikers antreibt und Veränderungserfahrungen notwendig sind, um es zu modifizieren. In seinen letzten Lebensjahren arbeitete Marlatt auch an der Entwicklung von achtsamkeitsbasierten Therapien zur Reduzierung von Craving-Attacken und Substanzkonsum; zwischen diesen Verfahren und Zwölf-Schritte-Programmen bestehen sehr enge Verbindungen.

Damit sage ich nicht, dass die zugrundeliegenden Philosophien identisch seien – das sind sie mitnichten. Zwölf-Schritte-Programme betonen die Anerkennung einer Macht, die größer ist als das Individuum, als unabdingbare Voraussetzung der Genesung. Nur wer sich in allem, was er tut, auf diese Macht verlässt, wird genesen. Kognitive Therapien betonen, dass wir unsere gewohnten Denkweisen verändern müssen, und zwar durch Übungen, die uns zwingen, Verzerrungen in den Schlussfolgerungen, die wir aus unseren Erfahrungen ziehen, zu untersuchen und zu verändern. Mir geht es darum, zu zeigen, dass die beiden Ansätze sich nicht gegenseitig ausschließen und dass wir Menschen, die von den kognitiven Verfahren profitieren, konsequent dabei helfen sollten, in ihren Genesungsprozess auch Zwölf-Schritte-Programme zu integrieren. Das heißt, ich spreche mich gegen das strikte (und destruktive) Entweder-Oder aus. Dies ist deshalb wichtig, weil ein Großteil der psychosozialen Unterstützung von Menschen, die unter Craving leiden, von den Zwölf-Schritte-Gemeinschaften geleistet wird. Die Teilnahme an ihren Meetings kann den Zugang zu den zentralen Komponenten einer erfolgreichen Genesung beträchtlich erleichtern.

Grundsätzlich gilt: Im Kampf gegen eine Suchterkrankung und gegen Craving-Attacken ist der Abhängige nicht immer in der Lage, rational zu denken und sich auf gesunde Strategien zu besinnen, um seinem scheinbar unbezähmbaren Verlangen Widerstand zu leisten. *Manchmal* wird es Ihnen gelingen, sich kraft Ihrer Gedanken über den Suchtdruck hinwegzusetzen. Ein dauerhafter Erfolg aber setzt mehr voraus. Ihr Denken an sich muss sich ändern; *Sie* müssen sich ändern. Den dazu erforderlichen Maßnahmen ist dieses Buch gewidmet.

12 Anmerkungen

1 John M. Harlow, «Recovery from the Passage of an Iron Bar through the Head». History of Psychiatry 4/14 (1993): 274–281.

2 J. P. Brasil-Neto, A. Pascual Leone, J. Valls-Sole, L. G. Cohen und M. Hallett, «Focal Transcranial Magnetic Stimulation and Response Bias in an Forced-Choice Task». Journal of Neurology, Neurosurgery & Psychiatry 55/10 (Oktober 1992): 964–966.

3 S. Fecteau, A. Pascual-Leone, D. H. Zald, P. Liguori, H. Theoret, P. S. Boggio und F. Fregni, «Activation of Prefrontal Cortex by Transcranial Direct Current Stimulation Reduces Appetite for Risk During Ambiguous Decision Making». Journal of Neuroscience 27/23 (2007): 6212–6218.

4 Diese Ergebnisse wurden im Dezember 2011 in Sierra Nevada, Spanien, auf dem Workshop «Neural Information Processing Systems' Machine Learning and Interpretation in Neuroimaging» vorgestellt.

5 R. Verheul, W. van den Brink und P. Geerlings, «A Three-Pathway Psychological Model of Craving for Alcohol». Alcohol and Alcoholism 34 (1999): 192–222. Siehe auch J. Mutschler und F. Kiefer, «Differenzielle pharmakologische Rückfallprophylaxe bei Alkoholabhängigkeit». Journal für Neurologie, Neurochirurgie und Psychiatrie 12/1 (2011): 83–88.

6 James Olds und Peter Milner, «Positive Reinforcement Produced by Electrical Stimulation of the Septal Area and Other Regions of Rat Brain». Journal of Comparative and Physiological Psychology 47/6 (1954): 419–427.

7 1998 wies Lynn Churchill von der Washington State University nach, dass sich die Schaltkreise des Gehirns in Reaktion auf eine Dopaminreduzierung *tatsächlich umorganisieren*; dadurch wiederum verändert sich der Einfluss, den die Opiate auf die motorische Aktivität ausüben. Dies ist nur eines von zahlreichen Beispielen dafür, wie sich die neuronalen Vernetzungen in Reaktion auf eine reduzierte (oder gesteigerte) Dopaminausschüttung anpassen und verändern.

8 Nassima Ait-Daoud, John D. Roache, Michael A. Dawes, Lei Liu, Xin-Qun Wang, Martin A. Javors, Chamindi Seneviratne und Bankole A. Johnson, «Can Serotonine Transporter Genotype Predict Craving in Alcoholism?» Alcoholism: Clinical & Experimental Research 33/8 (2009): 1329–1335.

9 Sehr empfehlenswert ist der Bericht über die Beziehung zwischen Serotonin und Alkoholismus, den David LeMarquanda, Robert O. Pihl und Chawki Benkelfat verfassten: «Serotonin and Alcohol Intake, Abuse, and Dependence: Clinical Evidence». Biological Psychiatry 36/5 (1994): 326–337.

10 P. Huttnen und R. D. Myers, «Anatomical Localization in Hippocampus of Tetrahydro-Beta-Carboline Induced Alcohol Drinking in the Rat». Alcohol 4/3 (1987): 181–187.

11 Detailliert untersucht wird diese Hypothese in: K. Blum, E. R. Braverman, J. M. Holder, J. F. Lubar, V. J. Monastra, D. Miller, J. O. Lubar, T. J. Chen und D. E. Comings, «Reward Deficiency Syndrome: A Biogenetic Model for the Diagnosis and Treatment of Impulsive, Addictive, and Compulsive Behaviors». Journal of Psychoactive Drugs 32, Suppl. I-IV (2000): 1–112.

12 Eine großartige Zusammenstellung dieser und anderer Theorien veröffentlichten Giovanni Addolorato, Lorenzo Leggio, Ludovico Abenavoli, Giovanni Gasbarrini im Namen der Alcoholismus Treatment Study Group unter dem Titel «Neurobiochemical and Clinical Aspects of Craving in Alcohol Addiction: A Review». Addictive Behaviors 30 (2005): 1209–224.

13 Alec Horniman ist der Killgallon Ohio Art Professor of Business Administration und Senio Fellor des Olsson Center for Applied Ethics. Er lehrt Ethik, Strategie und Leadership an der Darden Graduate School of Business der University of Virginia.

14 Rachel L. Goldman, Jeffrey J. Borckardt, Heather A. Frohman, Patrick M. O'Neil, Alok Madan, Laura K. Campbell, Amanda Budak und Mark S. George, «Prefrontal Cortex Transcranial Direct Current Stimulation (TDCS) Temporarily Reduces Food Cravings and Increases the Self-Reported Ability to Resist Food in Adults with Frequent Food Craving». Appetite 56/3 (2011): 741–746.

15 J. M. Bossert, A. L. Stern, R. R. Theberge, C. Cifani, E. Koya, B. T. Hope und Y. Shaham, «Ventral Medial Prefrontal Cortex Neuronal Ensembles Mediate Context-Induced Relapse to Heroine». Nature Neuroscience 14 (2011): 420–422.

16 Marika Tiggemann, Eva Kemps und Jasmin Parnell, «The Selectiv Impact of Chocolate Craving on Visuospatial Working Memory». Appetite 55/1 (2010): 44–48.

17 R. Suñer-Soler, A. Grau, M. E. Gras, S. Font-Mayolas, Y. Silva, A. Dávalos, V. Cruz, J. Rodrigo und J. Serena, «Smoking Cessation 1 Year Poststroke and Damage to the Insular Cortex». Stroke 43/1 (2012): 131–136. Epub 3. November 2011.

18 S. A. McKee, R. Sinha, A. H. Weinberger, M. Sofuoglu, E. L. Harrison, M. Lavery und J. Wanzer, «Stress Decreases the Ability to Resist Smoking and Potentiates Smoking Intensity and Reward». Journal of Psychopharmacology 25/4 (2011): 490–502.

19 H. C. Fox, K. A. Hong und R. Sinha, «Difficulties in Emotion Regulation and Impulse Control in Recently Abstinent Alcoholics Compared with Social Drinkers». Addictive Behaviors 33/2 (2008): 388–394.

20 K. Grasing, D. Mathur und C. Desouza, «Written Emotional Expression during Recovery from Cocaine Dependence: Group and Individual Differences in Craving Intensity». Substance Use and Misuse 45/7–8 (2010): 1201–1215.

21 2007 führten Hilke Plassman und ihr Team interessante Experimente durch, um herauszufinden, welche Summen hungrige Probanden für verschiedene Nahrungsmittel zu zahlen bereit waren. Diese genialen Versuchsanordnungen

stützten sich auf hirnbildgebende Technologien und bestätigten, dass die Aktivität im orbitofrontalen Kortex und im dorsolateralen präfrontalen Kortex (beide gehören zum präfrontalen Kortex) die Zahlungsbereitschaft der Probanden bestimmte. Sowohl von den Anonymen Alkoholikern als auch von anderen 12-Schritte-Programmen wird in Bezug auf den Genesungsprozess die «Bereitschaft» als entscheidende Voraussetzung der Fähigkeit betont, das Verhalten verändern und eine spirituelle Transformation herbeiführen zu können. Unsere Bereitschaft, Maßnahmen zu ergreifen, die unser Leben verbessern können, scheint zumindest teilweise vom Vorderhirn gesteuert zu werden.

22 Etymologisch leitet sich das Wort «to crave» vom altenglischen «crafian» = fordern, verlangen (to demand) her. Patienten, die ihr Craving als besorgniserregend oder problematisch empfinden, beschreiben es nicht als einen Wunsch oder ein Ansinnen, sondern als unabweisbares Bedürfnis, als scheinbar unumgängliche Forderung.

23 Anonyme Alkoholiker Interessengemeinschaft e.V. (Hg.), Das blaue Buch. Ein Bericht über die Genesung alkoholkranker Männer und Frauen. (2011): S. 50. Siehe http://www.anonyme-alkoholiker.de/download/Das%20blaue%20Buch. pdf.

24 Die größte Studie, in der dieses Problem untersucht wurde, war das Project Match. Die Forscher zogen den Schluss, dass schwerkranke Alkoholiker (zum Beispiel Personen, die stationär behandelt werden müssen) vom Zwölf-Schritte-Programm in weit höherem Maß profitieren als von kognitiv-behavioralen Therapieverfahren. Dies lässt vermuten, dass die Chance, das Craving durch Denkarbeit zu überwinden, umso geringer ist, je stärker der Druck wird.

25 Die zwölf Schritte der Anonymen Alkoholiker kommen in weit größerem Umfang als jede andere Methode zur Behandlung der Alkoholsucht zum Einsatz; C. Weisner, T. Greenfields und R. Room, «Trends in the Treatment of Alcohol Problems in the U.S. General Population, 1979 through 1990». American Journal of Public Health 85/1 (1995): 55–60.

26 In seinem Buch «Ich denke, also irre ich – wie unser Gehirn uns jeden Tag täuscht» (2012) beschreibt David McRaney auf faszinierende Weise, wie man sich selbst erfolgreich einreden kann, zur Einsicht gelangt zu sein. In leicht verständlicher Sprache erläutert er nicht nur die zahlreichen Tricks, die Ihr Gehirn anwendet, um Sie zu Fehlschlüssen zu verleiten, sondern erklärt auch, warum es wichtig ist, dass Ihr Gehirn genau dies tut.

27 Akitoshi Ogawa, Yumiko Yamazaki, Kenichi Ueno, Kang Cheng und Atsushi Iriki, «Neural Correlates of Species-Typical Illogical Cognitive Bias in Human Inference». Journal of Cognitive Neuroscience 22/9 (2010): 2120–2130.

28 Diese Untersuchungen wurden von Jochen Musch an der Universität Mannheim durchgeführt. Siehe «Personality Differences in Hindsight Bias». Memory 11/4–5 (2003): 473–489.

29 Wolfgang Hell, Gerd Gigerenzer, Siegfried Gauggel, Maria Mall und Michael Muller, «Hindsight Bias: An Interaction of Automatic And Motivational Factors?» Memory & Cognition 16/6 (1988): 533–538.

30 Britta Renner, «Hindsight Bias after Receiving Self-Relevant Health Risk Information: A Motivational Perspective». Memory 11/4–5 (2003): 455–472.

31 Emily Pronin, Justin Kruger, Kenneth Savitsky und Lee Ross, «You Don't Know Me, But I Know You: The Illusion of Asymmetric Insight». Journal of Personality and Social Psychology 81/4 (2001): 639–656.

32 Thomas Shelley Duval und Paul J. Silvia, «Self-Awareness, Probability of Improvement, and the Self-Serving Bias». Journal of Personality & Social Psychology 82/1 (2002): 49–61.

33 Joyce Ehrlinger, Thomas Gilovich und Lee Ross, «Peering into the Bias Blind Spot: Peoples Assessments of Bias in Themselves and Others». Personality and Social Psychology Bulletin 31/5 (2005): 680–692.

34 R. E. Meyer und S. M. Mirin, The Heroin Stimulus: Implications for a Theory of Addiction. New York, Plenum (1979).

35 Paul D. Cherulnik und Murray M. Citrin, «Individual Difference in Psychological Reactance: The Interaction Between Locus of Control and Mode of Elimination of Freedom». Journal of Personality and Social Psychology 29/3 (1974): 398–404.

36 Anonyme Alkoholiker Interessengemeinschaft e. V. (Hg.), Das blaue Buch. Ein Bericht über die Genesung alkoholkranker Männer und Frauen (2011). Siehe http://www.anonyme-alkoholiker.de/download/Das%20blaue%20Buch.pdf.

37 John Bradshaw, Wenn Scham krank macht – verstehen und überwinden von Schamgefühlen. Übers. von B. Schröder. München, Knaur (2006): S. 207.

38 Thomas J. Scheff, UCSB website, www.soc.ucsb.edu/faculty/scheff/main.php?id=2html.

39 L. E. O'Connor und sein Team wiesen dies vor einigen Jahren nach, als sie Schamgefühle, emotionale Distanzierung und Depression bei Suchtkranken untersuchten, die zum Teil noch stationär behandelt wurden, zum Teil aber bereits in den Alltag zurückgefunden hatten und an Zwölf-Schritte-Programmen teilnahmen. Verglichen mit nicht-suchtkranken Probanden neigten die Drogenabhängigen in weit höherem Maße zu Schamgefühlen (und weniger zu Schuldgefühlen); die Frauen unter ihnen äußerten ihre Scham mit höherer Wahrscheinlichkeit als die Männer, die eher zu emotionaler Distanzierung neigten. Siehe L. E. O'Connor, J. W. Berry, D. Inaba, J. Weiss und A. Morrison, «Shame, Guilt, and Depression in Men and Women in Recovery from Addiction». Journal of Substance Abuse Treatment 11/6 (1994): 503–510.

40 Ein exzellenter Forschungsbericht über Schamgefühle und Sucht wurde von Shelly Wiechelt unter dem Titel «The Specter of Shame» in Substance Use & Misuse 42/2–3 (2007): 399–409, veröffentlicht.

41 Marc Schuckit, «Genetics of the Risk for Alcoholism». American Journal on Addictions 9/2 (2000): 103–112.

42 L. J. Bierut, S. H. Dinwiddie, H. Begleiter, R. R. Crowe, V. Hesselbrock, J. I. Nurnberger Jr., B. Porjesz, M. A. Schuckit und T. Reich, «Familial Transmission of Substance Dependence: Alcohol, Marijuana, Cocaine, and Habitual Smoking: A Report from the Collaborative Study on the Genetics of Alcoholism». Archives of General Psychiatry 55/11 (1998): 982–988.

43 AA World Services, The AA Member – Medications and Other Drugs. New York (AA World Services) 2011. Nebenbei bemerkt: Der Beitrag wurde von Ärzten verfasst, die selbst wegen ihres Alkoholismus in Behandlung waren.

44 Michael A. Sayette, Christopher S. Martin, Joan M. Wertz, Michael A. Perrott und Annie R. Peters, «The Effects of Alcohol on Cigarette Craving in Heavy Smokers and Tobacco Chippers». Psychology of Addictive Behaviours 19/3 (2005): 263–270.

45 Diagnostische Kriterien des Diagnostischen und Statistischen Manuals Psychischer Störungen DSM-IV-TR. Deutsche Bearbeitung von H. Saß, H.-U. Wittchen, M. Zaudig und I. Houben. Göttingen/Bern, Hogrefe (2003).

46 L. F. Fontenelle, S. Oostermeijer, B. J. Harrison, C. Pantelis und M. Yücel, «Obsessive-Compulsive Disorder, Impulse Control Disorders and Drug Addiction Common Features and Potential Treatments». Drugs 71/7 (2011): 827–840.

47 Leonardo Fontelle hat die Ähnlichkeiten zwischen diesen Störungen sowie die durch Bildgebung und neurochemische Analysen nachweisbaren Übereinstimmungen in seinem oben zitierten Beitrag (s. Anm. 46) sehr anschaulich und detailliert beschrieben.

48 J. E. Grant, «Family History and Psychiatric Comorbidity in Peröns with Kleptomania». Comprehensive Psychiatry 44/6 (2003): 437–441.

49 Sowohl bei Patienten mit Kleptomanie als auch bei Kokainsüchtigen ist die Mikrostruktur der weißen Hirnsubstanz in den ventro-medialen Frontalhirnregionen weniger integriert als bei Kontrollprobanden.

50 J. E. Grant, Brian L. Odlaug und Suck Won Kim, «Kleptomania: Clinical Characteristics and Relationship to Substance Use Disorders». American Journal of Drug and Alcohol Abuse 36/5 (2010): 291–295.

51 Marc N. Potenza, «The Neurobiology of Pathological Gambling and Drug Addiction: An Overview and New Findings». Philosophical Transactions of the Royal Society of London. Series B, Biological Scienes 363 (2008): 3181–3189.

52 All diese Ergebnisse wurden von Jon Grant, University of Minnesota, in einem Forschungsbericht erläutert. Siehe Jon E. Grant, Judson A. Brewer und Marc N. Potenza, «The Neurobiology of Substance and Behavioral Addictions». CNS Spectrums 11/12 (2006): 924–930.

53 J. Gunstad, R. H. Paul, R. A. Cohen, D. F. Tate, M. B. Spitznagel und E. Gordon, «Elevated Body Mass Index Is Associated with Executive Dysfunction in Otherwise Healthy Adults». Comprehensive Psychiatry 48/1 (2007): 57–61.

54 Nora D. Volkow, Gene-Jack Wang, Frank Telang, Joanna S. Fowler, Rita Z. Goldstein, Nelly Alia-Klein, Jean Logan, Christopher Wong, Panayotis K. Thanos, Yemine Ma und Kith Pradhan, «Inverse Association between BMI and Prefrontal Metabolic Activity in Healthy Adults». Obesity 17/1 (2009): 60–65.

55 Sakura Komatsu, «Rice and Sushi Cravings: A Preliminary Study of Food Craving among Japanese Females». Appetite 50/2 (2008): 353–358.

56 Mark Griffiths, Professor an der Nottingham Trent University, veröffentlichte einen sehr hilfreichen Fragebogen, mit dessen Hilfe Ärzte Patienten mit ebendiesen Symptomen leichter erkennen können. M. D. Griffiths, A. Szabo und A. Terry, «The Exercise Addiction Inventory: A Quick and Easy Screening Tool for Health Practitioners». British Journal of Sports Medicine 39/6 (2005): e30.

57 Diese Aspekte der Sportsucht wurden von Ian Cockerill und Megan Riddington ausführlich erläutert: «Exercise Dependence and Associated Disorders: A Review». Counselling Psychology Quarterly 9/2 (1996): 119–129.

58 M. Varvel, «Exercise Addiction: An Examination of Associated Personality Characteristics». Unveröffentlichte Dissertation, School of Sport and Exercise Sciences, University of Birmingham, 1992.

59 Den'etsu Sutoo und Kayo Akiyama, «Regulation of Brain Function by Exercise». Neurobiology of Disease 13/1 (2003): 1–14.

60 A. Yates, C. Shisslak, M. Crago und J. Allender, «Overcommitment to Sport: Is There a Relationship to the Eating Disorders?» Clinical Journal of Sport Medicine 4/1 (1994): 39–46.

61 Michel Reynaud, Laurent Karila, Lisa Blecha und Amine Benyamina, «Is Love Passion an Addictive Disorder?» The American Journal of Drug and Alcohol Abuse 36/5 (2010): 261–267.

62 Michel Reynaud, Laurent Karila, Lisa Blecha und Amine Benyamina, «Is Love Passion an Addictive Disorder?» The American Journal of Drug and Alcohol Abuse 36/5 (2010): 261–267.

63 Mary-Frances O'Connor, David K. Wellisch, Annette L. Stanton, Naomi I. Eisenberger, Michael R. Irwin und Matthew D. Lieberman, «Craving Love? Enduring Grief Activates Brain's Reward Center». Neuroimage 42/2 (2008): 969–972.

64 Welcome to Narcotics Anonymous. Hg. von Narcotics Anonymous World Services, Inc., 1986. Siehe www.na.org/admin/include/spaw2/uploads/pdf/litfiles/us_english/IP/EN3122.pdf.

65 S.J. Blatt, B. Rounsaville, S.L. Eyre und C. Wilber, «The Psychodynamics of Opiate Addiction». Journal of Nervous & Mental Disease 172/6 (1984): 342–352.

66 G.O. Gabbard, Psychodynamic Psychiatry in Clinical Practice. Arlington, VA, American Psychiatric Publishing (2005).

67 Das zweite große Problem, dass die Behandlungserfolge beeinträchtigt, besteht darin, dass Süchte zwar chronische Störungen sind, in unserem Gesundheitssystem aber zumeist wie eine Akuterkrankung behandelt werden. Dieser Widerspruch trägt zu den häufig miserablen Behandlungsergebnissen auf dem Gebiet der Suchttherapie bei. Eine fortgesetzte Unterstützung während der Genesung, häufig auch als «Genesungsmanagement» bezeichnet, ist der einzige Schlüssel zu langfristigem Erfolg.

68 A.D. Pellegrini und P.D. Davis, «Relations between Children's Playground and Classroom Behavior». British Journal of Educational Psychology 63/1 (1993): 88–95.

69 Jaakko Mursu, Kim Robien, Lisa J. Harnack, Kyong Park und David R. Jacobs Jr., «Dietary Supplements and Mortality Rate in Older Women: The Iowa Women's Health Study». Archives of Internal Medicine 171/18 (2011): 1625–1633.

70 M.J. Eckhardt und P.R. Martin, «Clinical Assessment of Cognition in Alcoholism». Alcoholism: Clinical and Experimental Research 10/2 (1986): 123–127.

71 H. Franke, H. Kittner, P. Berger, K. Wirkner und J. Schramek, «The Reaction of Astrocytes and Neurons in the Hippocampus of Adult Rats during Chronic Ethanol Treatment and Correlations to Behavioral Impairments». Alcohol 14/5 (1997): 445–454.

72 Siehe dazu auch Steven Caspers faszinierenden Blog unter www.dictionary-ofneurology.com.

73 A. Pascual-Leone, D. Nguyet, L. G. Cohen, J. P. Brasil-Neto, A. Cammarota und M. Hallett, «Modulation of Muscle Responses Evoked by Transcranial Magnetic Stimulation during the Acquisition of New Fine Motor Skills». Journal of Neurophysiology 74/3 (1995): 1037–1045.

74 Valerie A. Cardenas, Kristin Samuelson, Maryann Lenoci, Colin Studholme, Thomas C. Neylan, Charles R. Marmar, Norbert Schuff und Michael W. Weiner, «Changes in Brain Anatomy during the Course of Posttraumatic Stress Disorder». Psychiatric Research 193/2 (2011): 93–100.

75 K. Goldapple, Z. Segal, C. Garson, M. Lau, P. Bieling, S. Kennedy und H. S. Mayberg, «Modulation of Cortical-Limbic Pathways in Major Depression: Treatment-Specific Effects of CBT». Archives of General Psychiatry 61/1 (2004): 34–41.

76 R. J. Davidson and A. Lutz, «Buddha's Brain: Neuroplasticity and Meditation». IEEE Signal Processing Magazine 25/1 (2008): 171–174.

77 Benedetto de Martino, D. Kumaran, B. Seymour und R. J. Dolan, «Frames, Biases, and Rational Decision-Making in the Human Brain». Science 313/5787 (2006): 684–687.

78 K. N. Javaras, S. M. Schaefer, C. M. van Reekum, R. C. Lapate, L. L. Greischar, D. R. Bachhuber, G. Dienberg Love, C. D. Ryff und R. J. Davidson, «Conscientiousness Predicts Greater Recovery from Negative Emotion». Emotion 12/5 (2912): 875–881.

79 Stanley Colcombe und Arthur F. Kramer, «Fitness Effects on the Cognitive Function of Older Adults: A Meta-Analytic Study». Psychological Science 14/2 (2003).

80 Bill Wilson, «Spiritus contra Spiritum: The Bill Wilson / C. G. Jung Letters: The Roots of the Society of Alcoholics Anonymous». Parabola 12/2 (Mai 1987): 68–69. [Jung schrieb den Brief auf Englisch.]

81 J. S. Tonigan, W. R. Miller und G. J. Connors, «The Search for Meaning in Life as a Predictor of Alcoholism Treatment Outcome». Project MATCH Hypotheses: Results and Causal Chain Analyses. Projekt MATCH Monograph Series, Bd. 8. Hg. von R. Longabaugh und P. W. Wirtz. Bethesda, MD, National Institute on Alcohol Abuse and Alcoholism (2001): 154–165.

82 H. G. Koenig, L. K. George, K. G. Meador, D. G. Blazer und S. M. Ford, «Religious Practices and Alcoholism in a Southern Adult Population». Hospital & Community Psychiatry 45/3 (1994): 225–231.

83 Sat Bir S. Khalsa, Gurucharan S. Khalsa, Hargopal K. Khalsa und Mukta K. Khalsa, «Evaluation of a Residential Kundalini Yoga Lifestyle Pilot Program for Addiction in India». Journal of Ethnicity in Substance Abuse 7/1 (2008): 67–79.

84 Wahiba Abu-Ras, Sameera Ahmed und Cynthia L. Arfken, «Alcohol Use among U.S. Muslim College Students: Risk and Protective Factors». Journal of Ethnicity in Substance Abuse 9/3 (2010): 206–220.

85 C. Timko, R. H. Moos, J. W. Finney und M. D. Lesar, «Long-Term Outcomes of Alcohol Use Disorders: Comparing Untreated Individuals with Those in

Acoholics Anonymous and Formal Treatment». Journal of Studies on Alcohol and Drugs 61/4 (2000): 529–540.

86 S. R. Walker, J. S. Tonigan, W. R. Miller, S. Corner und L. Kahlich, «Intercessory Prayer in the Treatment of Alcohol Abuse and Dependence: A Pilot Investigation». Alternative Therapies in Health and Medicine 3/6 (1997): 79–86.

87 Siehe insbesondere K. Piderman, T. Schneekloth, V. Pankratz, S. Maloney und S. Altchuler, «Spirituality in Alcoholics during Treatment». American Journal on Addictions 6/3 (2007): 232–237.

88 C. Emrick, J. Tonigan, H. Montgomery und L. Little, «Alcoholics Anonymous: What Is Currently Known?» In: Research on Alcoholics Anonymous. Hg. von B. McCrady. New Brunswick, NJ, Rutgers Center for Alcohol Studies (1993): 41–76.

89 K. Humphreys, R. H. Moos und C. Cohen, «Social and Community Resources and Long-Term Recovery from Treated and Untreated Alcoholism». Journal of Studies on Alcohol 58 (1997): 231–238.

90 R. G. Atkins Jr. und J. E. Hawdon, «Reliosity and Participation in Mutual-Aid Support Groups for Addiction». Journal of Substance Abuse Treatment 33/3 (2007): 321–331.

91 Das Tabakkonsum-Tagebuch, das ich hier beschrieben habe, wurde an der University of California entwickelt. Siehe http://rxforchange.ucsf.edu.

92 Katie Witkiewitz und Sarah Bowen, «Depression, Craving, and Substance Use Following a Randomized Trial of Mindfulness-Based Relapse Prevention». Journal of Consulting & Clinical Psychology 78/3 (Juni 2010): 362–374.

93 Kevin W. Chen, Anthony Comerford, Phillip Shinnick und Douglas M. Ziedonis, «Introducing Qigong Meditation into Residential Addiction Treatment: A Pilot Study Where Gender Makes a Difference». Journal of Alternative & Complementary Medicine 16/8 (2019): 875–882.

94 B. S. Musterman, Reptiles on Caffeine. Cornelius, NC (Warren Publishing) 2008.

95 Eine hervorragende Zusammenstellung der Vorteile der Hilfsbereitschaft im Hinblick auf Craving und Suchtverhalten haben Sarah E. Zemore und Maria E. Pagano verfasst: «Kickbacks from Helping Others: Health and Recovery». Recent Developments in Alcoholism 18 (2008): 141–166.

96 Stephen G. Post, «Altruism, Happiness and Health: It's Good to Be Good». International Journal of Behavioral Medicine 12/2 (2005): 66–77.

97 Stephen G. Post, «It's Good to Be Good: 2011 Fifth Annual Scientific Report on Health, Happiness and Helping Others». International Journal of Person Centered Medicine 1/4 (2011).

98 Stephen G. Post, The Hidden Gifts of Helping. San Francisco, Jossey-Bass (2011).

99 K. I. Hunter und M. W. Linn, «Psychosocial Differences between Elderly Volunteers and Non-Volunteers». International Journal of Aging and Human Development 12 (1981): 205–213.

100 J. R. Webb und K. Brewer, «Forgiveness, Health, and Problematic Drinking among College Students in Southern Appalachia». Journal of Health Psychology 15/8 (2019): 1257–1266.

101 J.R. Webb, E.A. R. Robinson und K.J. Brower, «Forgiveness and Mental Health among People Entering Outpatient Treatment with Alcohol Problems». Alcoholism Treatment Quarterly 27/4 (2009): 368–388.

102 http://summaries.cochrane.org/CD001007/do-group-based-smoking-cessation-programmes-help-people-to-stop-smoking.

103 J. Bond, L.A. Kaskutas und C. Weisner, «The Persistent Influence of Social Networks and Alcoholics Anonymous on Abstinence». Journal of Studies on Alcohol 64/4 (2003): 579–588. Siehe auch L.A. Kaskutas, J. Bond und K. Humphreys, «Social Networks as Mediators of the Effect of Alcoholics Anonymous». Addiction 97/7 (2002): 891–900.

104 John F. Kelly, Robert L. Stout, Molly Magill und J. Scott Tonigan, «The Role of Alcoholics Anonymous in Mobilizing Adaptive Social Network Changes: A Prospective Lagged Mediational Analysis». Drug & Alcohol Dependence 114/2–3 (2011): 119–126.

105 H.G. Roozen, R. de Waart und P. van der Kroft, «Community Reinforcement and Family Training: An Effective Option to Engage Treatment-Resistant Substance-Abusing Individuals in Treatment». Addiction 105/10 (Oktober 2010): 1729–1738.

106 M. Galanter, Network Therapy for Alcohol and Drug Abuse. New York (Basic Books) 1993.

107 R.E. Meyer, «Conditioning Phenomena and the Problem of Relapse in Opioid Addicts and Alcoholics». In: Learning Factors in Substance Abuse. Hg. von B. Ray, NIDA Research Monograph Series 84 (1988): 61–79.

108 Reuven Dar, Nurit Rosen-Korakin, Oren Shapira, Yair Gottlieb und Hanan Frenk, «The Craving to Smoke in Flight Attendants: Relations with Smoking Deprivation, Anticipation of Smoking, and Actual Smoking». Journal of Abnormal Psychology 119/1 (2010): 248–253.

109 Nicole K. Lee, Sonja Pohlman, Amanda Baker, Jason Ferris und Frances Kay-Lambkin, «It's the Thought That Counts: Craving Metacognitions and Their Role in Abstinence from Methamphetamine Use». Journal of Substance Abuse Treatment 38 (2010): 248–253.

110 Gantt P. Galloway, Edward G. Singleton, Raymond Buscemi, Matthew J. Baggott, Rene M. Dickerhoof und John E. Mendelson, «An Examination of Drug Craving Over Time in Abstinent Methamphetamine Users». American Journal on Addictions 19/6 (2010): 510–514.

111 John Hughes, «Craving among Long-Abstinent Smokers: An Internet Survey». Nicotine & Tobacco Research 12/4 (2010): 459–462.

112 Brian L. Carter, Cho Y. Lam, Jason D. Robinson, Megan M. Paris, Andrew J. Waters, David W. Wetter und Paul M. Cinciripini, «Generalized Craving, Self-Report of Arousal, and Cue Reactivity after Brief Abstinence». Nicotine & Tobacco Research 11/7 (2009): 823–826.

113 Barbel Knauper, Rowena Pillay, Julien Lacaille, Amanda McCollam und Evan Kelso, «Relacing Craving Imagery with Alternative Pleasant Imagery Reduces Craving Intensity». Appetite 57/1 (2011): 173–178; J. May, J. Andrade, N. Panabokke und D. Kavanagh, «Visuospatial Tasks Suppress Craving for Cigarettes». Behaviour Research & Therapy 48/6 (2010): 476–485.

114 Eine hervorragende Darstellung der achtsamkeitsgestützten Rückfallpräven-
     tion ist das von Sarah Bowen, Neha Chawla und G. Alan Marlatt verfasste
     Buch Achtsamkeitsbasierte Rückfallprävention bei Substanzabhängigkeit:
     Das MBRP-Programm. Übers. von A. Hildebrandt. Weinheim (Beltz Verlag)
     2012.

115 Nora D. Volkow, Joanna S. Fowler, Gene-Jack Wang, Frank Telang, Jean Logan,
     Millard Jayne, Yeming Ma, Kith Pradhan, Christopher Wong und James M.
     Swanson, «Cognitive Control of Drug Craving Inhibits Brain Reward Regions
     in Cocaine Abusers». Neuroimage 49/3 (2010): 2536–2543.

116 Maciej S. Buchowski, Natalie N. Meade, Evonne Charboneau, Sohee Park, Mary
     S. Dietrich, Ronald L. Cowan und Peter R. Martin, «Aerobic Exercise Training
     Reduces Cannabis Craving and Use in Non-Treatment Seeking Cannabis-
     Dependent Adults». PloS ONE 6/3 (2011): e17465.

117 Giovanni Martinotti, Daniela Reina, Marco Di Nicola, Sara Andreoli, Daniela
     Tedeschi, Ilaria Ortolani, Gino Pozzi, Emerenziana Iannoni, Stefania D'Iddio
     und Luigi Janiri, «Acetyl-L-Carnitine for Alcohol Craving and Relapse Preven-
     tion in Anhedonic Alcoholics: A Randomized, Double-Blind, Placebo-
     Controlled Pilot Trial». Alcohol & Alcoholism 45/5 (2010): 449–455.

118 John F. Kelly, Maria E. Pagano, Robert L. Stout und Shannon M. Johnson,
     «Influence of Religiosity on 12-Step Participation and Treatment Response
     Among Substance-Dependent Adolescents». Journal of Studies on Alcohol and
     Drugs 72 (2011): 1000–1011.

119 AA Guidelines for AA Members Employed in the Alcoholism Field. www.aa.
     org/en_pdfs/mg-10_foraamembers.pdf.

120 Anonyme Alkoholiker, Ein Bericht über die Genesung alkoholkranker Männer
     und Frauen. Hg. von Anonyme Alkoholiker Interessengemeinschaft e.V. 2011,
     S. 88. Siehe http://www.anonyme-alkoholiker.de/download/Das%20blaue%20
     Buch.pdf.

121 Ernest Kurtz und Katherine Ketcham, Die Spiritualität der Unvollkommenheit:
     In unseren Wunden wartet die Heilung. Übers. von U. Schottelius. Goch,
     Santiago Verlag (2006): S. 27 f.

122 Paul Rozin, Eleanor Levine und Caryn Stoess, «Chocolate Craving and Liking».
     Appetite 17/3 (1991): 199–212.

123 D.S. McGrath, S.P. Barrett, S.H. Stewart und E.A. Schmid, «The Effects of
     Acute Doses of Nicotine on Video Lottery Terminal Gambling in Daily Smok-
     ers». Psychopharmacology 220/1 (März 2012): 155–161.

124 Albert Bandura, «Self-Efficacy: Toward a Unifying Theory of Behavioral
     Change». Psychological Review 84/2 (März 1977): 191–215.

125 Mary E. Larimer, Rebekka S. Palmer und G. Alan Marlatt, «Relapse Prevention:
     An Overview of Marlatt's Cognitive-Behavioral Model». Alcohol Research &
     Health 23/2 (1999).

126 Anonyme Alkoholiker, Das blaue Buch: «Zu gewissen Zeiten hat der Alkoho-
     liker keinen wirksamen geistigen Schutz gegen das erste Glas. […] weder er
     selbst noch irgendein anderes menschliches Wesen [kann] ihm dazu verhelfen.
     Dieser Schutz muss von einer höheren Macht kommen.» (S. 50) Siehe http://
     www.anonyme-alkoholiker.de/download/Das%20blaue%20Buch.pdf.

127 Anonyme Alkoholiker, Das blaue Buch: «Wir fanden die große Wahrheit tief in uns selbst. Letzten Endes kann Er *nur dort* gefunden werden» (S. 64; Hervorhebung O. M.). Siehe http://www.anonyme-alkoholiker.de/download/Das%20 blaue%20Buch.pdf.

Anzeigen

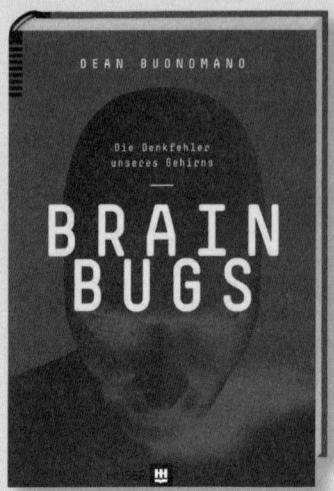
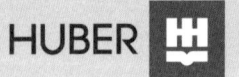

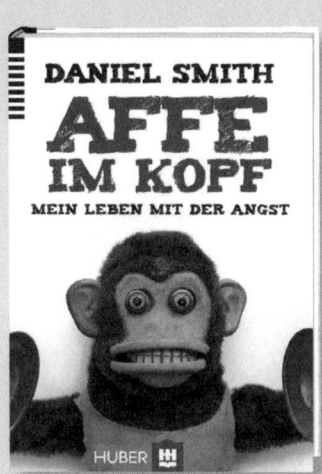

Erfahrungsbericht eines Betroffenen

Angststörungen sind die verbreitetsten psychischen Erkrankungen. Daniel Smith, der sich selbst als einen prototypischen Angstgestörten bezeichnet, schildert mit rücksichtsloser Offenheit, unzerstörbarem Humor und hohem literarischem Können, wie sein Leben immer mehr in den Strudel dieser Störung gerät – und sein berufliches und privates Glück bedroht. Dass er am Ende wieder herausfindet, verdankt er auch einem fähigen Therapeuten.

Daniel Smith
Affe im Kopf
Mein Leben mit der Angst
2013. 204 Seiten, gebunden mit Schutzumschlag
€ 19.95 / CHF 28.50
ISBN 978-3-456-85300-0
auch als E-Book erhältlich

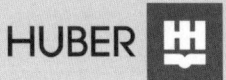

www.verlag-hanshuber.com